GEO WISSEN

Gruner + Jahr AG & Co KG, Druck- und Verlagshaus, Am Baumwall 11, 20459 Hamburg. Postanschrift für Verlag und Redaktion: 20444 Hamburg. Telefon 040/37 03–0, Telefax 040/37 03 56 48, Telex 21 95 20. Internet: www.geo.de

HERAUSGEBER
Peter-Matthias Gaede

CHEFREDAKTEUR
Michael Schaper

GESCHÄFTSFÜHRENDE REDAKTEURE
Claus Peter Simon (Text), Ruth Eichhorn (Fotografie), Jutta Krüger (Art Direction)

CHEF VOM DIENST
Hans-Heinrich Ziemann

ART DIRECTOR
Andreas Knoche

BILDREDAKTION
Sabine Wuensch

VERIFIKATION: Jörg Melander; freie Mitarbeit: Alice Gayler

MITARBEITER DIESER AUSGABE: Dr. Kirsten Brodde, Ute Eberle, Prof. Edzard Ernst, Richard Friebe, Till Hein, Uta Henschel, Fred Langer, Prof. Bernhard Lown, Dr. Hania Luczak, Dr. Irene Meichsner, Wolfgang Michal, Susanne Paulsen, Dr. Marion Rollin, Johannes Schweikle, Volker Stollorz, Dr. Petra Thorbrietz, Prof. Paul Unschuld

INFO-GRAFIKEN: Martin Künsting, illu.team43

REDAKTIONSASSISTENZ: Angelika Fuchs, Doris Paulini

SCHLUSSREDAKTION: Brigitte Gajser, Hinnerk Seelhoff; Assistenz: Hannelore Koehl

TECHNISCHER CHEF VOM DIENST: Rainer Droste
Bildadministration und -Technik: Stefan Bruhn

HONORARE/SPESEN: Angelika Györffy

BILDARCHIV: Bettina Behrens, Gudrun Lüdemann, Peter Müller

REDAKTIONSBÜRO NEW YORK: Nadja Masri (Leitung), Tina Ahrens, Christof Kalt (Redaktionsassistenz); 535 Fifth Avenue, 29th floor, New York, NY 10017, Tel. 001-646-884-71 20, Fax 001-646-884-71 11, E-Mail: geo@geo-ny.com

VERANTWORTLICH FÜR DEN REDAKTIONELLEN INHALT:
Michael Schaper

VERLAGSLEITUNG: Dr. Gerd Brüne, Thomas Lindner

ANZEIGENLEITUNG: Lars Niemann

VERTRIEBSLEITUNG: Ulrike Klemmer, DPV Deutscher Pressevertrieb

MARKETING: Julia Duden (Ltg.), Anja Stalp

HERSTELLER: Oliver Fehling

ANZEIGENABTEILUNG: Anzeigenverkauf: Ute Wangermann, Tel. 040/37 03 29 32, Fax 040/37 03 17 29 32; Anzeigendisposition: Anita Ratschat, Tel. 040/37 03 29 23, Fax 040/37 03 17 29 23. Es gilt die Anzeigenpreisliste Nr. 4 vom 1. Januar 2008.

Der Export der Zeitschrift GEO WISSEN und deren Vertrieb im Ausland sind nur mit Genehmigung des Verlages statthaft. GEO WISSEN darf nur mit Genehmigung des Verlages in Lesezirkeln geführt werden.
Bankverbindung: Deutsche Bank AG Hamburg, Konto 0322800, BLZ 200 700 00.

Heft-Preis: 8,50 € · ISBN-Nr. 978-3-570-19789-9

ISSN-Nr. 0933-9736

Druck: Prinovis Itzehoe GmbH & Co KG
Printed in Germany

GEO-WISSEN-LESERSERVICE

FRAGEN AN DIE REDAKTION
Telefon: 040/37 03 20 84, Telefax: 040/37 03 56 48
E-Mail: briefe@geo.de

ABONNEMENT- UND EINZELHEFTBESTELLUNG

ABONNEMENT DEUTSCHLAND
BESTELLUNGEN:
DPV Deutscher Pressevertrieb
GEO-Kundenservice
20080 Hamburg
Telefon: 01805/861 80 00*

Heftpreis im Abonnement: 7,50 €
KUNDENSERVICE ALLGEMEIN:
(pers. erreichb.)
Mo–Fr 7.30 bis 20.00 Uhr
Sa 9.00 bis 14.00 Uhr
Telefon: 01805/861 80 01*
Telefax: 01805/861 80 02*
E-Mail: geo-service@guj.de

24-Std.-Online-Kundenservice: www.MeinAbo.de/service

ABONNEMENT ÖSTERREICH
GEO-Kundenservice
Postfach 5, A-6960 Wolfurt
Telefon: 0820/00 10 85
Telefax: 0820/00 10 86
E-Mail: geo@abo-service.at

ABONNEMENT SCHWEIZ
GEO-Kundenservice
Postfach, CH-6002 Luzern
Telefon: 041/329 22 20
Telefax: 041/329 22 04
E-Mail: geo@leserservice.ch

ABONNEMENT ÜBRIGES AUSLAND
GEO-Kundenservice, Postfach, CH-6002 Luzern
Telefon: 0041-41/329 22 20, Telefax: 0041-41/329 22 04
E-Mail: geo@leserservice.ch

BESTELLADRESSE FÜR GEO-BÜCHER, GEO-KALENDER, SCHUBER ETC.

DEUTSCHLAND
GEO-Versand-Service
Werner-Haas-Straße 5
74172 Neckarsulm
Telefon: 01805/06 20 00 (14 Cent/Min.)
Telefax: 01805/08 20 00 (14 Cent/Min.)
E-Mail: service@guj.com

SCHWEIZ
GEO-Versand-Service 50/001
Postfach 1002,
CH-1240 Genf 42

ÖSTERREICH
GEO-Versand-Service 50/001
Postfach 5000,
A-1150 Wien

BESTELLUNGEN PER TELEFON UND FAX FÜR ALLE LÄNDER
Telefon: 0049-1805/06 20 00, Telefax: 0049-1805/08 20 00
E-Mail: service@guj.com
*14 Cent/Min. aus dem dt. Festnetz, Mobilfunkpreise können abweichen

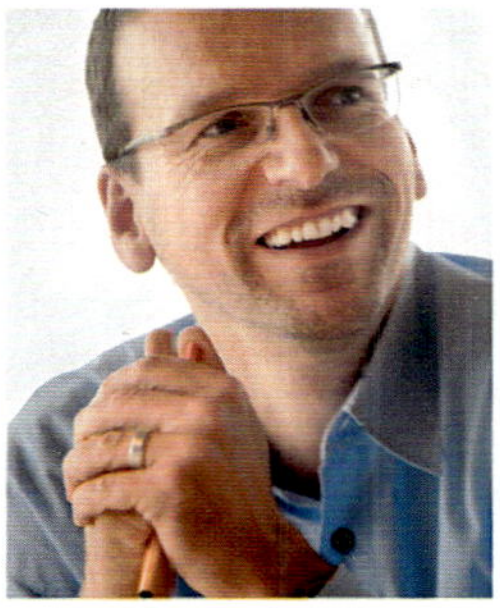

Liebe Leserin, lieber Leser,

immer mehr Menschen suchen nach neuen Wegen zur Gesundheit – und wenden sich der Alternativmedizin zu. Aus guten Gründen: Weil deren Ärzte und Therapeuten sich oft viel Zeit für eine Behandlung nehmen. Weil sie Medizin nicht nur als Reparaturbetrieb verstehen. Weil ihre Medikamente eine sanfte Art der Heilung versprechen, ohne gravierende Nebenwirkungen.

Patienten haben jedoch Mühe, zwischen wirksamen und wirkungslosen Therapien zu unterscheiden. Zu den wenigen Fachleuten, die das können, gehört Professor Edzard Ernst vom Lehrstuhl für Komplementärmedizin an der britischen Universität Exeter. Er hat für GEO WISSEN einen Ratgeber zur Behandlung bei 30 Krankheitsbildern entworfen (Seite 75). Für eine Gesundung muss jedoch noch etwas anderes hinzukommen, wie der Kardiologe Bernard Lown in seinem Beitrag über die „Kunst des Heilens" schreibt: ein Arzt, der die Macht des Wortes und die Kraft der Berührung nutzt (Seite 164). Wohlgemerkt, die Ansicht eines renommierten Chirurgen.

Jahrzehntelang standen sich Alternativmediziner und Schulmediziner misstrauisch, oft sogar feindselig gegenüber. Seit einiger Zeit gehen sie jedoch geradezu entspannt miteinander um. Hochrangige Vertreter beider Richtungen haben ein „Dialogforum für Pluralismus in der Medizin" gegründet – für Gespräche auf gleicher Augenhöhe. Mehr und mehr Schulmediziner verschließen nicht länger die Augen vor den unbestreitbaren Erfolgen der Alternativmedizin, vor allem bei chronischen Leiden. Und deren Vertreter wissen sehr wohl um die Kompetenz ihrer etablierten Kollegen bei der Bekämpfung akuter Krankheiten.

Das Konzept der „Integrativen Medizin" trägt dem Rechnung. Dabei kombinieren Ärzte konventionelle Verfahren mit Bewährtem aus der Naturheilkunde – und somit das Beste aus zwei Welten. Nach diesem Prinzip arbeitet eine Klinik in Essen, die Petra Thorbrietz vorstellt (Seite 6). Das wichtigste Ziel dort: die Selbstheilungskräfte des Körpers zu wecken. Denn ohne die nützen letztlich alle Therapieanstrengungen nichts. Die Integrative Medizin könnte noch aus einem anderen Grund zukunftsweisend für das Gesundheitswesen sein: Sie fragt nicht allein nach der Entstehung von Krankheit, sondern erforscht auch die Quellen der Gesundheit – damit Körper und Seele erst gar nicht aus dem Gleichgewicht geraten.

Herzlich Ihr

Claus Peter Simon

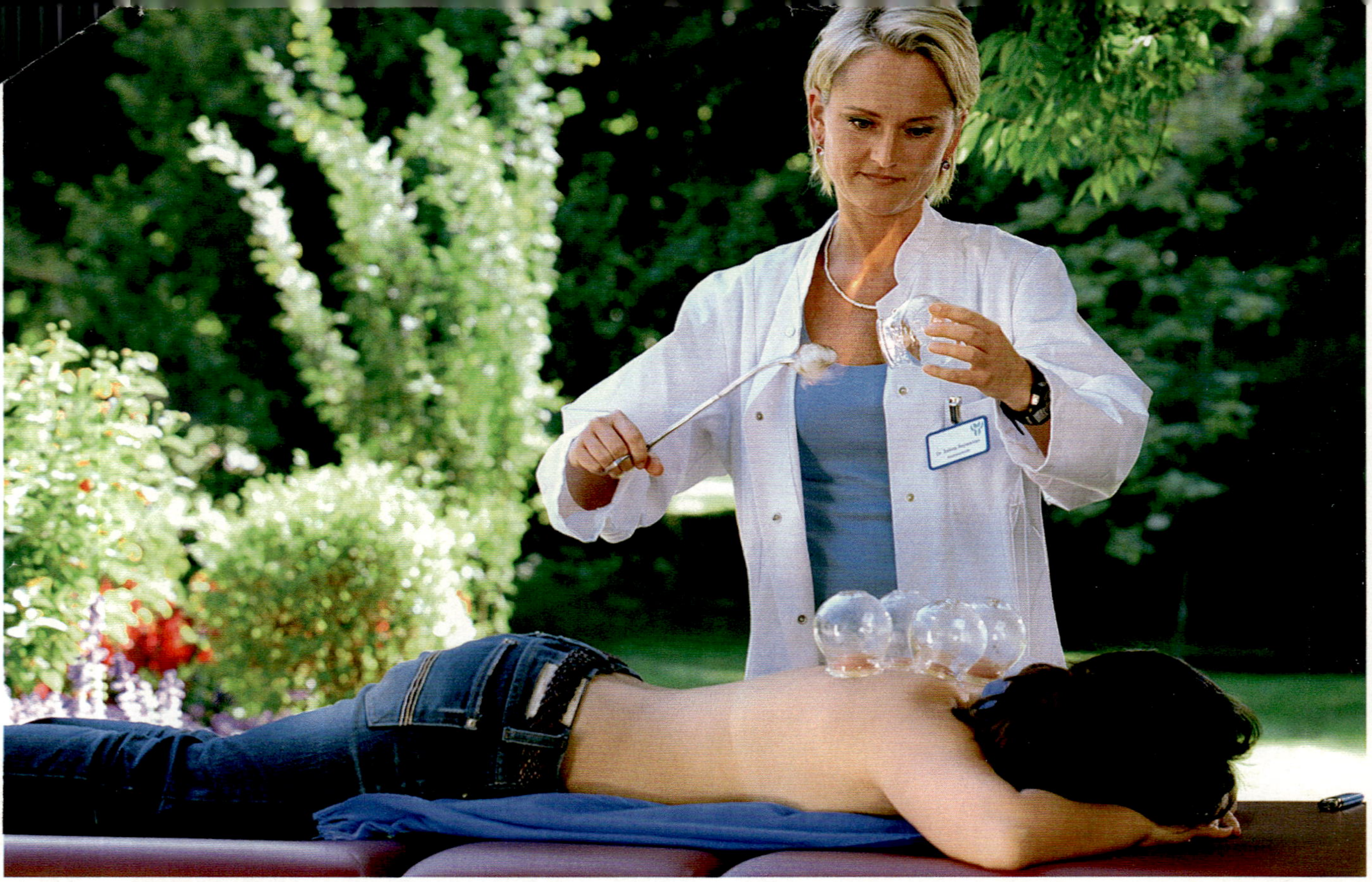

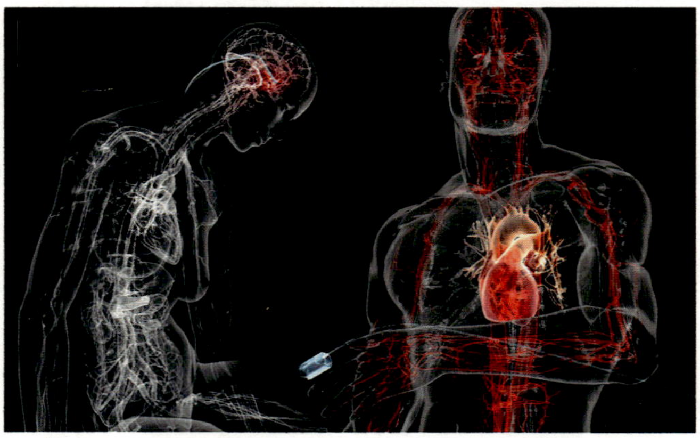

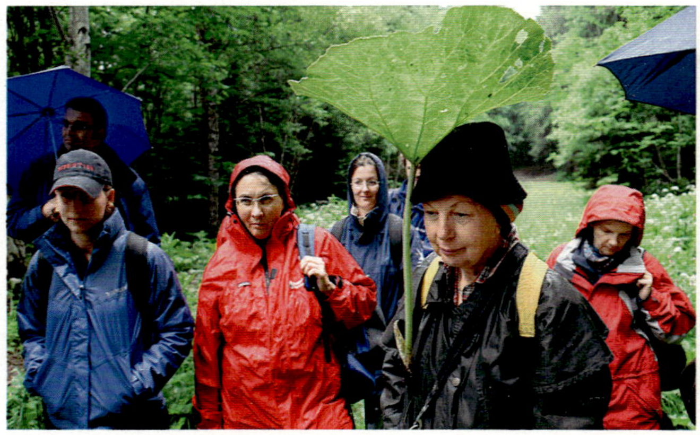

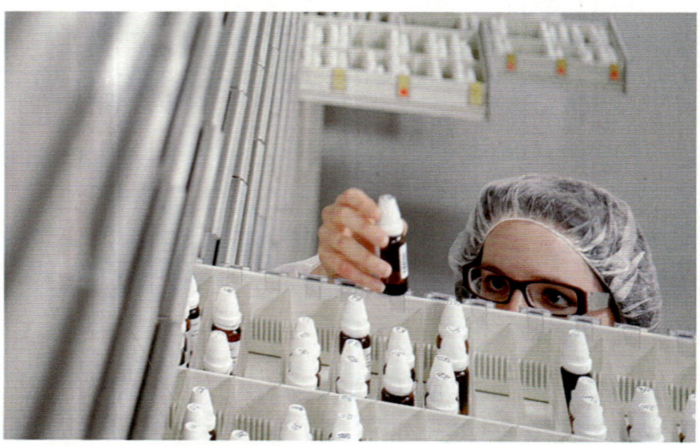

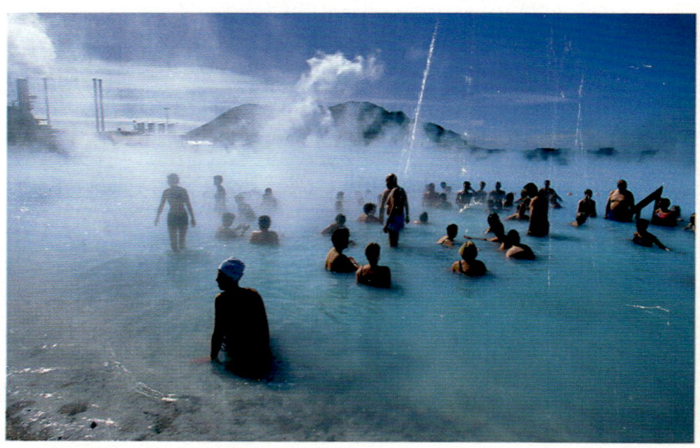

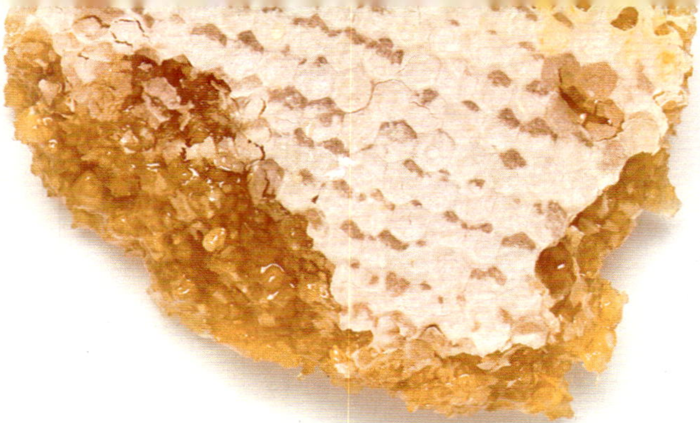

122 HAUSMITTEL Honig gegen Husten: Viele von Omas Rezepten wirken tatsächlich, sagt die Wissenschaft.

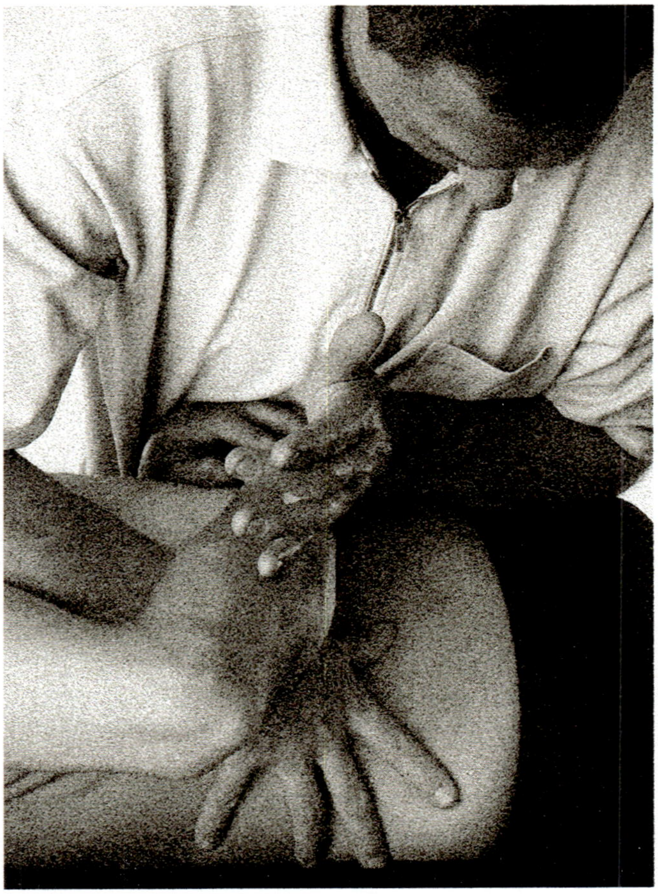

142 OSTEOPATHIE Wie Therapeuten mit Intuition und Fingerspitzengefühl versuchen, Schmerzen zu lindern.

GROSSER THERAPIE-RATGEBER
30
Krankheiten alternativ behandeln Seite 75

INHALT

EIN DOSSIER UND EIN FORUM ZUM THEMA FINDEN SIE UNTER GEO-WISSEN.DE/SANFTE-MEDIZIN

Titelbild: Tony Wacker; Impressum: Seite 3; Bildnachweis: Seite 150; Vorschau: Seite 170; Redaktionsschluss: 15. Oktober 2008

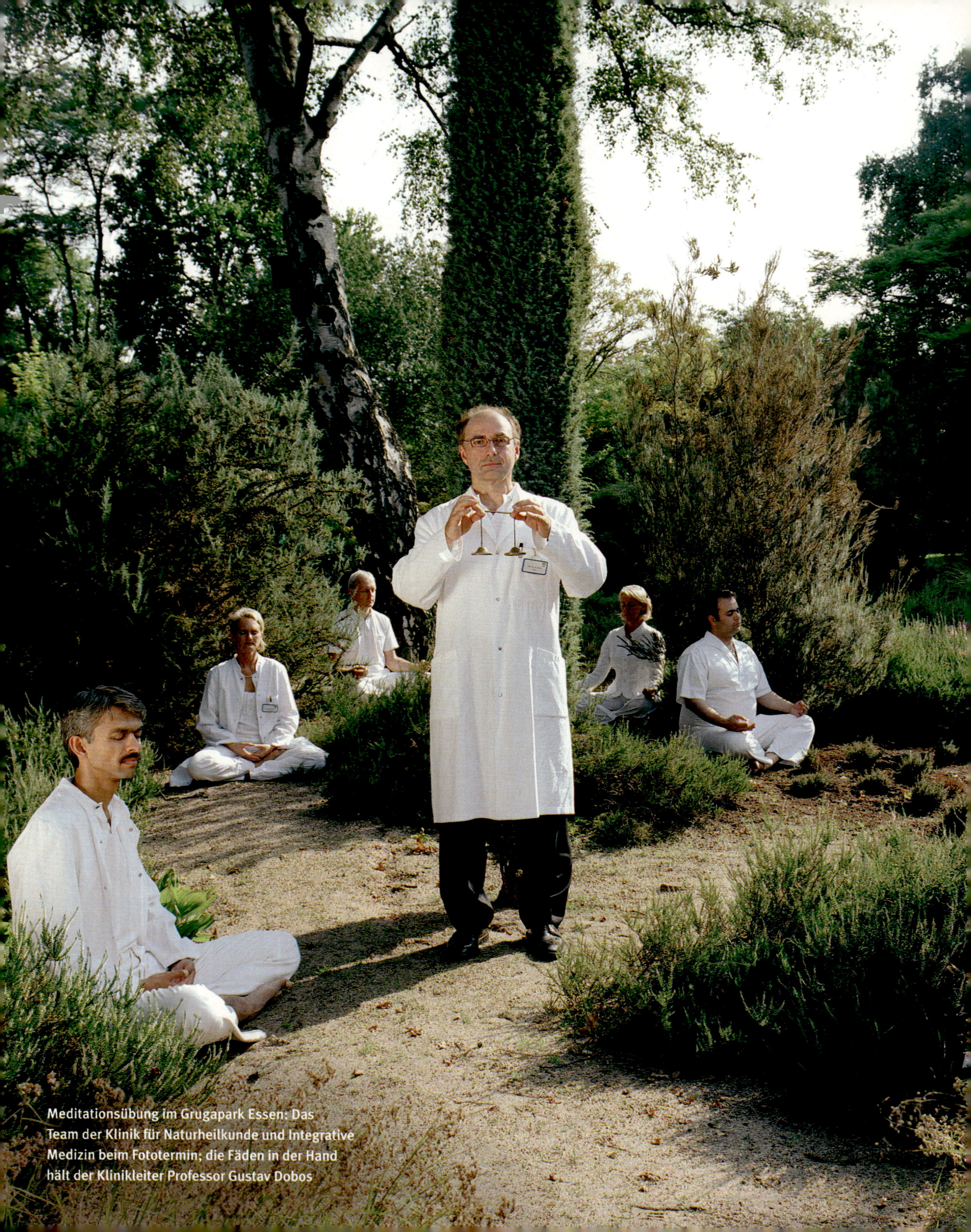

Meditationsübung im Grugapark Essen: Das Team der Klinik für Naturheilkunde und Integrative Medizin beim Fototermin; die Fäden in der Hand hält der Klinikleiter Professor Gustav Dobos

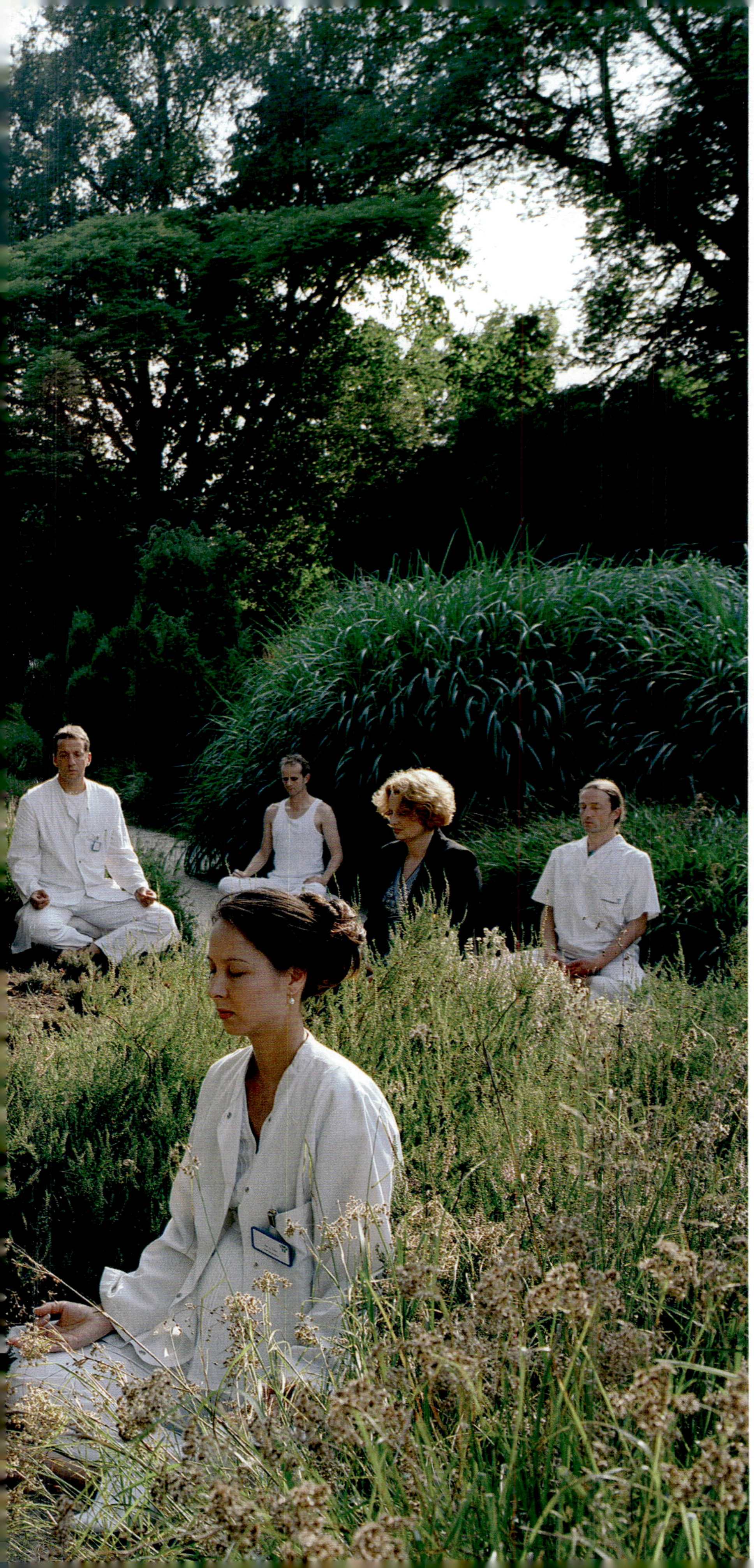

KRANKENHAUS

DIE KLINIK DER ZUKUNFT?

Sie ist einzigartig in Europa, denn sie vereint klassische mit alternativer Heilverfahren: die Essener Klinik für Naturheilkunde und Integrative Medizin. Ihre Ärzte nutzen sowohl den Kernspintomografen wie das chinesische Qigong, sie behandeln nicht nur den Körper eines Patienten, sondern auch dessen Seele. Um so das wichtigste Potenzial für eine dauerhafte Gesundung zu stärken – die Selbstheilungskräfte

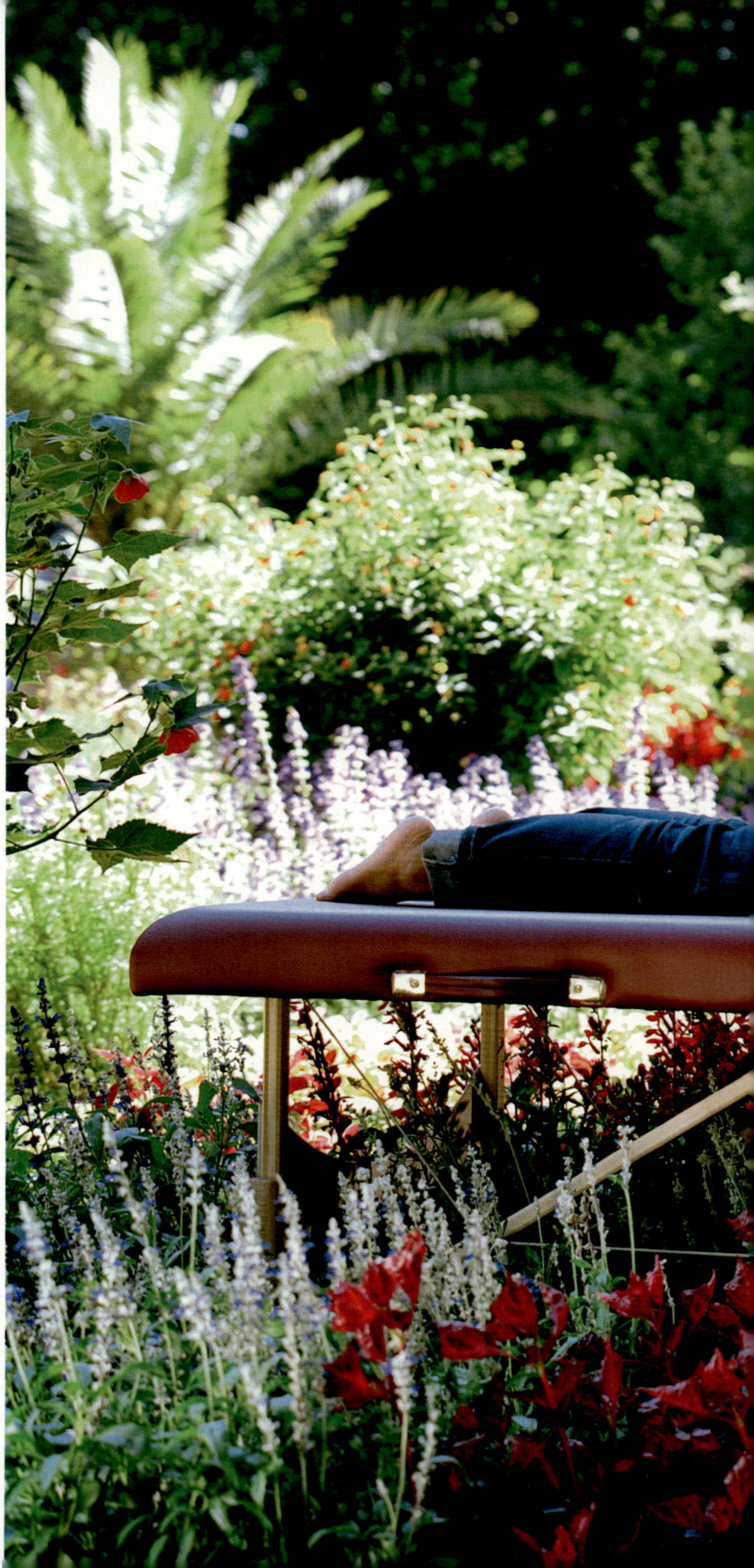

DR. SABINE REZWANIAN-AMIRI

INTERNISTIN

Die Assistenzärztin behandelt ihre Patienten häufig mit „heißem Schröpfen“. Dabei saugen von innen erhitzte Gläser die Haut an; auf diese Weise lösen sich muskuläre Verhärtungen, und sogar die Funktion mancher innerer Organe soll sich verbessern. Auch die zur Traditionellen Chinesischen Medizin zählende Ohr-Akupunktur setzt die 34-Jährige ein – um körperliche und seelische Leiden zu lindern. Im Studium hatte man der angehenden Ärztin noch die „grünen Flausen“ auszutreiben versucht: „Wer nach komplementären Methoden fragte, wurde bestenfalls milde belächelt.“ Nach fünf Jahren wechselte sie die Seiten

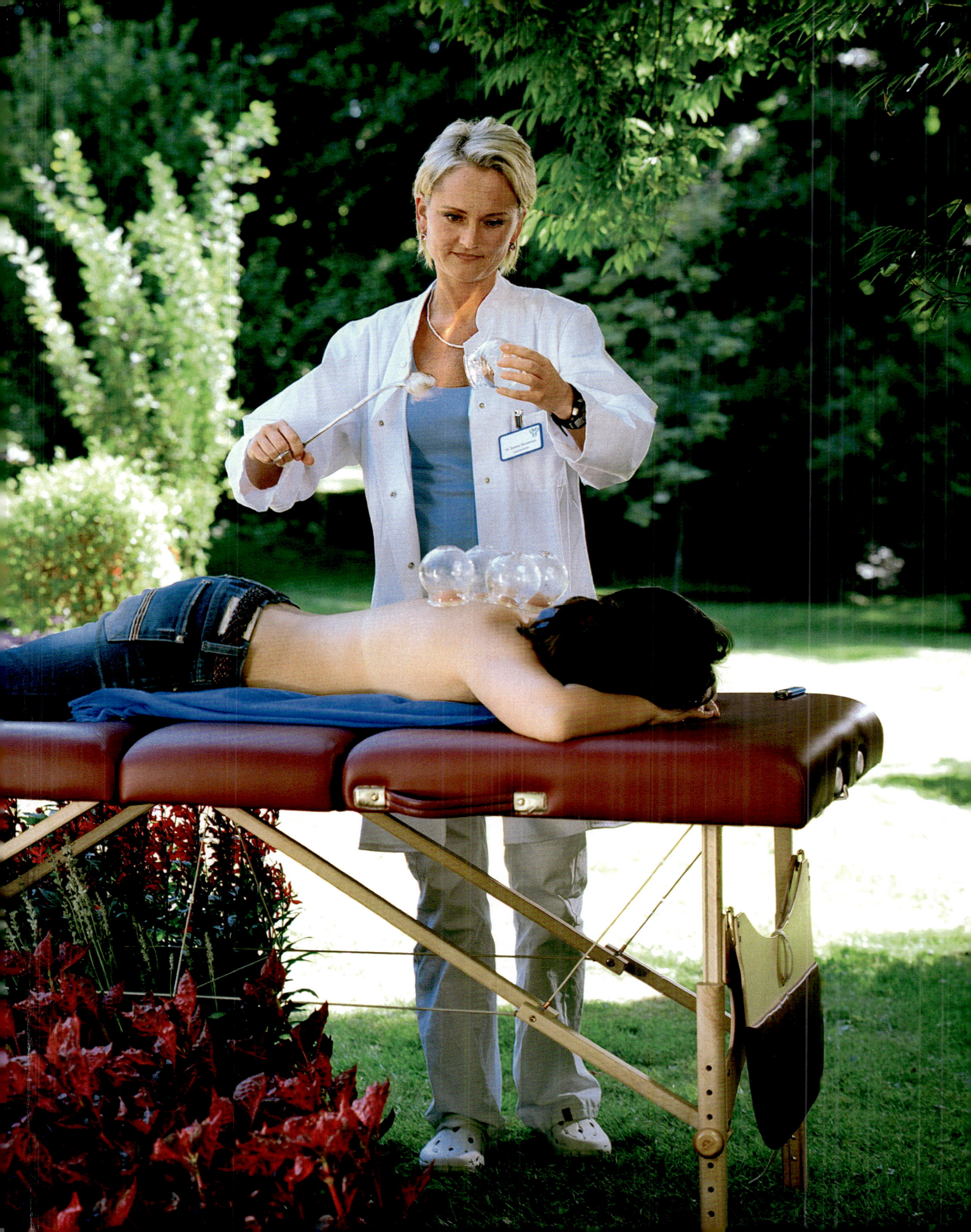

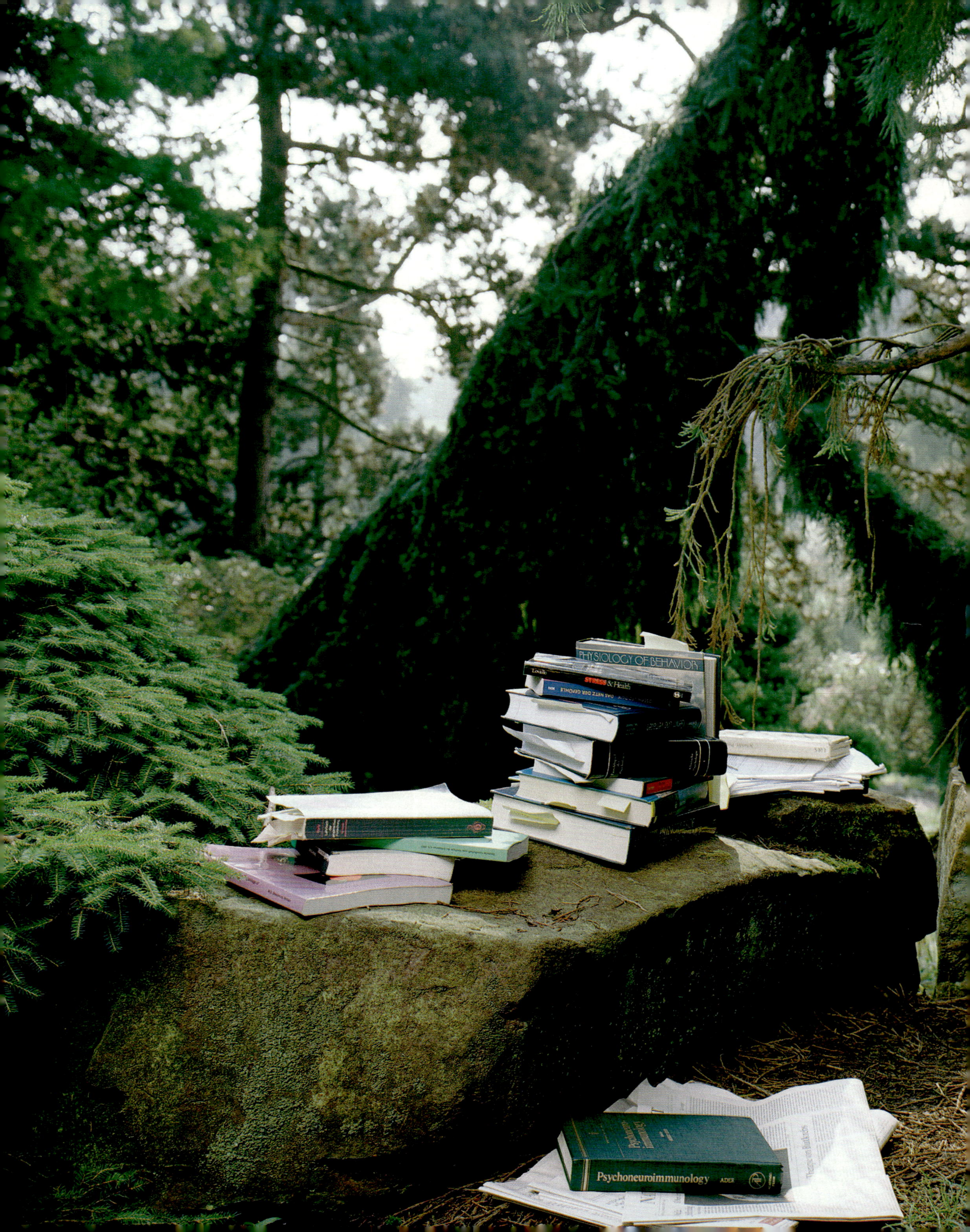
PHYSIOLOGY OF BEHAVIOR
STRESS & Health
Psychoneuroimmunology
ADER

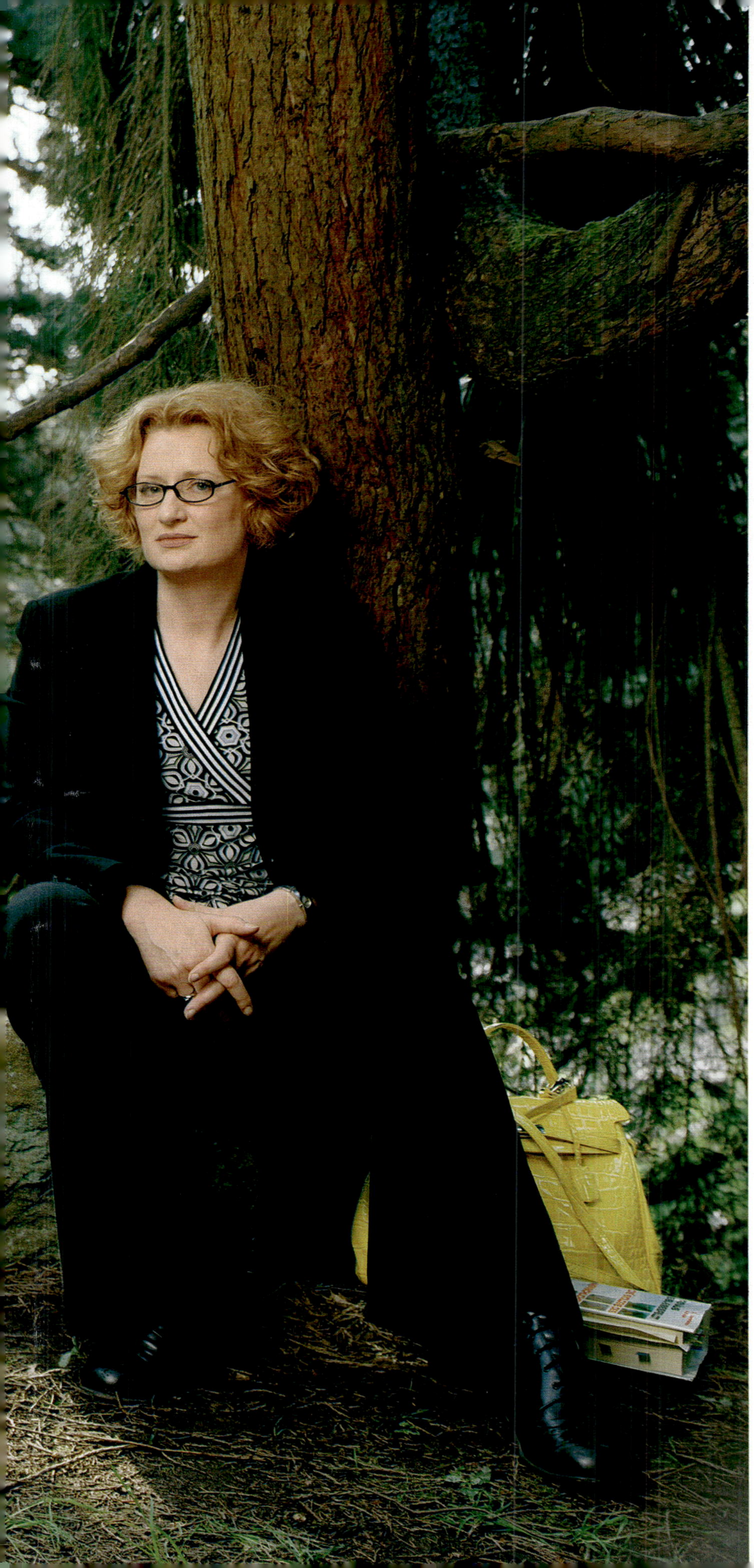

DR. FRAUKE MUSIAL

FORSCHUNGSLEITERIN

Die Ärzte der Essener Klinik wenden Naturheilverfahren nicht nur an, sie erforschen sie auch streng wissenschaftlich – nicht zuletzt, um vor den kritischen Augen der Schulmediziner zu bestehen. Methoden dafür entwickelt die Psychologin Frauke Musial. Daneben interessiert sich die 45-Jährige vor allem für die physiologischen Grundlagen der Naturheilkunde, also für die im Körper angelegten Reaktionsmuster etwa auf Stress, sowie dafür, wie diese Muster beeinflusst werden können: „Wir wollen im Detail herausfinden, was sich hinter den Selbstheilungskräften des Körpers verbirgt und wie die sanfte Medizin wirkt"

DR. FELIX JOYONTO SAHA

OBERARZT

Der 42-jährige Allgemeinmediziner arbeitet mit einer Kombination aus Chirotherapie, Akupunktur und Neuraltherapie (Anästhesie von Nervenwurzeln), vor allem bei chronischen Leiden. „Oft sind die Patienten erstaunt, wenn sie – nach unzähligen Arztbesuchen – bei uns zum ersten Mal sorgfältig manuell untersucht werden.“ Joyonta Saha ist es wichtig, die Abgrenzung der jeweiligen Heilverfahren untereinander zu überwinden, er hält nichts von medizinischen Dogmen. Der Sohn eines Inders hat eine Zusatzausbildung als Homöopath absolviert, seine Doktorarbeit verfasste er über pflanzliche Präparate der ayurvedischen Medizin

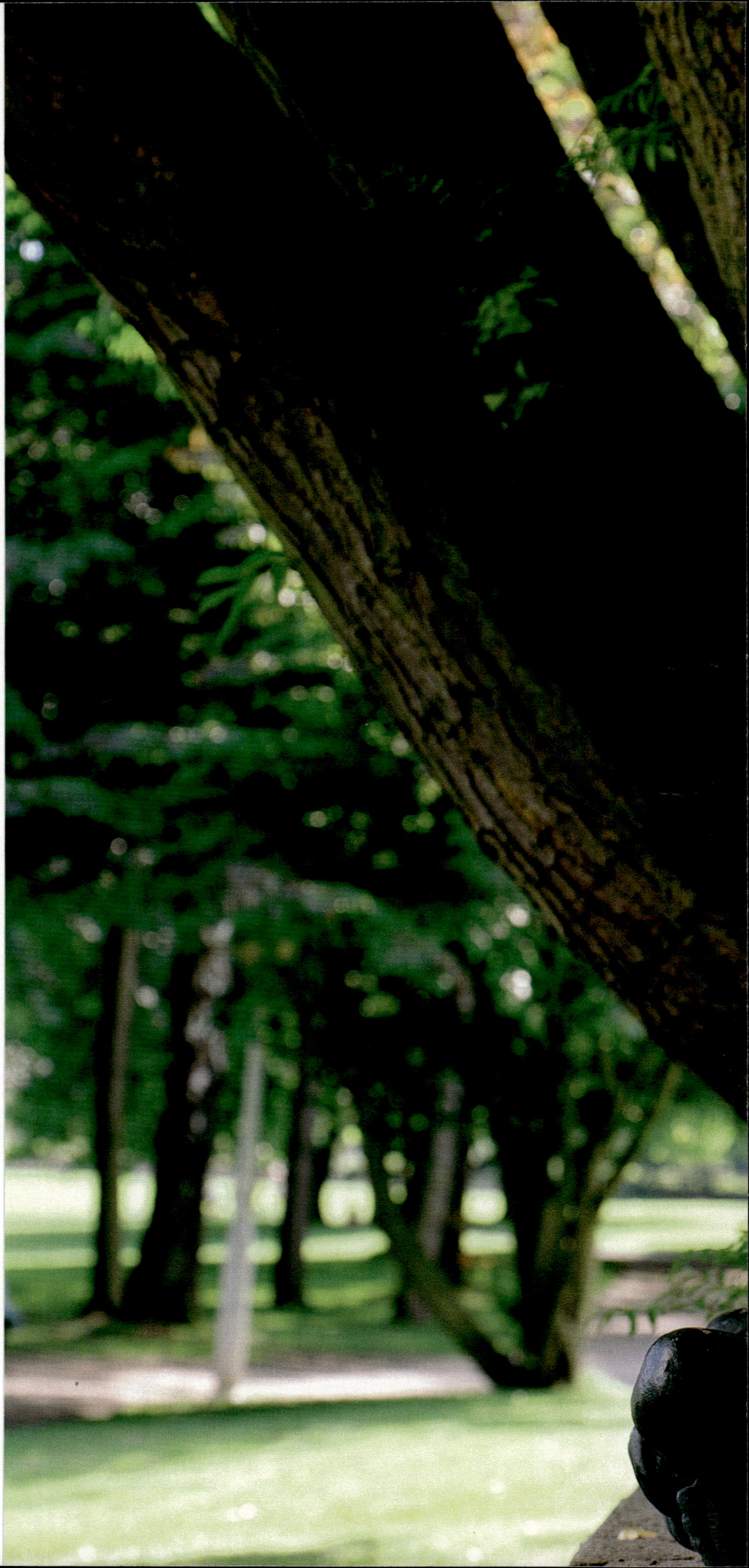

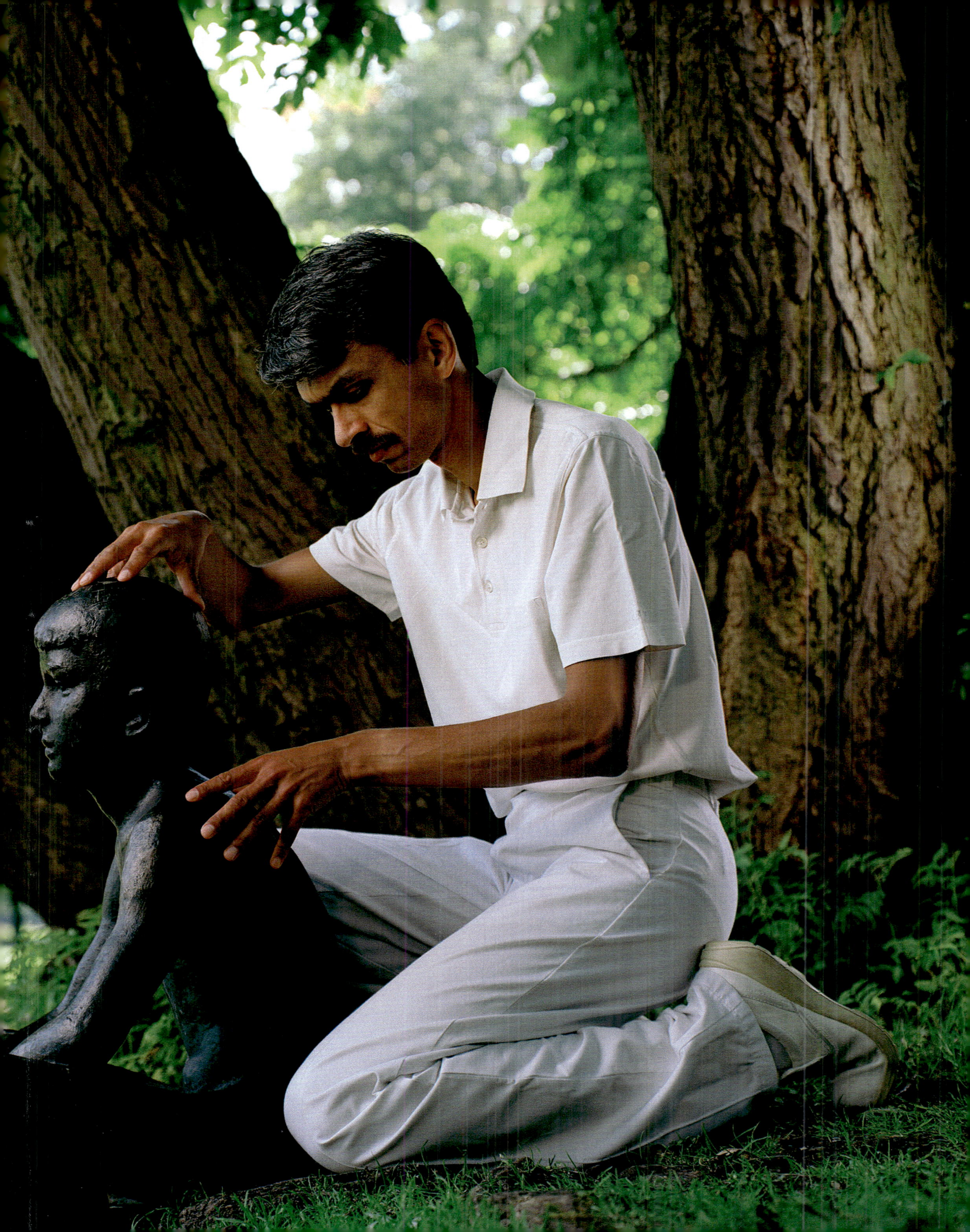

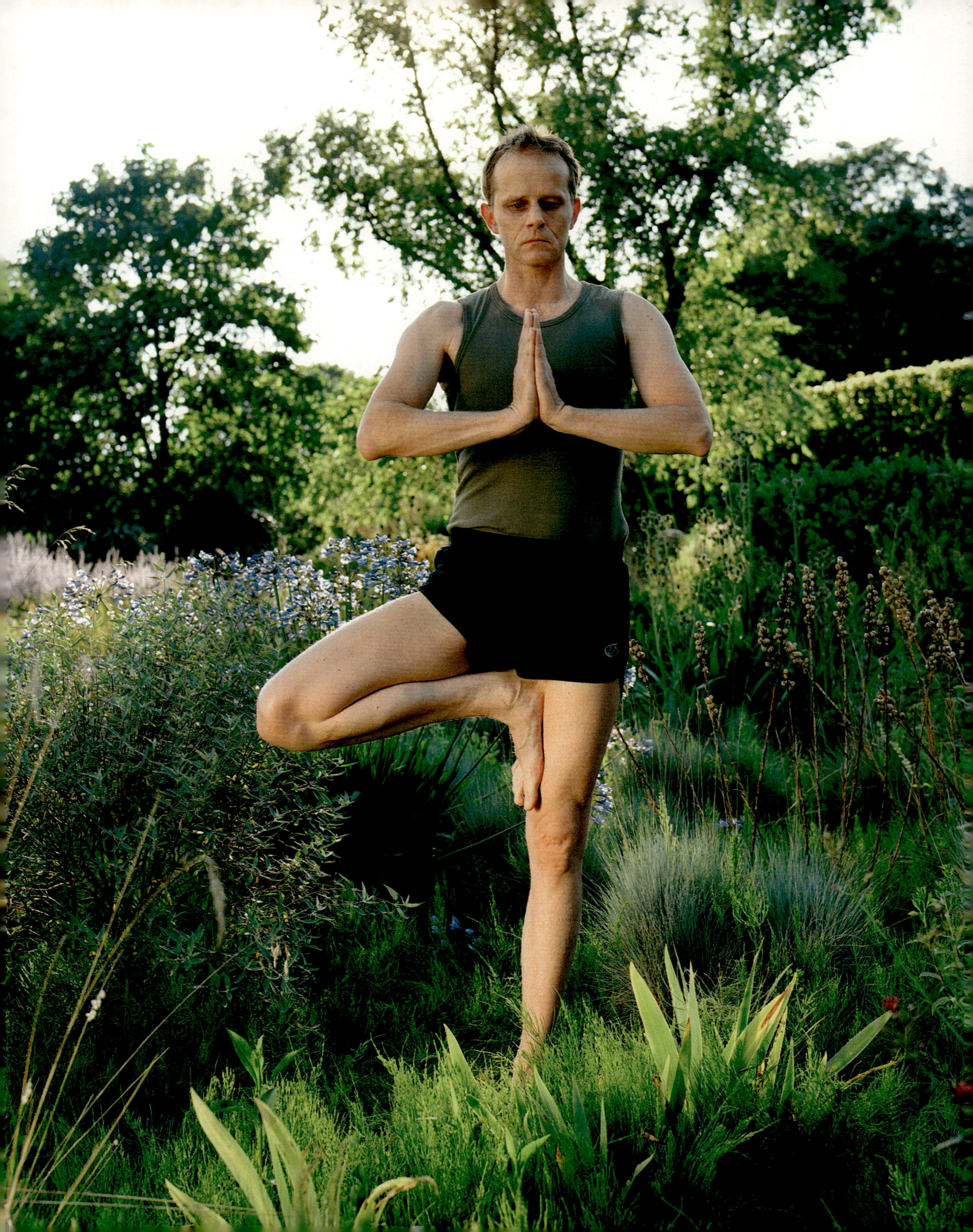

VON PETRA THORBRIETZ (TEXT) UND OLIVER MARK (FOTOS)

Als der Mann zum ersten Mal die Klinik betritt, wirkt er wie ein gehetzter Manager auf Dienstreise: Koffertrolley in der Hand, Funkempfänger fürs Telefon im Ohr, das Gesicht grau, der Blick unruhig.

Zwei Tage später sitzt Hans Wolf* mittags in der kleinen Vollwert-Kantine und mäkelt am Essen herum. Mit der Gabel stochert er in der Roten Bete. „Ich weiß nicht, ob ich das hier noch einen Tag aushalte!"

Doch er hat sich verändert, wirkt nicht mehr so abgekämpft, sein Gesicht ist rosig. Lebhaft unterhält er sich mit seinen „Mitgefangenen", wie er sie nennt, über diese seltsame Klinik, die so anders ist als erwartet – statt Ruhe im Bett den ganzen Tag Programm: vom „Stehen wie eine Kiefer" in der Qigong-Stunde bis zur Guasha-Massage, die den Rücken hinterher wie wund gescheuert aussehen lässt. Und abends Entspannung auf Yogamatten.

Die Essener Klinik für Naturheilkunde und Integrative Medizin ist einzigartig in Europa. Hier wird erkundet, wie sich konventionelle Medizin mit alternativen Methoden wie Pflanzenheilkunde, Kneipp-Anwendungen oder Akupunktur verbinden lässt.

KAI SCHEFFER
YOGA-LEHRER

Die Suche nach Gleichgewicht hat für den 45-jährigen Physiotherapeuten eine äußere und eine innere Form: Nur wer sich konzentriert und zur Ruhe komme, könne bei einer Übung wie „Baum" regungslos stehen, ohne ins Wanken zu geraten. Scheffer kam über seine Leidenschaft für Indien schon früh zum Yoga: „Die Übungen regulieren die Spannung der Muskulatur, sie beeinflussen Knochen, Nerven und Bindegewebe." Auf diese Weise linderten sie den Druck, der häufig Schmerzen im Lendenwirbel- oder Schulterbereich verursache

Zunächst untersuchen Ärzte die Neuankömmlinge gemäß schulmedizinischen Kriterien: Bei Rückenschmerzen etwa wird im Kernspintomografen überprüft, ob sie womöglich von einem Bandscheibenvorfall verursacht werden. Eine Darmspiegelung soll ausschließen, dass bei einem Reizdarmpatienten ein Tumor die Beschwerden verursacht. Und Röntgengeräte nutzen die Ärzte, um beispielsweise rheumatische Veränderungen zu diagnostizieren. Erst dann folgt, begleitet von einer sorgfältigen Anamnese der Lebensumstände, der Einsatz alternativmedizinischer Verfahren.

Gegründet wurde die Klinik im Knappschaftskrankenhaus Essen 1999 als Modellversuch. Das Misstrauen war anfangs groß, skeptische Medizinprofessoren sprachen von „Dobos und Konsorten"; heute aber erstatten die Kassen die Behandlungskosten.

Die Essener Mediziner haben mit ihrer Forschung viele Mythen der sanften Medizin entzaubert

Dobos – das ist Gustav Dobos, der 53-jährige Klinikleiter, der mit wissenschaftlichen Methoden nachzuweisen versucht, dass vieles von dem funktioniert, was die Schulmedizin längst hinter sich gelassen hat, etwa das Schröpfen mit erhitzten Gläsern.

Oder die Blutegeltherapie: Dobos und sein Team haben eine Studie verfasst, die belegt, dass der Biss der Tiere einen ganzen Cocktail von Egel-Substanzen freisetzt, die Schmerzen etwa bei einer Kniearthrose effektiver lindern als das entzündungshemmende Gel Diclofenac.

Die Essener Forscher haben mit ihren Untersuchungen aber auch viele Mythen der sanften Medizin entzaubert. „Es wird ja so einiges behauptet, das bei genauer Betrachtung unbewiesen ist", sagt Gustav Dobos, „etwa die Wirksamkeit von Bioresonanztherapie, Kinesiologie oder Bach-Blütentherapie."

Vermutlich ist Dobos auf seinem Weg nur deshalb so weit gekommen, weil er schulmedizinisch ausgebildet wurde. Seine Habilitation galt einem immunbiologischen Thema aus der Grundlagenforschung, und zunächst schlug er eine Laufbahn ein, die sich mehr zwischen Petrischalen und Gerätediagnostik abspielte als in der menschlichen Realität des Patientengesprächs.

Doch irgendwann stellte sich ihm die Frage, weshalb auf seiner Spezialstation an der Universitätsklinik Freiburg immer wieder chronisch kranke Rheumapatienten „ohne Befund" nach Hause entlassen wurden, obwohl sie subjektiv große Beschwerden hatten. Die Antwort vermutete er in dem Lebensstil dieser Patienten, der häufig von Bewegungsmangel, Stress und hohem Tablettenkonsum geprägt war.

Daran können Spezialisten wie Orthopäden oder Chirurgen, Radiologen oder Kardiologen bis heute kaum etwas grundsätzlich ändern. Gustav Dobos aber war überzeugt, dass so etwas möglich sei – und kam so zur Naturheilkunde. Und zur Behandlung anderer chronischer Krankheiten wie Asthma, Herzleiden oder Diabetes.

VIER VON ZEHN DEUTSCHEN leiden an solchen Krankheitsbildern, und 80 Prozent des Gesundheitsbudgets werden für deren Behandlung ausgegeben – oft ohne Fortschritte zu erzielen.

Im Gegenteil: Die hochwirksamen Medikamente der Schulmedizin wie Cortison oder bestimmte Anti-Rheumamittel bekämpfen zwar kurzfristig erfolgreich die Symptome, belasten aber langfristig den Organismus, ohne die Grunderkrankung zu kurieren.

Hier sieht die Integrative Medizin ihre Stärke: mithilfe von Naturheilver-

** Name von der Redaktion geändert*

fahren die Selbstheilungskräfte des Körpers zu stimulieren. Dafür muss sich jedoch die Lebensweise der meisten Patienten grundlegend ändern.

Wie bei Hans Wolf. Vier Liter Cola habe er täglich getrunken, erzählt er, dazu Dutzende Tassen Kaffee, und ungezählte Zigaretten geraucht. Nicht nur von Koffein und Nikotin sei er abhängig, sondern auch von zahllosen Schmerzmitteln.

Die nimmt er gegen seine chronische Migräne, die ihn immer wieder mit heftigen Schmerzattacken überfällt. Doch die Präparate wirken bei ihm längst nicht mehr richtig – und sie zerstören langsam, aber sicher die Funktion seiner Nieren und der Leber.

„Ich bin fertig", sagt er. „Wenn die mir hier nicht helfen können ..."

In der Essener Klinik wird Wolf nun akupunktiert, und er hat gelernt, dass ein Medikament aus Pestwurz einem Migräneanfall vorbeugen kann. Jeden Morgen lässt er sich zur Kräftigung seines Nervensystems zudem in feuchtkalte Brustwickel packen, abends legt er sich unter eine warme Decke, um sich in der Gruppe mit anderen gezielt zu entspannen. Statt Cola und Kaffee trinkt er nun Wasser und Kräutertee.

FÜR VIELE chronische Schmerzpatienten ist die Essener Klinik so etwas wie die letzte Hoffnung, denn Schulmedizinern gelten sie oft als „austherapiert" – was nichts anderes heißt als: nichts mehr zu machen.

Anfangs, als die Skepsis der niedergelassenen Ärzte in der Umgebung groß war, überwiesen sie gern diese schwierigen Patienten, nur um sie so loszuwerden. Inzwischen aber raten

DR. LINDA HONG CHOON TAN
TCM-EXPERTIN

Akupunktur ist für die Tochter eines Chinesen aus Singapur eine effektive Methode, Schmerzpatienten zu behandeln. Besonders bei Problemen im Kniegelenk oder im Kreuz sei die Stimulierung bestimmter Einstichpunkte oft hilfreich. In Deutschland, kritisiert die 34-Jährige, gebe es allerdings große Qualitätsunterschiede: Die 200-Stunden-Ausbildung eines Akupunkteurs hierzulande sei nicht vergleichbar mit dem fünfjährigen Studium in China. Von der dort praktizierten Traditionellen Chinesischen Medizin aber ist die Ärztin desillusioniert: „Sanftheit gibt es in China nicht. Da drängeln sich 20 Patienten um einen Arzt, und alle reden durcheinander!"

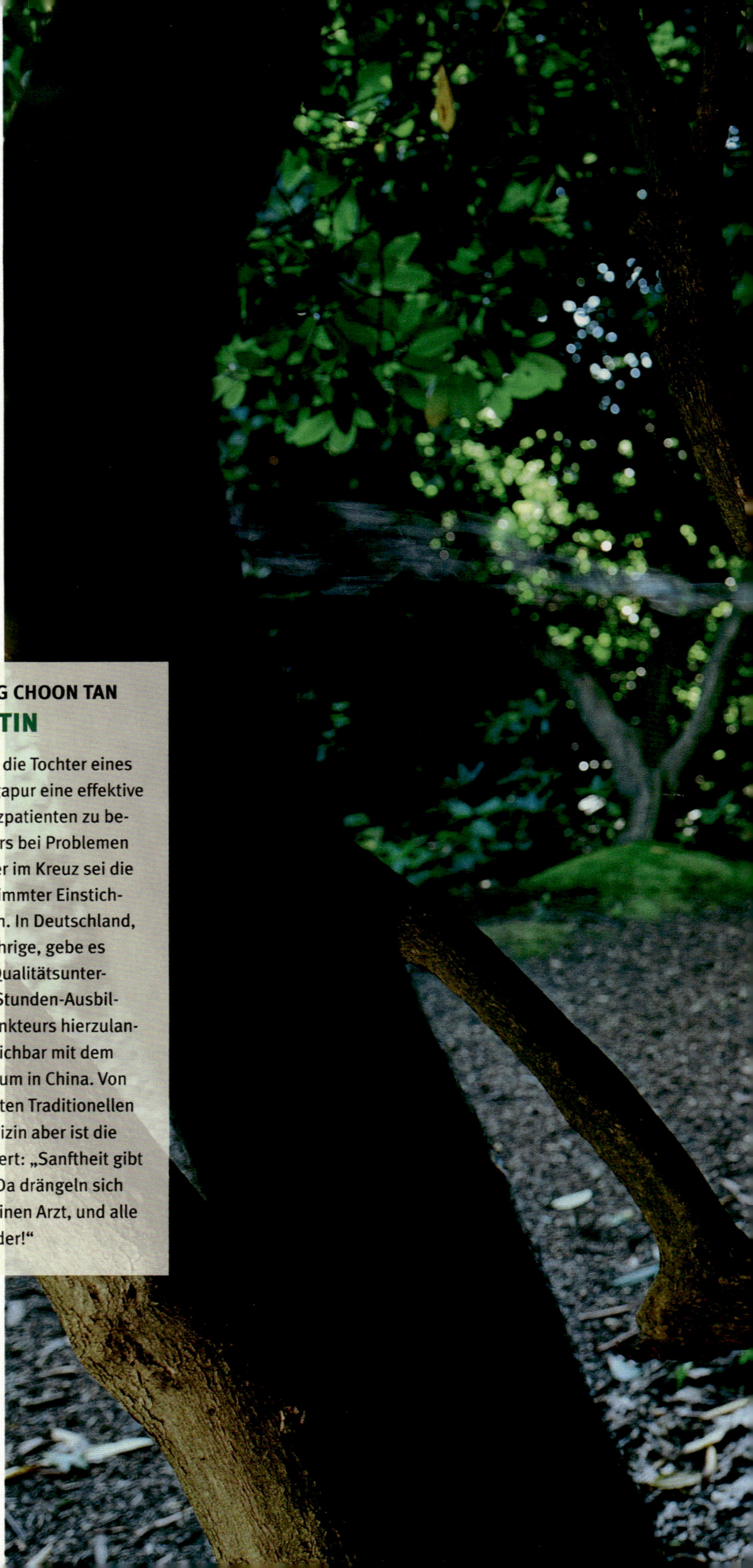

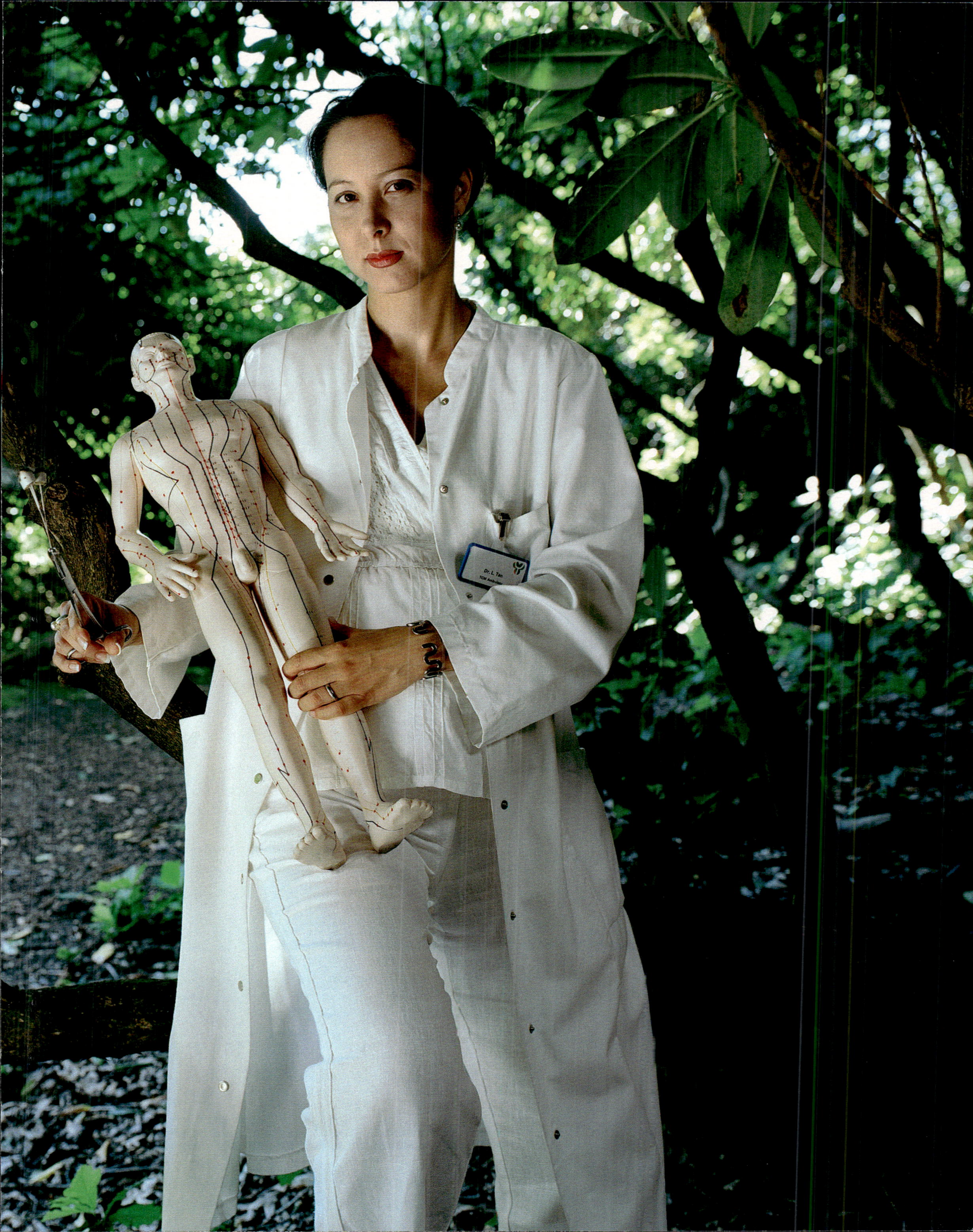
Dr. L. Tan

viele Mediziner: „Versuchen Sie es mal mit der Naturheilkundeklinik", vielleicht habe man dort mehr Erfolg.

„Es gibt Kranke bei uns, die schlucken mehr als ein Dutzend unterschiedliche Tabletten am Tag", sagt Gustav Dobos. „Da sind die Nebenwirkungen oft schlimmer als die Grundleiden." Daher versuchten er und sein Ärzteteam, starke Mittel so weit wie möglich durch pflanzliche Substanzen mit geringen Nebenwirkungen zu ersetzen.

Doch das allein reicht nicht: Den Patienten wird auch vermittelt, wie sie ihre Selbstwahrnehmung schärfen können, um rechtzeitig zu erkennen, wann und wie ihr Körper auf Stress – eine entscheidende Ursache vieler Krankheiten – reagiert.

Sie lernen, dass chronische Leiden fast immer eine Geschichte haben, die mit ihrer Lebensweise zusammenhängt. „Achtsamkeit", diesem Begriff begegnen die Patienten in den Gruppensitzungen der Ordnungstherapie: der Lehre, mit sich selbst vernünftig umzugehen und den Alltagsstress zu vermindern.

ANNA PAUL leitet diesen Bereich. Die frühere Yogalehrerin hat in den USA Gesundheitswissenschaften studiert und sich dort mit der „Salutogenese" beschäftigt. Der Erfinder dieses Begriffs, der israelische Medizinsoziologe Aaron Antonovsky, hatte untersucht, wie es Menschen in Konzentrationslagern gelungen war, trotz traumatischer Umstände zu überleben.

Als erster Wissenschaftler hatte er die bis dahin in der Medizin vorherrschende Fragestellung nach der Ursache von Krankheit (Pathogenese) umgedreht – und stattdessen nach den Quellen der Gesundheit geforscht.

Für Aaron Antonovsky damals wie für Anna Paul heute geht es um das Grundvertrauen eines Menschen zu sich selbst – darum, dem Leben Sinn zu verleihen und zu erkennen, wie man

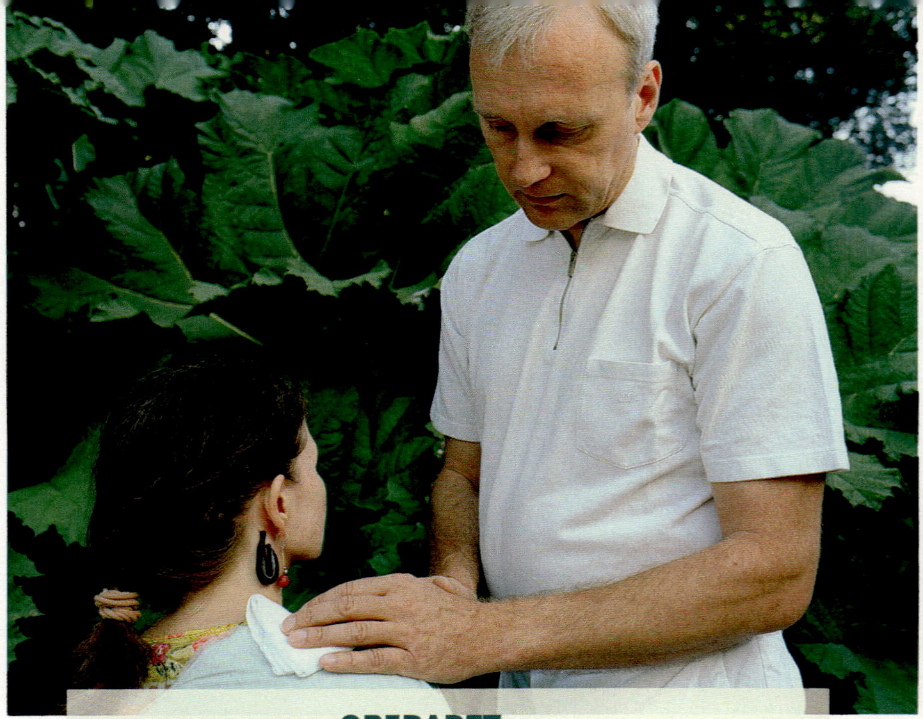

DR. THOMAS RAMPP OBERARZT

Speziell gezüchtete Blutegel – angesetzt hinter den Ohren – verwendet der 43-Jährige unter anderem zur Verbesserung der Durchblutung beim Stress-Tinnitus. Sein Großvater, ein bayerischer Landarzt, hatte den Spezialisten für Schmerztherapie schon früh für die Naturheilkunde begeistert

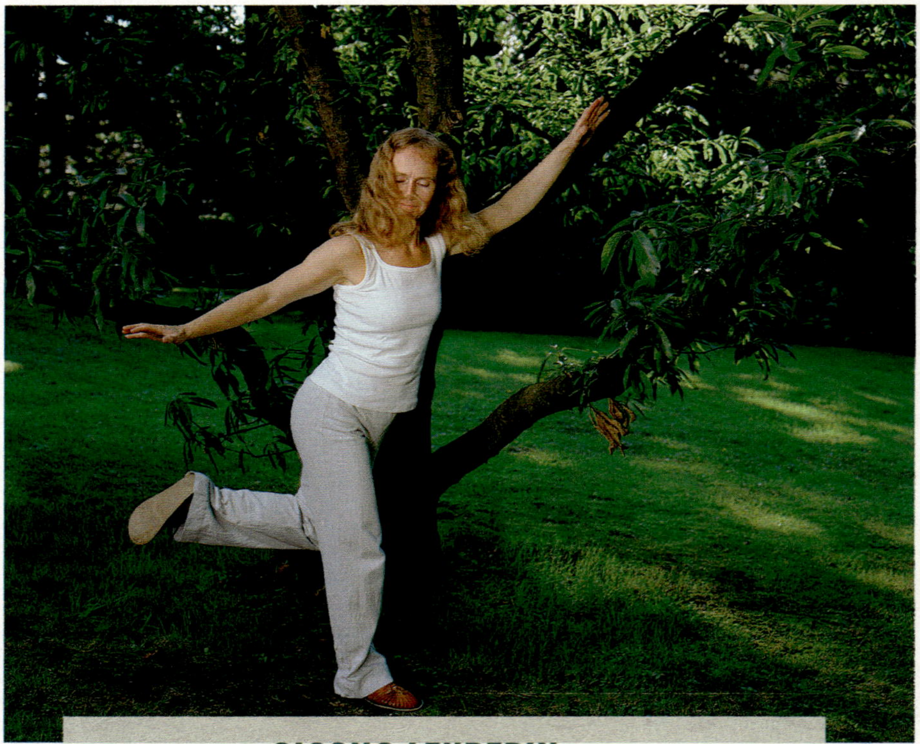

FRAUKE REESE QIGONG-LEHRERIN

Die 41-jährige Sporttherapeutin lehrt die Konzentrations- und Bewegungstherapie Qigong, die zur Traditionellen Chinesischen Medizin zählt und sowohl den Körper als auch den Geist stärken soll. Mit einiger Übung seien Figuren wie „Der Kranich fliegt" ein „wunderbarer Weg zur Meditation"

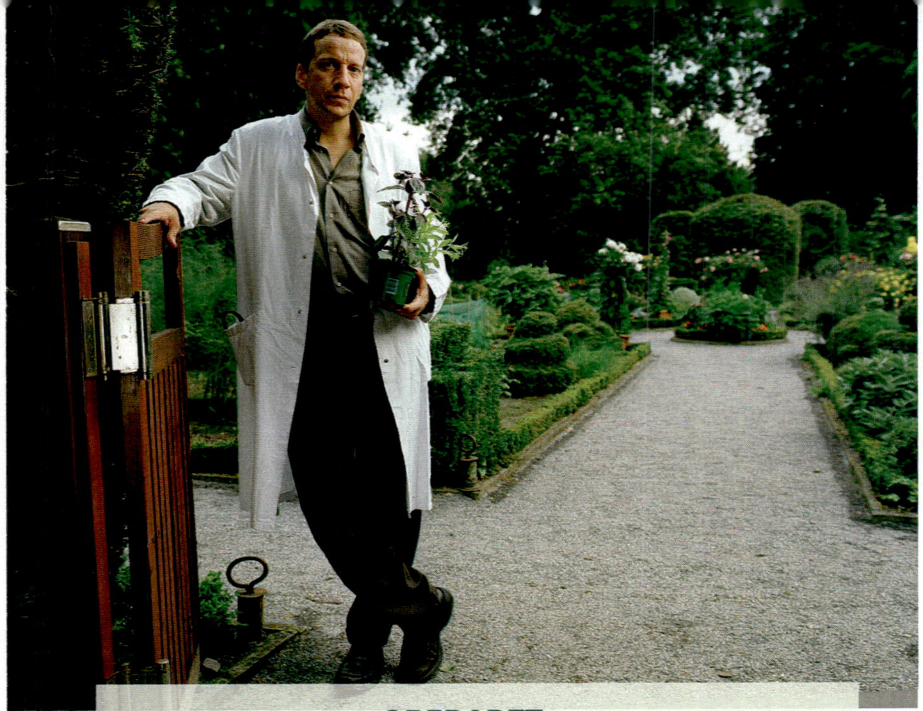

DR. JOST LANGHORST **OBERARZT**

Die Pflanzenmedizin ist das Spezialgebiet des 42-jährigen Gastroenterologen. Schon während der Ausbildung interessierte er sich für Möglichkeiten, Naturheilverfahren in die Schulmedizin zu integrieren: „Vor allem bei manchen Darmerkrankungen können pflanzliche Substanzen helfen“

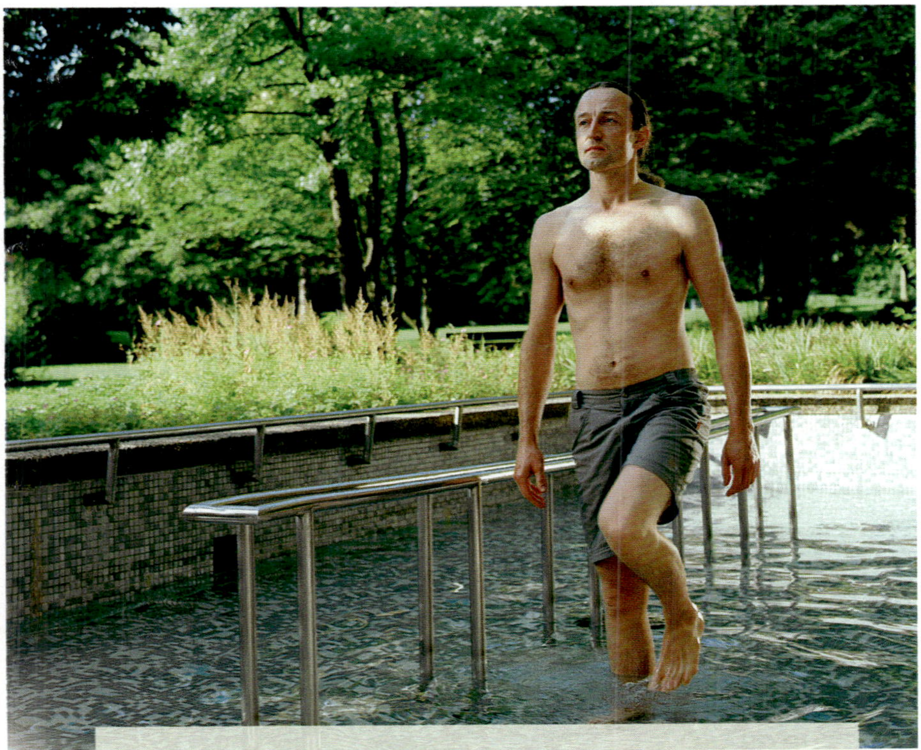

OTTO LANGELS **STATIONSLEITER**

Mit kalten Güssen und feuchten Wickeln hat der Krankenpfleger nicht nur viele Patienten, sondern auch sich selbst behandelt – und so sein langjähriges Asthma überwunden. Zuvor absolvierte der 37-Jährige eine Ausbildung als Heilpraktiker, Yogalehrer und Hydrotherapeut

sein Schicksal aus eigener Kraft in die Hand nehmen kann.

Patienten erfahren zum Beispiel, wie Schmerz entsteht, und weshalb er sich in einer Art Körpergedächtnis chronisch verfestigen kann – selbst wenn die organische Ursache verschwunden ist. Sie lernen, was sie unter Verzicht auf Medikamente gegen Schmerz tun können, bekommen Anleitungen für Bäder oder zu neuen Atemtechniken. Sie sprechen in Kleingruppen über ihren Alltag, über gemeisterte Rückschläge, ihre Zukunft. Und motivieren sich so gegenseitig.

Ziel ist es, „gesundes“ Verhalten – das reicht vom Treppensteigen über eine Ernährungsumstellung bis zu Entspannungstechniken – mit den Zwängen des Alltags in Einklang zu bringen.

Da jeder Patient besondere Schwachstellen hat und mit seinen speziellen Lebensumständen zurechtkommen muss, lernt er, abgestimmt auf seine Diagnose, eine Vielzahl von Ansatzpunkten, selbst für seine Gesundheit aktiv zu werden: Kann ich mich besser mit individuellen Muskelübungen entspannen oder bei einer angeleiteten Meditation? Was bringen kalte Güsse am Morgen? Bin ich ein Typ für Yoga oder mache ich lieber Walking?

Schon nach wenigen Tagen zeichnen sich Hindernisse und Vorlieben ab: „Mein Mann lässt mir einfach keinen Rückzugsraum in unserer Wohnung“, klagt eine Rentnerin im Gespräch mit Anna Paul: „Wie soll ich mich da entspannen?“

Eine andere Frau hat ihre Ernährung umgestellt: „Für meinen Sohn und mich gibt es Reis mit Gemüse, für meinen Mann ein Schnitzel.“ Eine dritte, die ihren Stress als Betriebsratsvorsitzende mit zu viel Essen kompensiert und sich ungern bewegt, schwärmt plötzlich: „Yoga ist toll!“

Besonders behandlungsbedürftige Patienten werden eingeladen, die Ordnungstherapie über die üblichen 14 Tage hinaus weitere zehn Wochen in

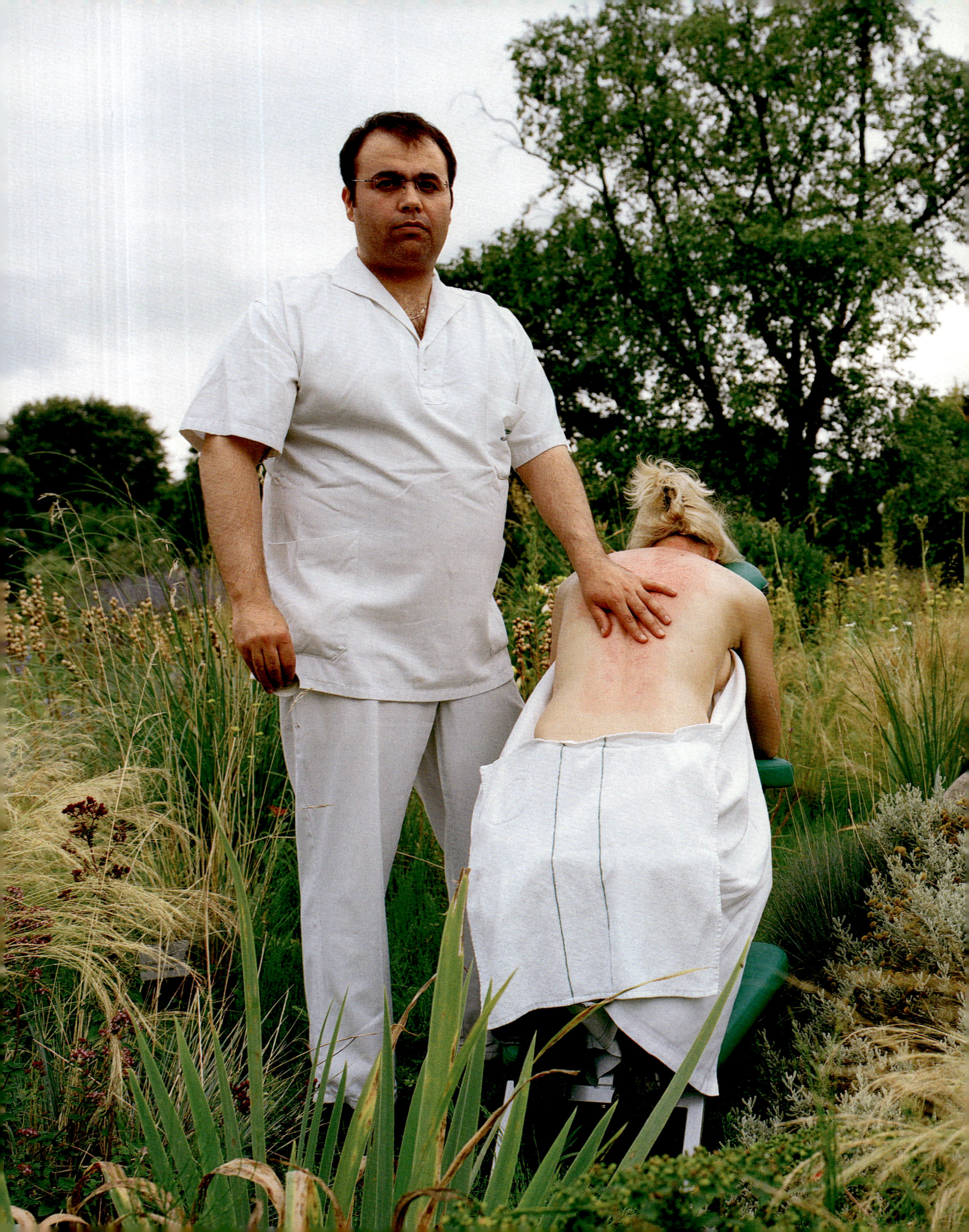

einer Tagesklinik fortzusetzen. Unter der Anleitung von Therapeuten sprechen sie darüber, wie es ihnen gelingen kann, das Gelernte dann dauerhaft im Alltag umzusetzen. Soziale Unterstützung ist wichtig, wenn es darum geht, den Anfechtungen von Kuchenbuffets, fordernden Kindern oder einem verständnislosen Partner standzuhalten.

„Letztlich", fasst Anna Paul zusammen, „macht unsere Therapie vor allem eine dickere Haut."

DIE IST AUCH nötig. Ein junger Mann mit Bandscheibenvorfall bricht bei einer Körpertherapie-Übung plötzlich in Tränen aus – „aber danach war meine verkrampfte Schulter weich wie Butter. Ich habe zum ersten Mal gemerkt, unter welcher Spannung ich dauernd stehe."

Eine 42-Jährige beginnt zu weinen, als der Ordnungstherapeut Jörg Meibert sie am ersten Tag freundlich fragt, wie es ihr gehe. Die Frau leidet seit mehr als 20 Jahren an einer entzündlichen Darmerkrankung mit unklarer Ursache, die in Schüben starke Krämpfe und Durchfälle verursacht. Vor zehn Jahren ist auch noch Rheuma hinzugekommen.

„Die vielen Medikamente machten meinen Magen kaputt", erzählt sie. „Eines nach dem anderen verlor seine Wirkung, und schließlich hatte ich so schlechte Nierenwerte, dass schon von Dialyse gesprochen wurde."

Nach zwei Wochen Aufenthalt in der Essener Klinik haben ihre Schmerzen nachgelassen, und die Blutwerte sind fast wieder normal: nicht das Ergebnis einer Wunderheilung, sondern die Folge täglicher Nierenwickel, neuer Medikamente und einer Umstellung der Er-

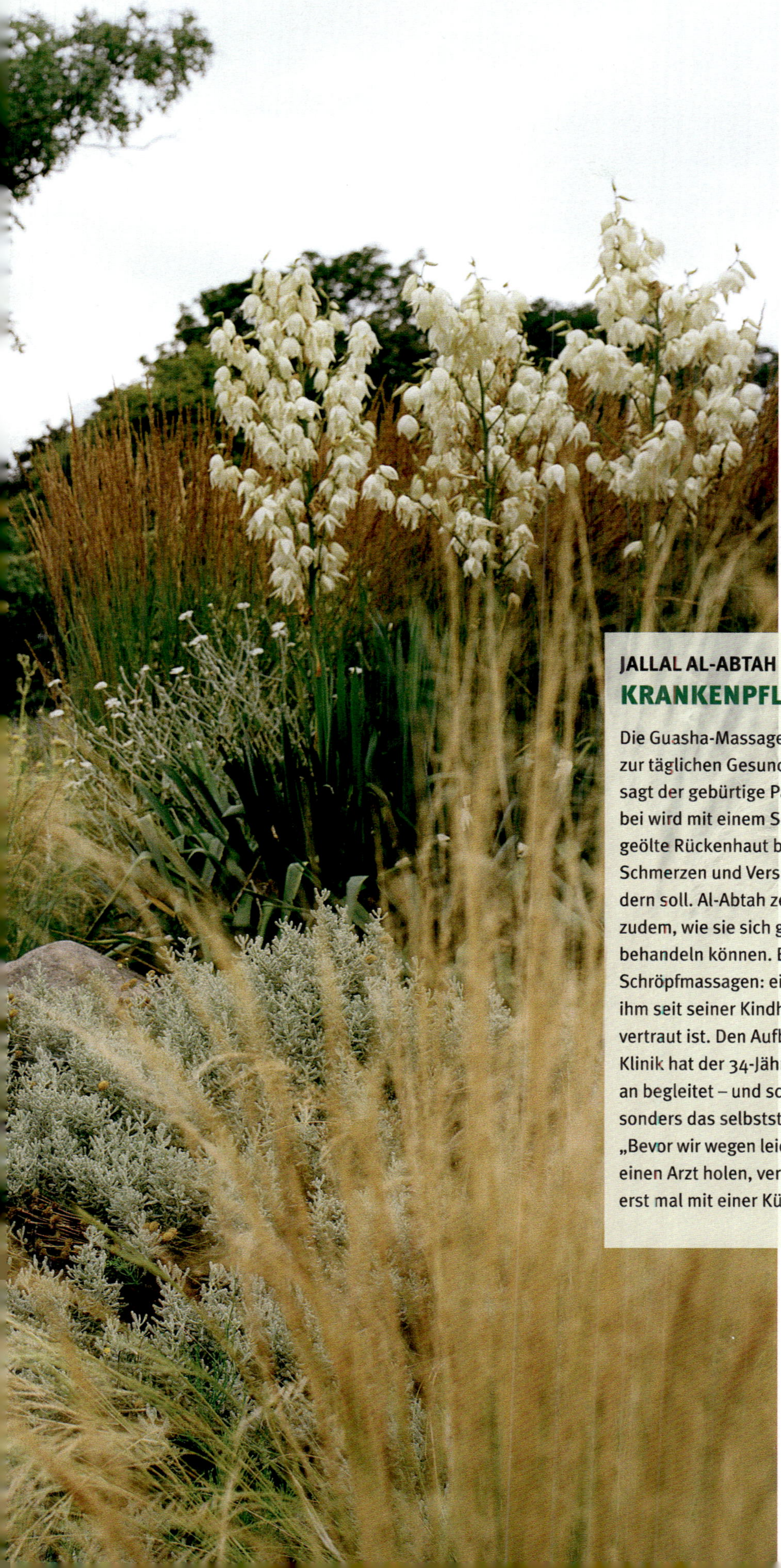

JALLAL AL-ABTAH

KRANKENPFLEGER

Die Guasha-Massage „gehört in China zur täglichen Gesundheitsvorsorge", sagt der gebürtige Palästinenser. Dabei wird mit einem Schaber die eingeölte Rückenhaut bearbeitet, was Schmerzen und Verspannungen lindern soll. Al-Abtah zeigt Patienten zudem, wie sie sich gegenseitig damit behandeln können. Er lehrt sie auch Schröpfmassagen: eine Therapie, die ihm seit seiner Kindheit in Palästina vertraut ist. Den Aufbau der Essener Klinik hat der 34-Jährige von Anfang an begleitet – und schätzt dort besonders das selbstständige Arbeiten: „Bevor wir wegen leichten Bauchwehs einen Arzt holen, versuchen wir es erst mal mit einer Kümmelauflage."

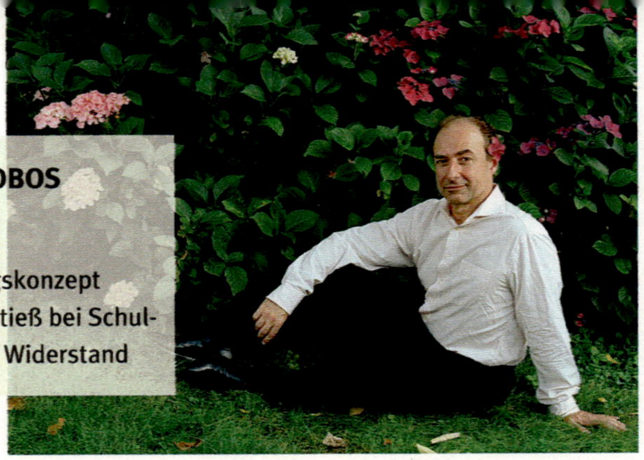

PROFESSOR GUSTAV DOBOS
KLINIKLEITER
Das integrative Behandlungskonzept des studierten Internisten stieß bei Schulmedizinern anfangs auf viel Widerstand

nährung auf vollwertige Schonkost – etwas, worüber die Patientin besonders staunt: „Die anderen Ärzte haben immer gesagt, Vollwertkost geht nicht, ich soll Weißbrot essen, denn das reize den Magen nicht."

Bei etwa jedem achten Patienten aber, so Gustav Dobos, versagten die Methoden der Integrativen Medizin – „und leider lässt sich nicht vorhersehen, bei wem das so ist."

Bei den meisten anderen Patienten merke man oft um den fünften Tag eine Besserung: „Plötzlich geht es bergauf, ohne dass sie genau wissen, weshalb." Dann seien die Selbststeuerungskräfte des Organismus angesprungen. Die positiven Effekte hielten allerdings nur an, wenn die Patienten auch im Alltag ihren Lebensstil änderten.

„Naturheilverfahren sind körperorientierte Reflextherapien", erklärt Dobos. „Ein Wickel hat nicht nur eine lokale Wirkung. Über eine Stimulierung des Nervensystems reicht die tief in den Körper, sogar bis ins Gehirn."

Dort, wo in dessen evolutionär ältesten Bereichen Stressreaktionen, Instinkte, Angst und Freude hervorgerufen werden, würden Kaskaden von Botenstoffen freigesetzt, die Hormone und Nervensystem, Immunabwehr und Schmerzreaktion beeinflussten.

Moderne neurowissenschaftliche Theorien gehen davon aus, dass das Gehirn ständig die komplexen Regelkreise im Körper bewertet und dabei versucht, Entgleisungen entgegenzuarbeiten. Diese „Homöodynamik", das permanente Streben nach einem Gleichgewicht der Kräfte, sehen manche Hirnforscher als wichtiges Regulativ eines Organismus.

„Das könnte die Ursache dafür sein", sagt Dobos, „weshalb ganzheitliche Therapien so erfolgreich sind: Sie sprechen auch die emotionalen Zentren im Gehirn an, die wir nicht bewusst steuern können, die wir aber brauchen, um die Regelkreise des Organismus in Gang zu bekommen."

Entspannung durch Meditation erhöht die Ausschüttung jener Stoffe, die Schmerz dämpfen

Damit ließe sich möglicherweise auch die Wirkung der Akupunktur erklären. Forscher haben lange Zeit vergebens nach speziellen Kanälen in der Haut gesucht, welche die Nadelreize weiterleiten. Inzwischen geht man davon aus, dass in den meisten Fällen allein die leichte Stimulierung der Haut und der dadurch ausgelöste Schmerzreiz ausreichen, um – wiederum über die Rückkopplung durch das Gehirn – die Selbstheilungskräfte des Organismus anzuregen.

MANFRED SCHREIBER* hält es zu Beginn seines Aufenthaltes in der Essener Klinik für unmöglich, dass sein Gehirn seine Schmerzen beeinflussen kann. Der Galvanotechniker hat bei einem Motorradunfall das linke Bein verloren und wird seither von schweren Phantomschmerzen geplagt; verschiedene Therapien und selbst Morphinpflaster halfen ihm nicht.

Die ihm verordneten Anwendungen nach der Bewegungs- und Meditationslehre Qigong sowie andere Entspannungsübungen erduldet er zunächst nur – offenbar scheint er sich nicht viel zu erhoffen. Immer wieder verlässt er mit schmerzverzerrtem Gesicht im Rollstuhl den Raum und atmet draußen tief durch, wenn neue Blitze sein Gehirn durchfahren.

Jörg Meibert, der Ordnungstherapeut, verordnet Schreiber eine allabendliche Konzentrationsübung, den „Body Scan". Er soll sich in Gedanken auf jeden einzelnen Körperteil konzentrieren und sich hineinfühlen: erst in den linken kleinen Zeh, dann in den Zwischenraum, dann in den zweiten Zeh von links – und so weiter, bis zu den Haarspitzen. 25 Minuten lang.

„Nervtötend langweilig", sagt Schreiber. „Ich soll mir sogar Zehen vorstellen, die ich gar nicht mehr habe."

Doch am Ende des Aufenthaltes haben seine Schmerzen nachgelassen, hat Schreiber erfahren, wie grundlegend der Kopf die Körperempfindung verändern kann. „Das Verrückte war: Anfangs hatte ich abends im Bett das Gefühl, mein verlorenes Bein würde durch die Matratze hindurch auf dem Boden stehen. Und jetzt, nach zwei Wochen, *liegt* das linke Bein wenigstens neben dem anderen!"

DIE „KRAFT DER GEDANKEN" ist der zentrale Ansatzpunkt der Mind-Body-Medicine, einer US-Variante der deutschen Ordnungstherapie. Begründet wurde sie von Herbert Benson, einem Harvard-Kardiologen und Ethnobotaniker.

Benson war einer der Ersten, die östliche Meditationspraktiken im Westen populär machten. Entspannung durch Meditation, so konnte seine Arbeitsgruppe nachweisen, erhöht die Ausschüttung körpereigener Endocannabinoide – jener Stoffe, die Angst und

** Name von der Redaktion geändert*

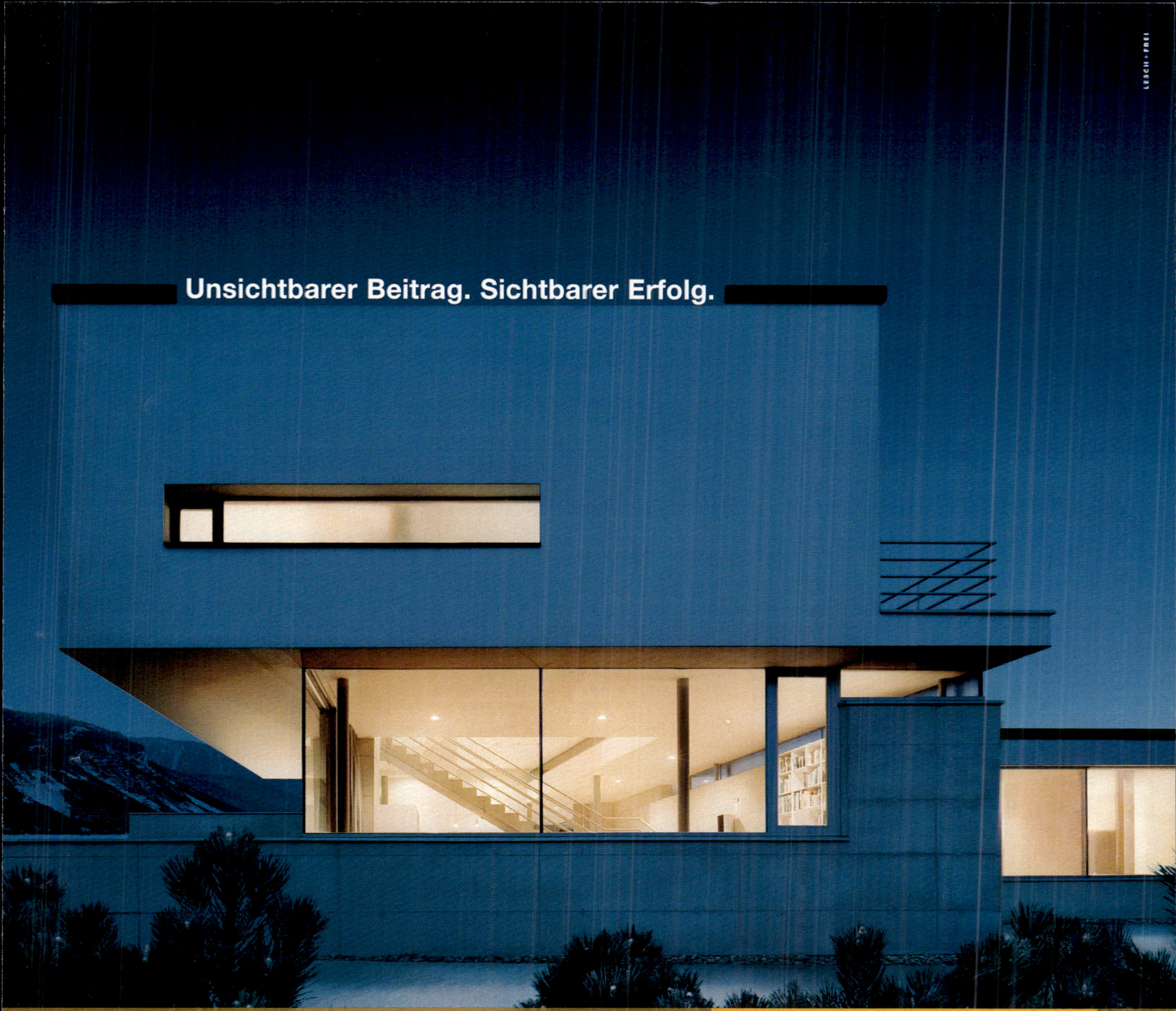
Unsichtbarer Beitrag. Sichtbarer Erfolg.

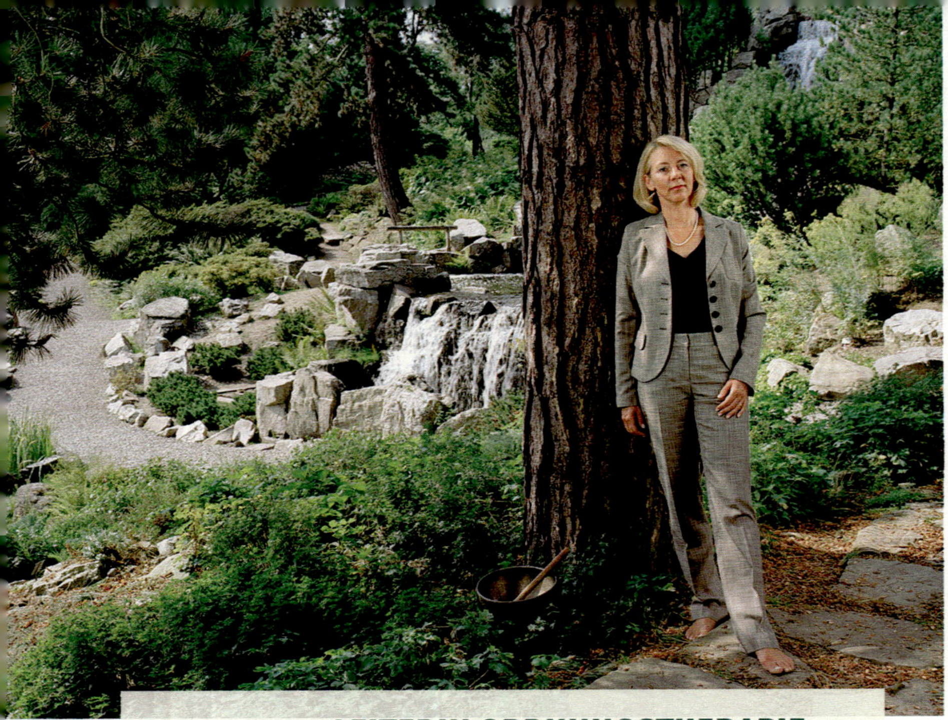

DR. ANNA PAUL LEITERIN ORDNUNGSTHERAPIE

Die 48-jährige Gesundheitspädagogin hilft Patienten, nach den Prinzipien der „Salutogenese" im Alltag so gesund zu leben, wie sie es in der Klinik gelernt haben. Und wieder ein Grundvertrauen zu sich selbst zu entwickeln: „Letztlich soll unsere Therapie vor allem eine dickere Haut machen"

dern, sie kritisch betrachten und dann versuchen, sie durch realistischere Überlegungen zu ersetzen.

Diese „kognitive Umstrukturierung" ist eine Technik aus der Verhaltenstherapie und Basis eines Programms, das der Stressforscher Jon Kabat-Zinn begründet hat. Es kann bei einiger Übung psychosomatische Reaktionsmuster verändern – und damit zum Beispiel Rückenschmerzen lindern.

Die Gespräche in den ordnungstherapeutischen Gruppen machen vielen Patienten der Essener Klinik zum ersten Mal bewusst, wie vorhersagbar ihre Reaktionen im Alltag, der daraus resultierende Stress und dessen Symptome sind. Das betrifft vor allem Schmerzpatienten, die häufig konfliktreiche Berufe haben.

Die ständige Anspannung hat ihre Muskeln oft zu einer Art Rüstung zusammengeschweißt: „Das da ist mein Panzer", sagt eine 60-Jährige und deutet auf ihre schmerzenden Schultern.

Schmerz dämpfen. Sie reduzieren zudem den Blutdruck und die Muskelspannung, das Herz schlägt langsamer, und seine Fähigkeit, sich Belastungen anzupassen, nimmt zu.

Täglich vor dem Schlafengehen treffen sich die Essener Patienten und üben Entspannung. Sie liegen auf Decken und Kissen, hören aus Lautsprechern Vogelgezwitscher oder beruhigende Texte, und einige schlafen sofort ein – was ihnen vom Ordnungstherapeuten sanften Tadel einbringt: „Bei einer bewusst wahrgenommenen Übung sind Sie entspannter als im Schlaf", sagt Jörg Meibert. „Aber um so weit zu kommen, müssen Sie regelmäßig üben. Der Erfolg stellt sich in der Regel erst nach ein paar Wochen ein."

Ein zweites wichtiges Ziel der Mind-Body-Medicine: den Kreislauf „selbstschädigender Gedanken" zu unterbrechen. „Menschen mit chronischen Krankheiten sind häufig depressiv und ängstlich und denken in vielem von vornherein negativ", erklärt Gustav Dobos. „Dabei sind diese Vorstellungen oft irrational, übertrieben und unrealistisch."

So gebe es Patienten, die sofort starken Stress empfänden, wenn sie zu ihrem Vorgesetzten gerufen würden: weil sie sich grundsätzlich nie etwas Positives erwarteten, selbst wenn sie kurz vor einer Beförderung stünden.

Ständiger Stress kann Muskeln zu einem Panzer verhärten lassen. Die Folge: dauernder Schmerz

Damit eine solche pessimistische Grundhaltung nicht in einer „selbsterfüllenden Prophezeiung" endet, üben die Patienten der Essener Klinik, verhängnisvolle Denkmuster zu erkennen und ihre eigenen Vorurteile von der objektiven Sachlage zu unterscheiden.

Um das zu erreichen, sollen sie bewusst negative Gedanken herausfor-

HANS WOLF hat den Cola- und Kaffee-Entzug bis zum Ende seines zweiwöchigen Aufenthalts durchgehalten, die ständigen Migräneattacken sind gestoppt. Die rosige Gesichtsfarbe hat sich noch verstärkt, und er sieht jünger und entspannter aus als am ersten Tag.

Nun hat er sich vorgenommen, in seiner Firma die Raucher vom Nebenzimmer auf die Dachterrasse zu verbannen – in der Hoffnung, das es ihm dann auch selbst gelingen wird, mit dem Rauchen aufzuhören.

Denn das hat er auch in Essen nicht geschafft. □

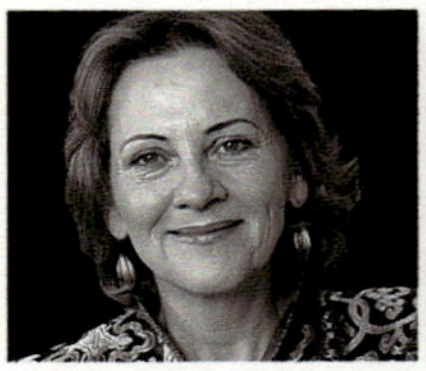

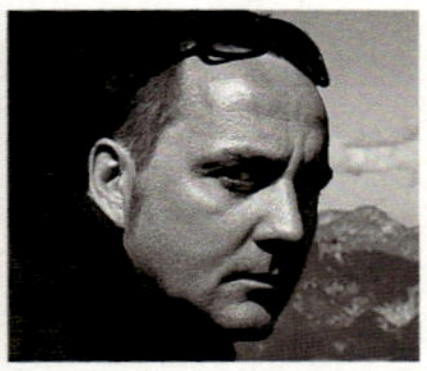

Die Münchener Autorin **Dr. Petra Thorbrietz**, 54, lernte schon in der Kindheit Wadenwickel und kandierte Zwiebelsuppe kennen – und versucht bis heute, möglichst ohne Medikamente auszukommen. Der Berliner Fotograf **Oliver Mark**, 45, will nun zumindest mit Yoga beginnen – nachdem ihm der Klinikleiter versichert hatte: „Man wird dadurch glücklich und stark."

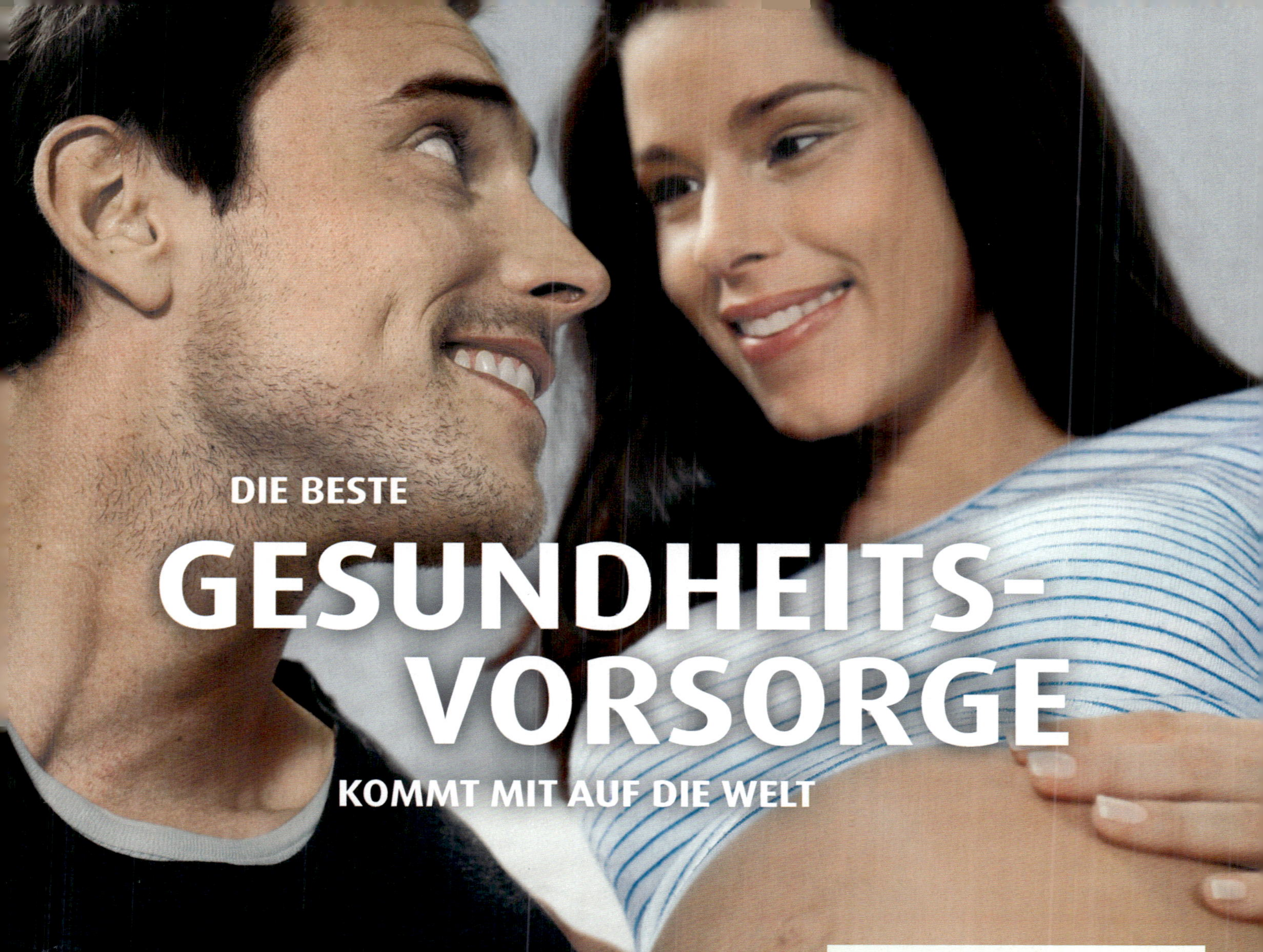
DIE BESTE
GESUNDHEITS-
VORSORGE
KOMMT MIT AUF DIE WELT

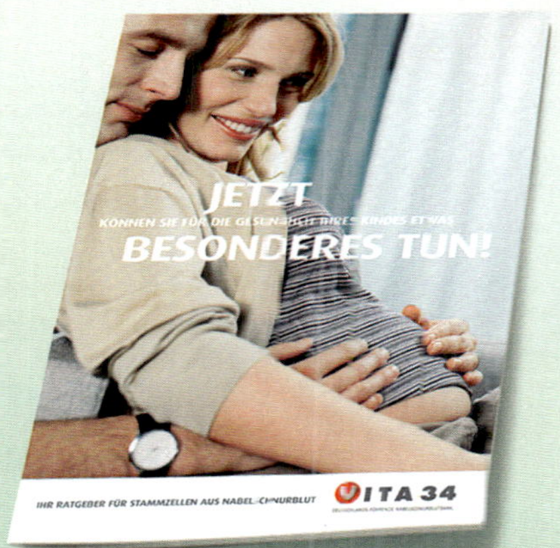
JETZT
BESONDERES TUN!
VITA 34

BIOFEEDBACK

WIE WIR UNS **SELBST STEUERN** KÖNNEN

Moderne, computergestützte Techniken helfen vielen Patienten, ihren eigenen Körper und dessen Reaktionen besser kennenzulernen, etwa den Blutdruck gezielt zu beeinflussen, die Nervenaktivität und sogar die Hirnwellen. Auf diese Weise lassen sich unter anderem Kopfschmerzen lindern und Stresssymptome abbauen – auch bei Menschen, die sich bei einer Meditation nur schlecht entspannen können

VON SUSANNE PAULSEN (TEXT) UND BRYAN CHRISTIE DESIGN (ILLUSTRATIONEN)

Wir nehmen jetzt Ihr Stressprofil auf", sagt die Psychotherapeutin Barbara Timmer. Sechs Patienten und ich sitzen im Halbkreis an Tischen.

Jeder von uns ist über dünne schwarze Kabel mit einem Computer verbunden. Die Lehrerin mit dem müden Gesicht, eine der sechs, hält sich kerzengerade. Der schwergewichtige Verwaltungsangestellte vier Plätze weiter links dagegen füllt seinen Drehstuhl aus, als sei er hineingegossen worden.

Alle sind ein wenig blass. Wer mag schon seine persönlichsten Körperreaktionen offenlegen, sie per Sensor und Software ausspionieren lassen?

Hier, an einem der weltweit größten Zentren für Biofeedback, das zur psychosomatischen Klinik Roseneck in Prien am Chiemsee gehört, ist das Alltag. Die Therapeuten nutzen modernste Technik, um ein sehr altes Heilprinzip zu vermitteln: Gesund bleibt und wird, wer sich selbst kennt und sinnvoll durch den Alltag lenkt.

Menschen, die sich beim Yoga verknoten oder meditieren, handeln nach der gleichen Maxime. Doch Biofeedback-Therapeuten nehmen für sich in Anspruch, besonders gezielt zu arbeiten. Sie legen Patienten an verschiedenen Körperstellen Sensoren an, die Pulsfrequenz, Blutdruck, Körpertemperatur, elektrische Aktivität der Muskeln und die Leitfähigkeit der Haut messen.

Computer werten die Messdaten aus und stellen sie als Bild, Grafik oder Melodie dar. Durch diese Rückmeldung („feedback") soll der Patient lernen, sich in Zukunft besser zu „steuern". In den USA ist Biofeedback seit Jahrzehnten weitverbreitet, nun wird

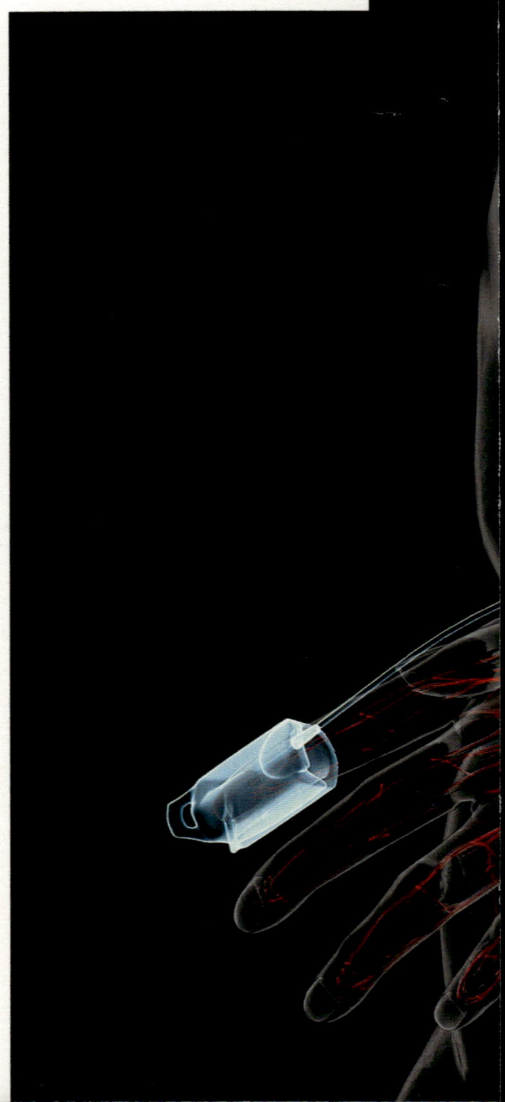

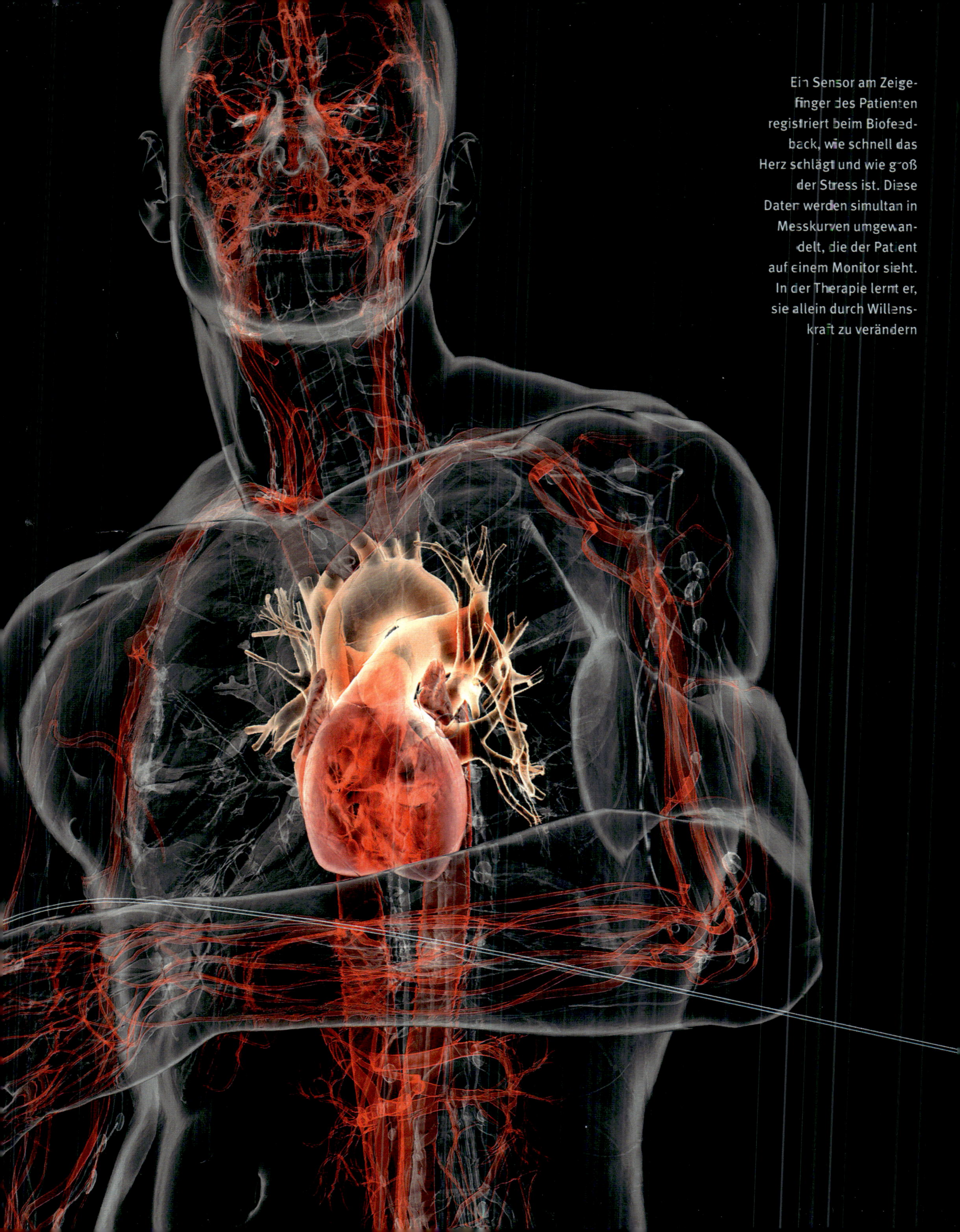

Ein Sensor am Zeigefinger des Patienten registriert beim Biofeedback, wie schnell das Herz schlägt und wie groß der Stress ist. Diese Daten werden simultan in Messkurven umgewandelt, die der Patient auf einem Monitor sieht. In der Therapie lernt er, sie allein durch Willenskraft zu verändern

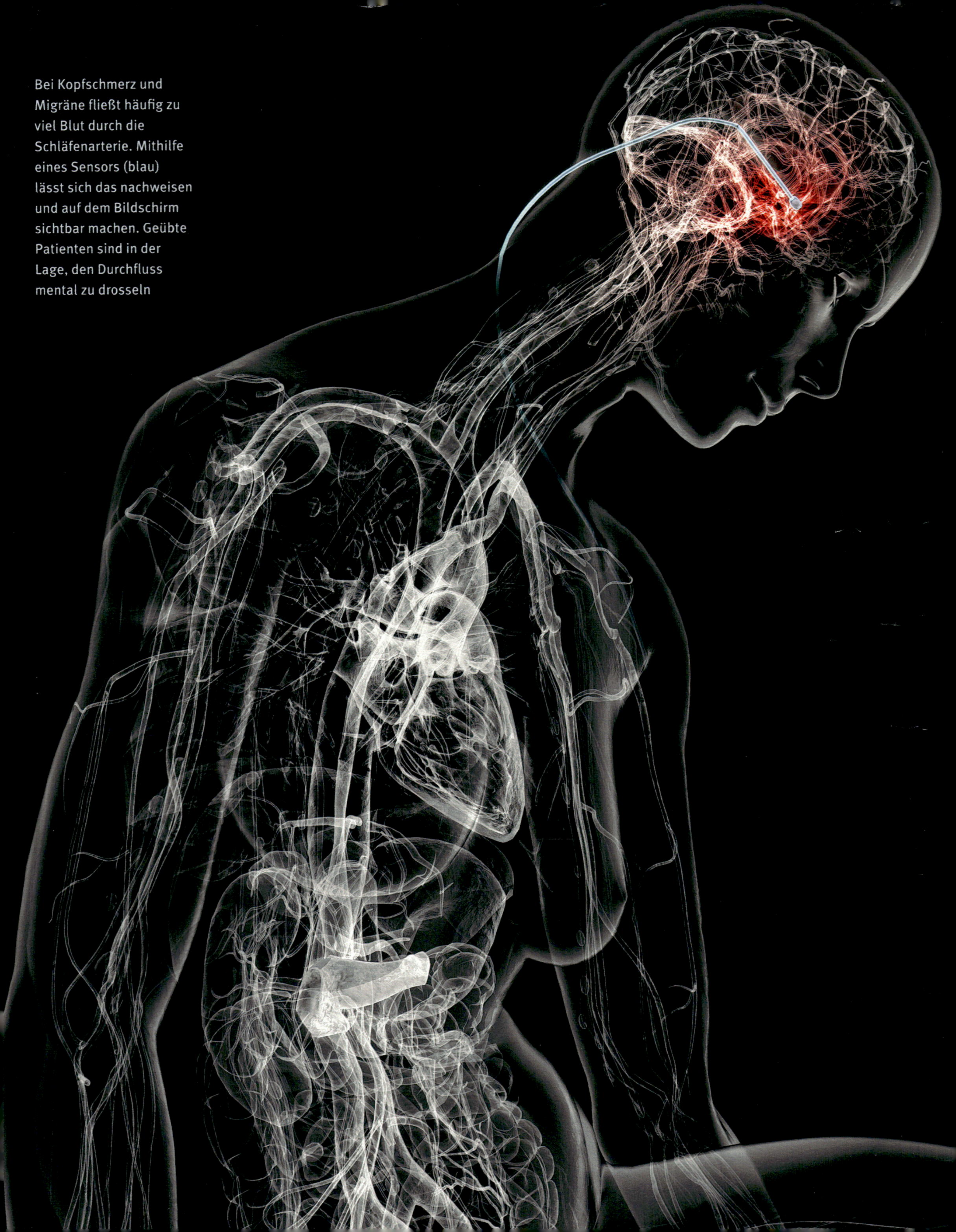

Bei Kopfschmerz und Migräne fließt häufig zu viel Blut durch die Schläfenarterie. Mithilfe eines Sensors (blau) lässt sich das nachweisen und auf dem Bildschirm sichtbar machen. Geübte Patienten sind in der Lage, den Durchfluss mental zu drosseln

das Therapieverfahren auch in Europa immer beliebter.

Ist der Einsatz von Sensoren und Computern nur etwas für Technik-Verliebte? Ist es ein bequemer Service für jene, die sich lieber verkabeln lassen, statt sich auf ein Mantra zu konzentrieren, wie etwa bei einer Meditation? Oder ist es eine wirksame und zeitgemäße Erweiterung der alternativen Heilkunde?

AUF DEM BILDSCHIRM vor mir erscheint die erste Aufgabe des Stresstests. „Wenn eine Uhr pro Stunde vier Sekunden nachgeht, wie viele Sekunden macht das am Tag?", lautet sie. Ich rechne so schnell wie möglich. Der Computer registriert, was dabei mit meinen Muskeln und meinem Nervensystem geschieht.

Zuvor hat mir Barbara Timmer kleine runde Elektroden – eine links, eine rechts – auf die großen Muskelstränge geklebt, die seitlich am Hals Schädel und Schulterblatt verbinden. Ein schwarzes Klettband um meinen rechten Ringfinger hält einen Messfühler, der die elektrische Leitfähigkeit meiner Fingeroberfläche registriert.

Bei den Rosenecker Biofeedback-Experten suchen Patienten Hilfe, die unter starker Erschöpfung leiden, unter Lärmempfindlichkeit, Rückenschmerz, Spannungskopfschmerz, Migräne oder unruhigem Schlaf. Andere quälen sich mit weitverbreiteten „somatoformen Störungen" herum, die sich organmedizinisch nicht erklären lassen – mit Übelkeit, Schwindel oder Herzrasen etwa.

Die Therapie dauert mehrere Wochen. Je nach Krankheitsbild gehören zu dem Behandlungsplan noch Ernährungsberatung, Sport, konventionelles Entspannungstraining, Krankengymnastik, Medikamente sowie Gespräche mit einem Psychotherapeuten.

Nachdem Barbara Timmer reihum das Ergebnis der ersten Aufgabe abgefragt hat, sollen wir uns zwei Minuten lang entspannen. Danach folgen weitere Aufgaben. Nach etwa 20 Minuten ist der Stresstest abgeschlossen.

Kann eine so kurze Messung etwas Aussagekräftiges erbringen? Wird das Ergebnis nicht viel zu stark beeinflusst von der Art der Aufgaben, von der Umgebung, der Tagesform?

Dass mithilfe des Kurztests tatsächlich Interessantes zu entdecken ist, liegt an der „Reaktionsstereotypie" des Körpers: Um mit den Herausforderungen des Alltags umzugehen, greift der Organismus auf Routinen zurück, die ins Gehirn und ins periphere Nervensystem eingeschliffen sind. Das heißt: Solange ein Mensch nicht umlernt, laufen bei ihm unter Stress immer die gleichen Vorgänge im Körper ab.

Wie die bei jedem ihrer sechs Patienten aussehen, projiziert Barbara Timmer an die Stirnwand des Raums. Erste Erkenntnis: Die vielzackigen Kurven auf den „Stressprofilen" fallen erstaunlich unterschiedlich aus.

Der Monitor zeigt die Aktivität der Schweißdrüsen. Bei Experten heißt die Kurve »skin-talk« – Sprache der Haut

Auf den jeweils unteren Kurven ist abzulesen, wie sich die Anspannung im Schulter-Nacken-Bereich während der Testminuten verändert hat. Darüber verläuft die Linie für die Leitfähigkeit der Haut. Sie hängt von der Aktivität der Schweißdrüsen ab, die in Sekundenschnelle schwanken kann. Spezialisten nennen solche „Schwitzkurven" mit ihren mitunter steil nach oben herausschießenden Zacken „skin-talk": die Sprache der Haut.

Was sich da bemerkbar macht, ist der Nervus sympathicus, ein Teil des

NEUROFEEDBACK: DIE MACHT DER GEDANKEN

Durch ein »Brain-Computer-Interface« lassen sich Leiden wie Hyperaktivität, Epilepsie oder Migräne beeinflussen. Ein Forschungsprojekt soll zeigen, ob auch das Suchtverlangen vermindert werden kann

Bei dieser Variante des Biofeedback lernt ein Patient, mit seinen Gedanken sein EEG (Elektroenzephalogramm) zu beeinflussen – und damit die elektrische Aktivität des Gehirns.

Ergotherapeuten, Heilpraktiker, Psychologen und Ärzte bieten Neurofeedback unter anderem zum Stressabbau, gegen Tinnitus, Migräne, Lernstörungen, Verhaltensauffälligkeiten und andere psychische Probleme an.

Das klingt zunächst vermessen. Tatsächlich aber hat jeder Mensch großen Einfluss auf die Hirnaktivität, verändert sie laufend durch Fühlen, Denken und Handeln.

TECHNISCH basiert Neurofeedback auf einem „Brain-Computer-Interface" – einer Verbindung zwischen Mensch und Computer, bei der Hirnsignale elektrisch verstärkt an den Rechner weitergeleitet und dort in Steuersignale umgerechnet werden. Auf diese Weise lernen etwa Schlaganfallpatienten, allein durch Gedankenaktivität Prothesen zu steuern.

Weshalb sollte – angesichts solcher Erfolge – das so bewundernswert flexible Gehirn nicht auch in der Lage sein, sich durch eine technikgestützte Veränderung seiner Aktivität sozusagen selbst zu heilen? Gelungen ist das im Rahmen wissenschaftlicher Studien weltweit bei etwa 200 Epileptikern, die gelernt haben, aufkommende Anfälle allein mit der Kraft ihrer Gedanken zu unterdrücken.

Allerdings ist die Kenntnis über die Hirnaktivität noch so lückenhaft, dass Neurofeedback-Therapeuten mit ihren Patienten nur sehr grobe Hirnstrom-Änderungen üben können. Diese wirken nicht zwangsläufig besser als die etablierten Verfahren der Gehirn-Selbst-Manipulation – etwa Meditation oder Psychotherapie. Zudem können bestimmte Neurofeedback-Varianten Nebenwirkungen haben, sogar epileptische Anfälle auslösen. Deshalb sollten Patienten ein Training nur unter fachlicher Aufsicht absolvieren.

„Neurofeedback ist technisch sehr komplex", erklärt Ute Strehl vom Institut für Medizinische Psychologie und Verhaltensneurobiologie der Universität Tübingen. Die Psychologin hat anfangs ausschließlich mit Epileptikern gearbeitet. Seit einigen Jahren behandelt sie auch Kinder, die am Aufmerksamkeitsdefizit-Syndrom ADHS leiden. Wie den elfjährigen David Alkan*.

„Achtung, wir kalibrieren jetzt, David", sagt Strehls Kollegin Svenja Tjhen. Der Junge sitzt still im Sessel. An seinen Schläfen, den Wangen, der Stirn, hinter den Ohren und oben auf seinem Kopf kleben kleine Elektroden.

Der dunkelhaarige David probiert die ADHS-Neurofeedback-Therapie an der Tübinger Universität aus, weil er die Medikamente gegen ADHS nicht verträgt. Svenja Tjhen, die David verhaltenstherapeutisch betreut, trainiert mit ihm zweimal in der Woche,

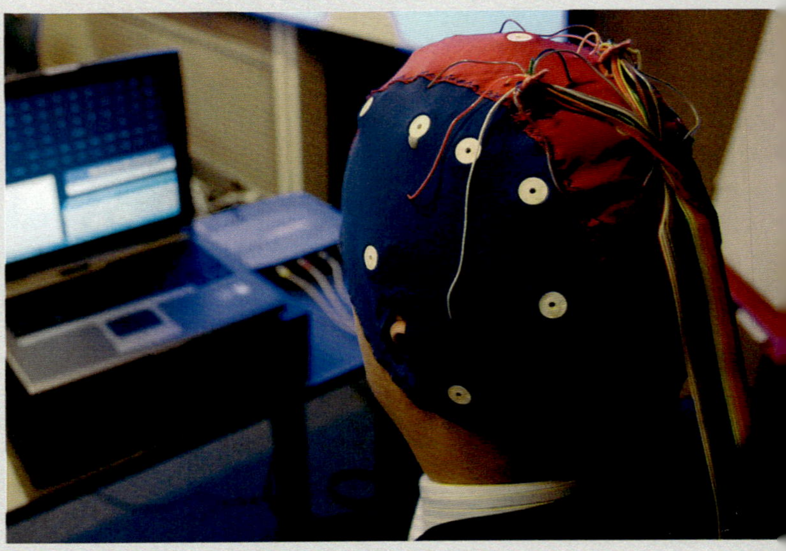

Die Elektroden am Kopf verstärken die Hirnsignale, der Rechner wandelt sie dann in Steuersignale um – so kann dieser Gelähmte einen Cursor bewegen

seine „Langsamen Potenziale" (LP) zu aktivieren und wieder zu deaktivieren.

„Diese Hirnstromkurven sind wichtig für die Bereitstellung geistiger Ressourcen", erklärt Strehl. „Wir messen sie immer dann, wenn sich das Hirn wachmacht."

Bei vielen ADHS-Kindern treten die LPs etwas verzögert auf und sind eher schwach ausgeprägt – Gründe für das „verträumte" Verhalten.

AUF DEM Bildschirm vor David fliegt jetzt ein kleines Flugzeug. Seine Bewegung ist an Davids LPs gekoppelt: Steigt deren Amplitude, dann hebt sich auch der Jet. Ein Pfeil gibt an, wohin der Junge das Flugzeug mit seinen Gedanken steuern soll. Ist ihm das gelungen, erscheint eine Sonne.

Nach 30 Wiederholungen folgt ein zweiter Durchgang ohne sofortige Rückmeldung – schließlich soll David die Aktivierung später im Alltag einsetzen, etwa vor Klassenarbeiten. „Du lernst hier etwas, was kaum einer in der Welt kann", hat Tjhen ihm gesagt.

In seinem Fußballclub spielt David in der Abwehr. Doch wenn er das Flugzeug nach oben lenken soll, stellt er sich vor, er bekäme eine Supervorlage und schösse den Ball direkt ins Tor. Solche Gehirn-Steuerungs-Bilder muss sich jeder Patient individuell erarbeiten; und das immer wieder neu. Denn die Bilder haben die merkwürdige Eigenschaft, mit der Zeit unwirksam zu werden, quasi zu verblassen.

Die Tübinger Wissenschaftlerinnen haben bereits etwa 70 ADHS-Kinder mit gutem, penibel dokumentiertem Erfolg behandelt. Ein wissenschaftlicher Wirkungsnachweis, der

** Name von der Redaktion geändert*

auch strengen Kriterien genügt, ist jedoch auch das noch nicht.

Den kann vielleicht eine demnächst beginnende Studie erbringen: Finanziert von der Deutschen Forschungsgemeinschaft, wird an mehreren deutschen Universitäten erstmals eine ADHS-Neurofeedback-Therapie mit anderen ADHS-Behandlungen verglichen. Nur so lässt sich klären, ob es wirklich die neu erlernte Gehirn-Beherrschung ist, die ADHS-Symptome mildert – und nicht zum Beispiel die Tatsache, dass die Kinder während der Therapie so intensive Zuwendung erfahren.

AUCH ANDERE Ansätze zur Krankheitsbehandlung werden erforscht. Das US-amerikanische „National Institute on Drug Abuse" plant ein mehrere Millionen Dollar teures Projekt, in dem per Neurofeedback das starke Verlangen nach Suchtstoffen vermindert werden soll.

Zudem setzen Mediziner und Psychologen Neurofeedback versuchsweise gegen Depressionen oder zur Bewältigung einer posttraumatischen Belastungsstörung ein. Darüber hinaus arbeiten etliche Forscher an Pilotstudien, um ganz neue Anwendungsbereiche zu finden: etwa zur Linderung von Schizophrenie-Symptomen. Und sogar zur Behandlung von Soziopathen – damit diese womöglich Emotionen besser wahrnehmen können.

autonomen Nervensystems. Er arbeitet in der Regel weitgehend unabhängig von bewusster Steuerung und hat die Aufgabe, den Menschen zu aktivieren. Sobald ihm das Gehirn eine herausfordernde Situation meldet, verstärkt er seine Impulse.

Dadurch wird der Zustand des gesamten Körpers verändert. So nimmt zum Beispiel die Herzfrequenz zu, die Leber setzt einen Teil ihrer Zuckervorräte ins Blut frei, und die Haut beginnt unmerklich Schweiß abzusondern.

BEI ZWEI PATIENTEN von Barbara Timmer hat sich die Sympathikus-Aktivität während des Tests kaum verändert. Diese Reaktion ist ein deutlicher Hinweis auf eine Depression. „Entspannung allein hilft hier nicht weiter", sagt Timmer. „Dem Körper nützt dann eher etwas Aktivierendes, zum Beispiel Sport."

Die anderen Teilnehmer haben ruhig bis phlegmatisch auf die Aufgaben reagiert, mit einer langsamen Steigerung der Sympathikus-Aktivität. Bei den meisten jedoch ist die Kurve der inneren Anspannung fast senkrecht in die Höhe geschossen.

Ein gesunder Körper hätte nun in den Pausen zwischen den Fragen die Aktivierung jedes Mal wieder eingedämmt. Doch bei manchen Patienten ist das nicht gelungen: Ihre Stresskurve steigt Frage für Frage wie eine steile Treppe nach oben.

„So verhält sich Ihr Nerven- und Muskelsystem dann auch im Alltag", erklärt Barbara Timmer. „Selbst wenn jemand nur kleinen Stressfaktoren ausgesetzt ist, kann dieser Treppen-Mechanismus im Laufe des Tages unbemerkt in einen Erschöpfungs- oder Schmerzzustand führen."

Eine der Angesprochenen senkt den Kopf, als sei es ihr ein wenig peinlich, dass ein Computer durchschaut hat, was ihr selbst gar nicht so recht bewusst war. Doch nach kurzer Zeit richtet sie sich wie erleichtert auf und schaut die Therapeutin neugierig an.

DIE OFFENHEIT, mit der viele Patienten dem Biofeedback begegnen, ist zeittypisch: Infografiken am Bildschirm sind den Menschen des 21. Jahrhunderts ein vertrauter Anblick – wie sie auch bereit sind, alles für wichtig zu halten, was gemessen und dann bildlich dargestellt werden kann.

Die Psychotherapeuten der Klinik Roseneck haben beobachtet, dass sie mithilfe ihrer technischen Geräte sehr schnell Zugang zu den Patienten finden. Sie gehen davon aus, dass die Verfahren auch jenen Menschen nützen, die sonst nur schwer zur sorgfältigen Selbstbeobachtung und zur Arbeit an der Atmung oder den Muskeln motiviert werden können: Weil sie Körper-Selbsterfahrung möglicherweise für esoterischen Humbug halten. Oder ihr Körpergefühl so schlecht ausgeprägt ist, dass sie Aufforderungen, sich zu entspannen, gar nicht nachkommen können. Oder weil sie Schmerzen und andere Symptome erleben, als würden diese ausschließlich von außen über sie hereinbrechen.

Biofeedback kann auch jenen Menschen helfen, die Körper-Selbsterfahrung für esoterischen Humbug halten

Viele Untersuchungen zeigen, dass gerade „körperferne Patienten" dazu neigen, durch unbewusste Fehlsteuerung ihre Gesundheit zu ruinieren.

So untersuchte die Mannheimer Schmerzforscherin Herta Flor schon Anfang der 1990er Jahre, welche Ursachen bei der Entstehung von Kopfschmerzen eine Rolle spielen. Ein zentraler Risikofaktor, fand sie heraus,

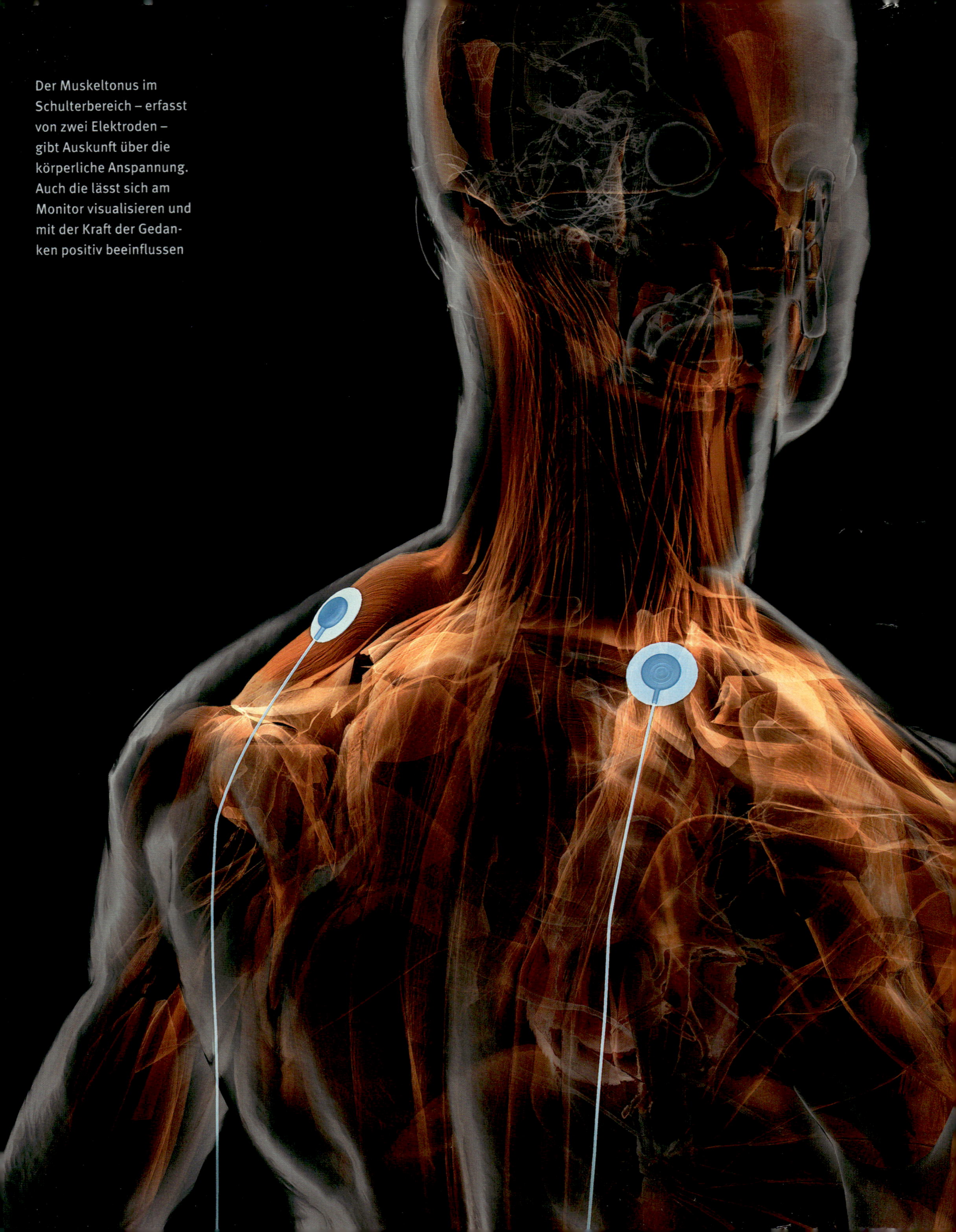

Der Muskeltonus im Schulterbereich – erfasst von zwei Elektroden – gibt Auskunft über die körperliche Anspannung. Auch die lässt sich am Monitor visualisieren und mit der Kraft der Gedanken positiv beeinflussen

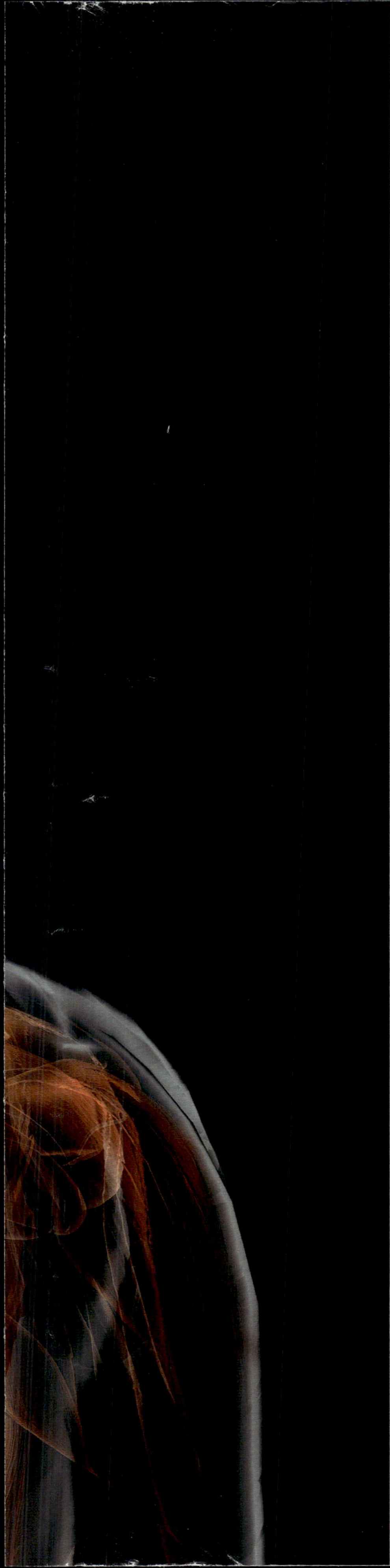

ist höchstwahrscheinlich die Unfähigkeit wahrzunehmen, ob sich die eigene Muskelanspannung verändert.

Dieser Mangel an Gespür führt anscheinend zu jenen Verhaltensweisen, die bei Kopf- und Rückenschmerzpatienten häufig sind: Statt dass der Muskeltonus ständig variiert, steigt er bei ihnen treppenartig an und geht nach einer Anstrengung nur wie in Zeitlupe wieder auf den Ruhewert zurück. Viele Menschen stellen auch einige ihrer Muskeln gleich morgens bei Arbeitsbeginn auf Hochspannung und halten sie bis zum Abend in diesem Zustand.

IN ZIMMER U39 der Rosenecker Biofeedback-Abteilung sitzt die 65-jährige Lena Adomeit*. Seit ihrer Jugend leidet sie an chronischen Kopfschmerzen, später kamen noch ein Reizdarmsyndrom und Schlafstörungen hinzu.

An den Fingern der Frau sind ein Leitfähigkeits- und ein Temperatursensor befestigt. Seitlich unten am Kopf, an ihrem rechten und linken Kiefermuskel, haften Elektroden.

„In der letzten Stunde haben wir messen können, dass neben Ihrem Schultergürtel auch Ihre Kiefermuskeln stark auf Belastung reagieren", sagt die Therapeutin Bettina Hoßner.

„Besonders wenn ich spreche", ergänzt Lena Adomeit. „Ich bin nicht so redegewandt." Für Außenstehende ist Höhe; sie visualisieren die Anspannung des linken und des rechten Kiefermuskels.

„Versuchen Sie jetzt, ganz loszulassen", weist die Therapeutin ihre Patientin an, und die lockert ihre Zunge. Die grüne Linie kehrt zum Ausgangswert zurück, die rote bleibt darüber. „Es scheint, dass die Muskulatur nicht ganz ausbalanciert ist", sagt Bettina Hoßner und führt vor, wie sie mit sanfter Massage und Bewegung die Kiefermuskulatur lockern kann.

Lena Adomeit macht die Übung nach – und tatsächlich sinkt nun die rote Linie, der Indikator für die Anspannung ihres rechten Kiefermuskels, auf das Niveau der grünen.

„Das machen Sie gut", lobt die Therapeutin. „Haben Sie auch selbst das Gefühl, dass Sie muskulär entspannter sind?"

„Ich kann es nicht spüren", sagt Lena Adomeit leise.

„Es sind ja auch nur minimale Unterschiede", tröstet Hoßner. „Wir werden das jetzt üben. Sie machen die Augen zu; solange Ihre Kiefermuskulatur locker ist, hören Sie eine Melodie."

Lena Adomeit schließt die Augen.

BIOFEEDBACK-GERÄTE sind Diagnose- und Trainingshilfen, keine Wundermittel. Da Sensoren und Software auch kleinste, manchmal weit unter

Die Sensoren zeigen auch Vorgänge an, die weit unter der menschlichen Wahrnehmungsschwelle liegen

diese Einschätzung nur schwer nachzuvollziehen: Lena Adomeit spricht überlegt und flüssig. Dabei gestikuliert sie ausdrucksvoll mit den Händen.

Bettina Hoßner weist sie nun an, die Zunge gegen den Gaumen zu drücken. Auf dem Bildschirm des Biofeedback-Computers, an den die Patientin angeschlossen ist, steigen eine grüne und eine rote Linie steil in die

der menschlichen Wahrnehmungsschwelle liegende Schritte in die gewünschte Richtung anzeigen, können die Geräte das Lernen jedoch beschleunigen – und sicherstellen, dass der Patient gezielt trainiert.

Um positive Effekte zu erzielen, muss ein Therapeut allerdings sehr umsichtig vorgehen. Sonst könnte er, im schlimmsten Fall, einem Patienten

** Name von der Redaktion geändert*

sogar ein Muskelzusammenspiel antrainieren, das Schmerzen verursacht.

Deshalb ist eine wichtige Frage bei der Suche nach einem Therapeuten: Hat er nur einen Schnellkurs durchlaufen – oder hat er die anspruchsvollere Ausbildung der Deutschen Gesellschaft für Biofeedback absolviert?

ZUSAMMENHÄNGE zwischen Gedanken, Gefühlen und Körperreaktionen zu demonstrieren, wie beim Stressprofil, oder verspannte Muskeln zu lockern, wie bei Lena Adomeit, sind die verbreitetsten Anwendungen des Biofeedback. Doch die Geräte unterstützen Patienten und Therapeuten auch auf andere Weise:

- Bei der Wahl einer geeigneten Entspannungstechnik. Indem man herausfindet, welches innere Bild, welche Atemtechnik die Sympathikus-Aktivität am deutlichsten absinken lässt.
- Als Hilfe beim Muskelaufbau, etwa bei Inkontinenz-Beschwerden. Per Biofeedback lässt sich feststellen, ob eine Patientin die Beckenbodenmuskulatur ausreichend koordinieren kann und ausdauernd genug ist.
- Beim „Wiedereinstellen“ eines aus dem Gleichgewicht geratenen autonomen Nervensystems; im „Herzratenvariabilitäts-Feedback“ erlernt der Patient allmählich einen Atemrhythmus, bei dem die Kurven für Herzfrequenz und Atmung zusammenschwingen. Regelmäßig angewandt, kann die „Herzatmung“ Stress abbauen und mitunter sogar einen erhöhten Blutdruck senken.
- Biofeedback-Patienten mit Migräne erwerben im „Vasokonstriktions-Training“ die Fähigkeit, Einfluss auf die Weite ihrer Blutgefäße zu nehmen.

„Fokussieren Sie jetzt alle Aufmerksamkeit auf das Gefühl von Kälte und Enge“, sagt Barbara Timmer. Annette Blumberg* beginnt tief zu atmen. Wie ein weißes Stirnband sieht die Manschette aus, die den „Photoplethysmographen“ hält: einen Sensor, der mithilfe von Infrarotlicht die Blutmenge misst, die durch die linke Schläfenarterie der Patientin fließt.

Auf dem Computerbildschirm vor der Migräne-Patientin sind zwei Strichmännchen rechts und links neben einer Ader zu sehen. Zunächst sind sie regungslos, ihre Arme hängen schlaff nach unten. Doch plötzlich – ohne dass Annette Blumberg irgendetwas anzumerken wäre – heben sie die Arme und drücken die Ader zusammen.

„Perfekt, Frau Blumberg“, sagt Barbara Timmer, „von 100 auf 50!“ Die Zahlen sind relative Werte, sie sollen lediglich eine Veränderung veranschaulichen. Die Patientin hat es geschafft, ihre Schläfenarterie durch das „Vasokonstriktions-Training“ zu verengen.

Manche Menschen können so etwas spontan – Annette Blumberg dagegen erschien es lange Zeit fast unmöglich, ihre Adern durch innere Bilder zu beeinflussen. Spürt sie eine gelungene Verengung auch?

„Schwer zu sagen, aber es fühlt sich hier vorn irgendwie anders an“, meint sie und streicht sich mit der Hand von der Schläfe bis zur Nase. Kurz danach verändere sich der Migräneschmerz, er würde eng statt weit. Es sei so ähnlich, als ob ein Anfall abklänge.

Ein unbestrittener Effekt des Biofeedback: Es befähigt die Patienten, eigenständig etwas gegen ihr Leiden zu tun

MEHR ZUM THEMA:

Eva Weissacher/Jörg Heuser: **Biofeedback. Die alternative Methode zur Behandlung von Schmerzen und psychosomatischen Beschwerden.** Hugendubel 2008, 192 Seiten

Winfried Rief/Niels Birbaumer (Hrsg.): **Biofeedback. Grundlagen, Indikationen, Kommunikation, praktisches Vorgehen in der Therapie.** Schattauer 2006, 352 Seiten

www.dgbfb.de
Website der Deutschen Gesellschaft für Biofeedback

Vor kurzem hat Annette Blumberg es geschafft, eine Migräneattacke zu „kupieren“. Statt wie gewöhnlich 72 Stunden Schmerz musste sie nur sechs durchstehen. Sie hatte sich bei den ersten Anzeichen des Anfalls zurückgezogen und dann entspannt auf „eng“, „kühl“ und „blau“ konzentriert.

Diese Technik gehört zu den wenigen Biofeedback-Verfahren, die wissenschaftlich gut belegt sind, wie eine Überblicksanalyse in der angesehenen Fachzeitschrift „Pain“ zeigt.

Künftig muss vor allem aufgeklärt werden, auf welche Weise Biofeedback überhaupt wirkt. „Die Zusammenhänge zwischen Wirkung und dem dahinter stehenden Mechanismus sind häufig viel komplexer, als Laien glauben“, erklärt Barbara Timmer. Beispiel Migräne: Dass sich bei einem Anfall die Arterien am Kopf erweitern, ist nach neueren Theorien gar nicht so bedeutsam für die Schmerzentstehung.

Doch wie erklärt sich dann die Tatsache, dass Vasokonstriktions-Training den Migräneschmerz dämpft? Beeinflussen die Übungen tatsächlich die Durchblutung? Und wenn ja: Welcher Anteil des Effekts ist auf diese direkte Wirkung zurückzuführen?

EINEN WICHTIGEN Wirkungsweg des Biofeedback kennt man jedoch heute schon: Durch das Training fühlt sich der Patient nicht mehr hilflos. Er beginnt deshalb zum Beispiel, seinem Schmerz, seiner Erschöpfung oder anderen Symptomen durch Entspannung gegenzusteuern. Und er spürt nun auch im Alltag, dass er ohne technische Unterstützung gezielt Einfluss auf seinen Körper nehmen kann – und damit auch auf seine Erkrankung. □

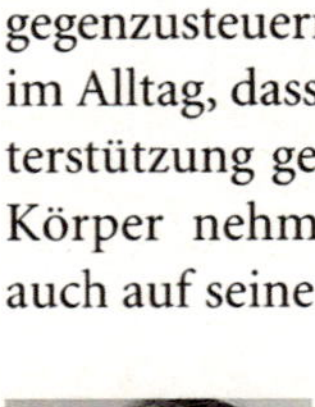

Das Stressprofil der Autorin **Susanne Paulsen**, 46, war von vielen kleinen Zacken gekennzeichnet, selbst in den Entspannungsphasen. Die Ausschläge deckten auf, dass sie sich nicht in die Patientenrolle versetzt hatte, sondern während des Experiments Journalistin geblieben war – und ständig nachgedacht hatte.

* Name von der Redaktion geändert

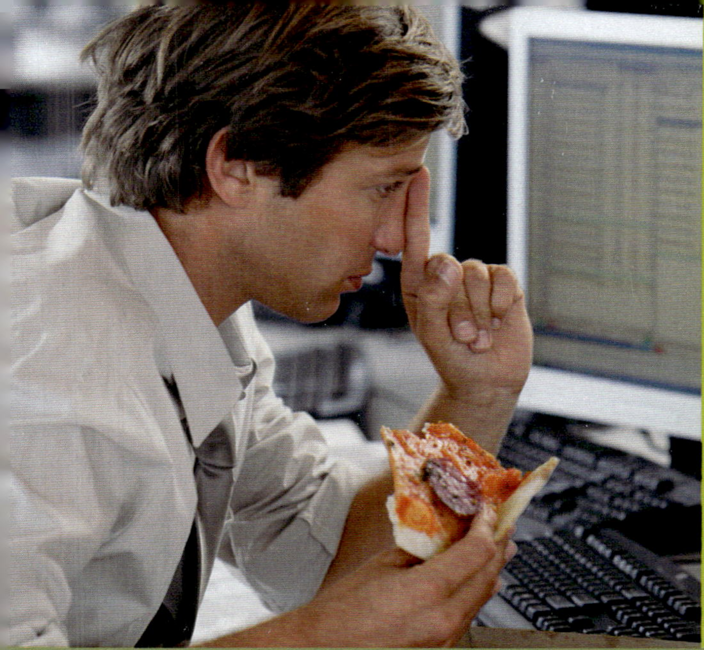

Der Fokus in der medizinischen Forschung richtet sich aktuell vermehrt auf pflanzliche Arzneimittel, denn sie verfügen über ein immenses Wirkpotenzial. Mit regelrechten Hightech-Methoden werden immer mehr pflanzliche Wirkstoffe bezüglich Qualität und Wirksamkeit analysiert. Das beste Beispiel für eines dieser hocheffektiven Medikamente ist Iberogast®, das bei Magenschmerzen, Sodbrennen und Völlegefühl eingesetzt wird.

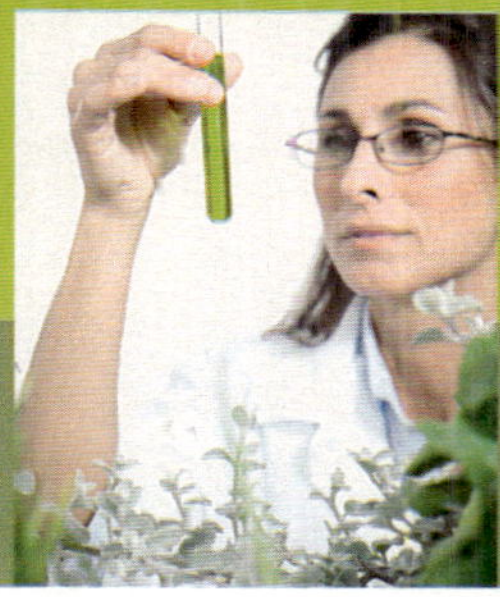

Stress, viel Arbeit, ungesundes Essen ...

Warum die Wissenschaft bei Magenbeschwerden immer mehr auf pflanzliche Medikamente setzt

Immer mehr Menschen leiden durch ungesunde Ernährungs- und Lebensgewohnheiten unter Magenproblemen, die sie oftmals nur sehr schwer wieder loswerden und die auch die Lebensqualität erheblich beeinträchtigen können. In vielen Fällen sind die Ursachen nicht organisch, sondern beruhen vielmehr auf funktionellen Störungen des Magens. Die natürlichen Bewegungsabläufe in Magen und Darm sind gehemmt und es kann deshalb zu einer Reihe von verschiedenen Symptomen wie Magendruck und Magenschmerz, Völlegefühl, Sodbrennen und Übelkeit kommen.

Deshalb benötigt man hier ein besonders leistungsfähiges Medikament, das gezielt und umfassend auf alle diese Symptome wirken kann: Iberogast®. Hauptbestandteil und Namensgeberin ist Iberis amara, die Bittere Schleifenblume, die zusammen mit den weiter enthaltenen Heilpflanzen Angelika, Kamille, Pfefferminz, Mariendistel, Kümmel, Süßholz, Melisse und Schöllkraut eine hochwirksame Kombination ergibt. Diese einzigartige Multi-Target-Wirkung von Iberogast® setzt den Hebel direkt an den entscheidenden Stellen gleichzeitig an.

Die Multi-Target-Therapie

Für Magenbeschwerden gibt es oft mehr als eine Ursache; daher ist es wichtig, an mehreren Stellen gleichzeitig anzusetzen.

Iberogast® erfüllt mittels der Multi-Target-Therapie diese Anforderungen: Die schmerzende und verkrampfte Magenmuskulatur wird entspannt. Durch die Entspannung kann sich der Magenspeicher ausdehnen, gleichzeitig wird die natürliche Magenbewegung angeregt, so dass der Weitertransport des Nahrungsbreis in den Darm erfolgen kann. Der Rückstau von Nahrung und Säure kann so vermieden werden. Darüber hinaus wird die Säure auf ein normales Maß reduziert, die Magenschleimhaut geschützt und die überempfindlichen Magennerven beruhigt.

Iberogast® verbindet die Erkenntnisse modernster Medizinforschung mit fundierten Erfahrungswerten und gehört in jede Hausapotheke. Iberogast® ist rezeptfrei in jeder Apotheke erhältlich.

Weitere Pluspunkte der Therapie mit Iberogast®:

- **keine Wechselwirkungen**
- **für Diabetiker geeignet**
- **auch für Kleinkinder geeignet**

Mehr Informationen erhalten Sie unter www.iberogast.info

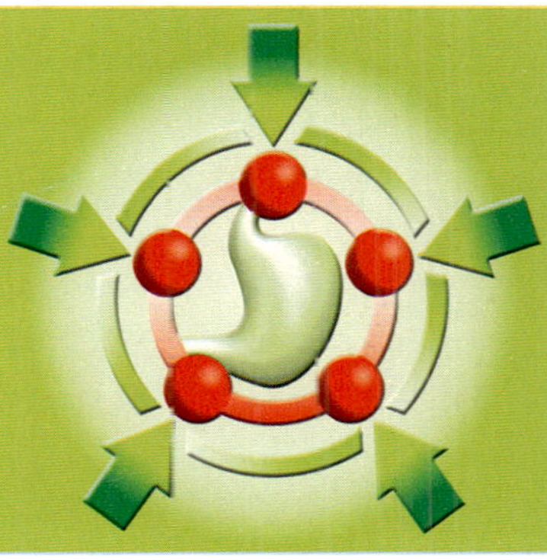

So hilft Iberogast®

- **Reduziert** den Magenstau
- **Mindert** den Druck
- **Entkrampft** den Magen
- **Reduziert** die Säure
- **Regt** die Magenschleimproduktion an
- **Wirkt** bei Sodbrennen, Magenschmerzen, Völlegefühl

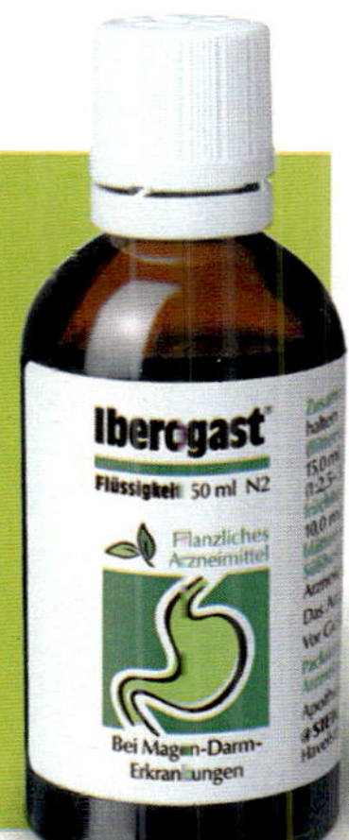

Zu Risiken und Nebenwirkungen lesen Sie die Packungsbeilage und fragen Sie Ihren Arzt oder Apotheker. Iberogast® bei Magen-Darm-Erkrankungen. Enthält 31,0 Vol.-% Alkohol. Steigerwald Arzneimittelwerk GmbH, 64295 Darmstadt. Stand: 09/08.
Weitere Informationen erhalten Sie unter **www.iberogast.info**

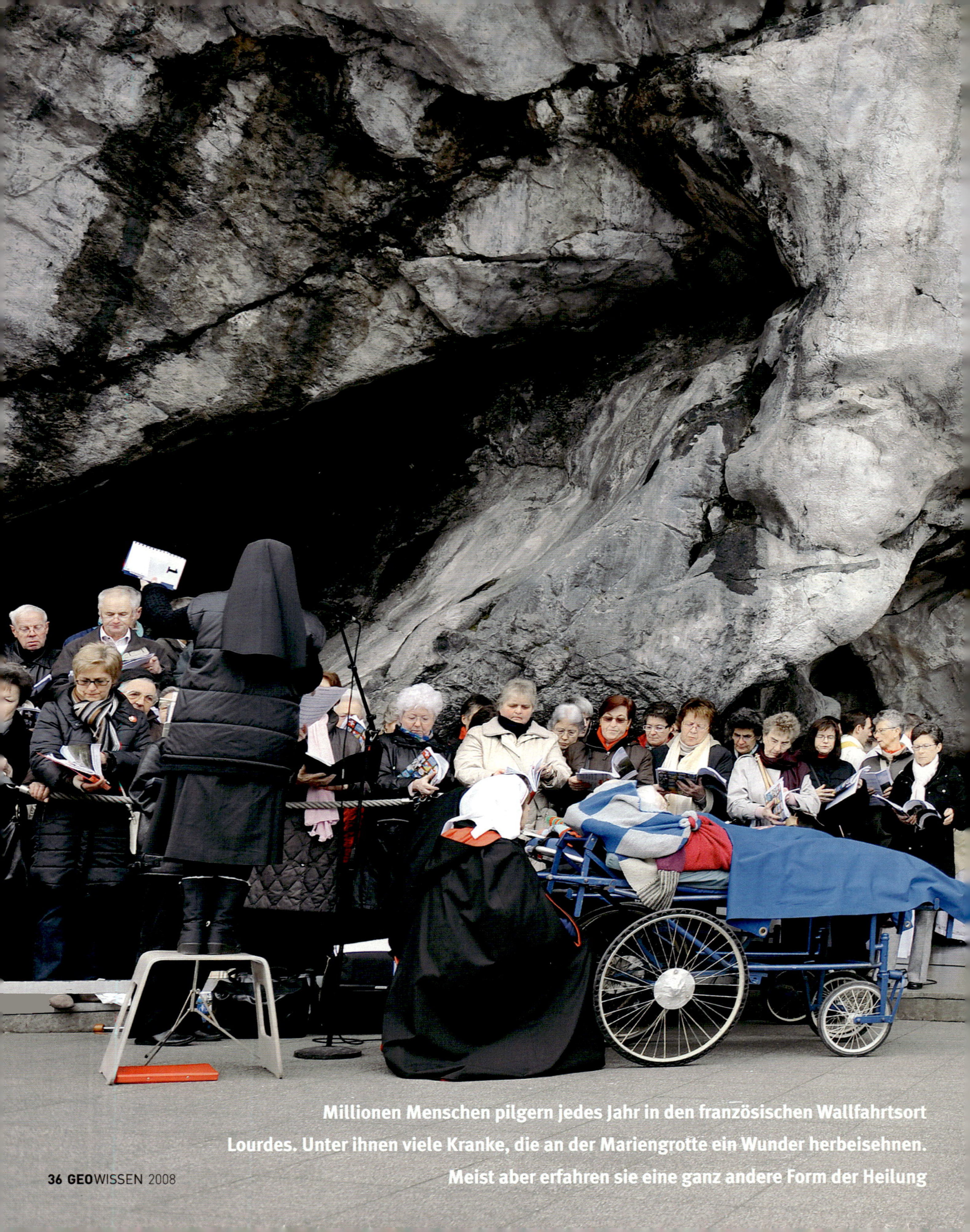

Millionen Menschen pilgern jedes Jahr in den französischen Wallfahrtsort Lourdes. Unter ihnen viele Kranke, die an der Mariengrotte ein Wunder herbeisehnen. Meist aber erfahren sie eine ganz andere Form der Heilung

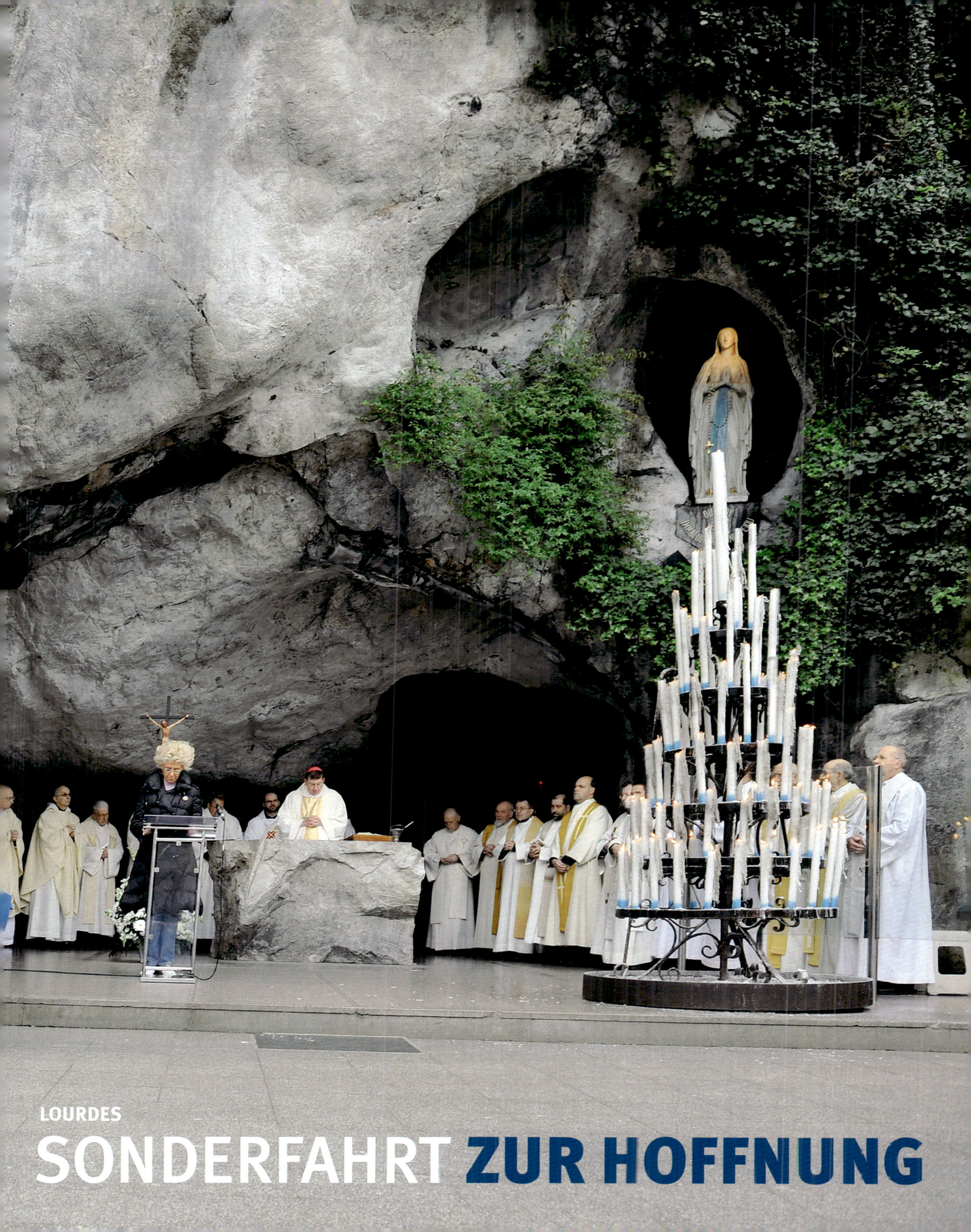

LOURDES

SONDERFAHRT ZUR HOFFNUNG

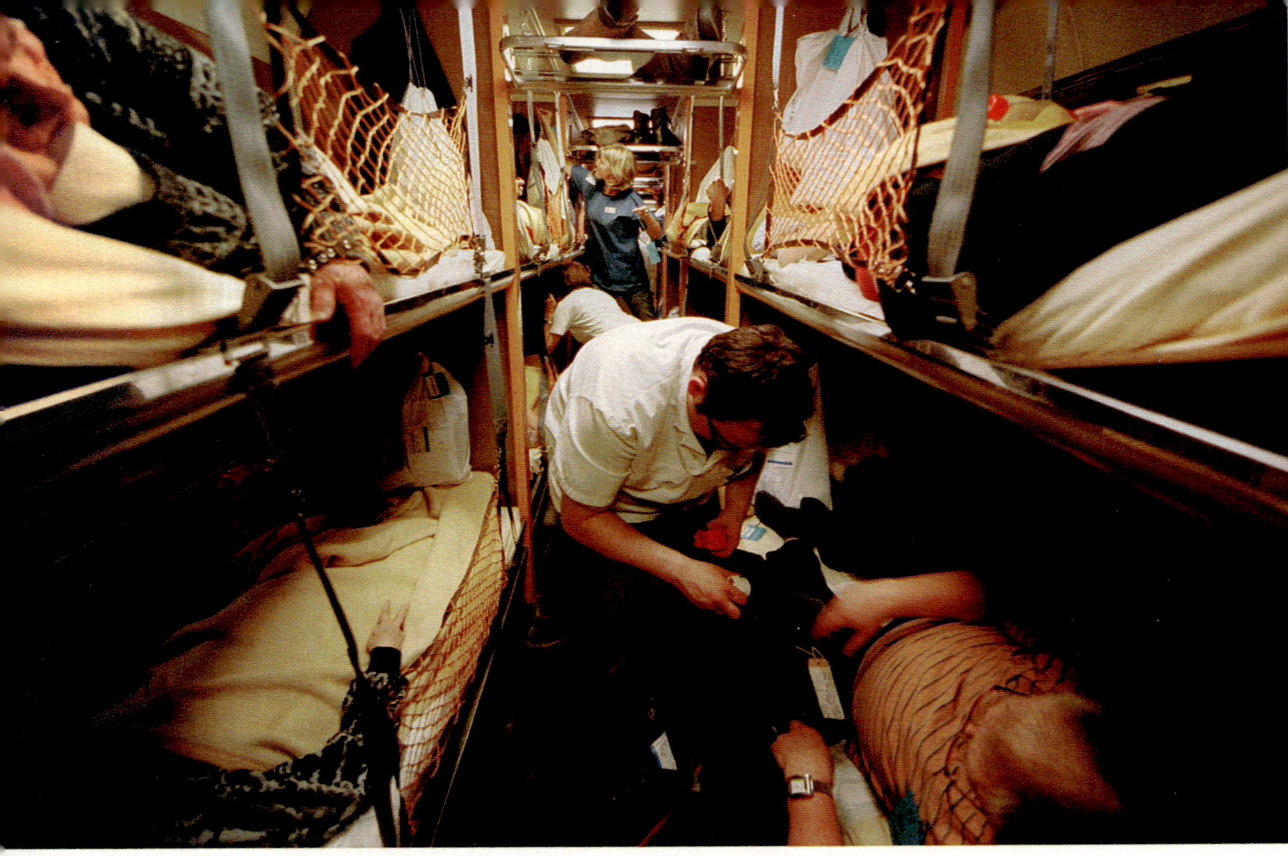

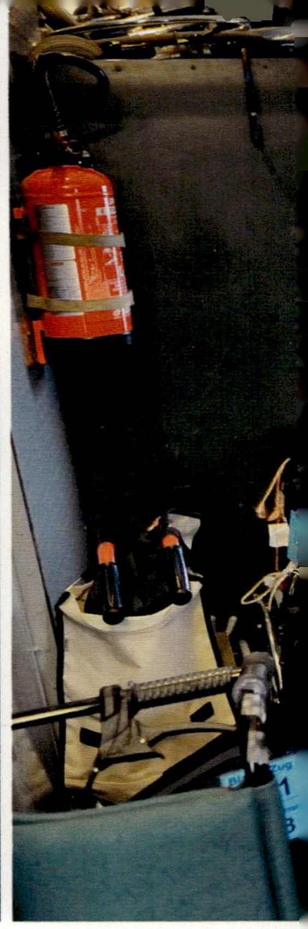

VON JOHANNES SCHWEIKLE (TEXT) UND ANDRI POL (FOTOS)

Vor 150 Jahren soll hier einem Mädchen die Jungfrau Maria in einer Grotte erschienen sein

Helene Henseler liegt auf dem Rücken. Ihre Augen schauen blicklos nach oben. Der Zug schaukelt, die Frau im Bett über ihr hat sich gerade erbrochen. Links von Helene Henseler muss ein Mann gewickelt werden. Eine Helferin balanciert vorsichtig eine volle Bettpfanne durch den schmalen Gang. Das Fenster ist einen Spalt geöffnet, aber der kalte Luftzug richtet nichts aus gegen das Gemisch an Gerüchen, das menschliche Körper ausdünsten.

Ein Jugendlicher mit Ohrring weicht der Bettpfanne aus. Im nächsten Abteil geht er neben einem Einbeinigen in die Knie und versucht, ihn umzudrehen, damit der Mann sich nicht wund liegt. „Wir singen aus dem Pilgerbüchlein", sagt über den Lautsprecher ein Priester mit weicher Stimme, dann stimmt er ein Lied an. Einen Wagen weiter erzählt kurz darauf ein immerwährend lächelnder Helfer in grauem Kittel, dass in der Grotte Schwingungen zu spüren seien. Und das Wasser aus der heiligen Quelle, das halte sich: „Wenn du das in eine Flasche füllst, setzt es auch nach zwei Jahren keine Algen an."

Am Samstagnachmittag ist der Sonderzug in Flüelen im Kanton Uri gestartet. Er gehört zur alljährlichen Schweizer Wallfahrt. 2500 Pilger in vier Zügen, unter ihnen 110 Kranke, die liegend transportiert werden müssen, elf Ärzte und 499 Helfer. Am Sonntagmorgen um halb acht sollen sie in Lourdes ankommen. „Und am Montag feiern wir die 17. Erscheinung der Bernadette", sagt eine Pflegerin, die einem geistig Behinderten seine Tabletten gibt. In ihrer Stimme liegt freundlicher Überschwang, in seinem Blick völlige Leere. Sie könnte ihm auch vom Fasching erzählen.

Lourdes, am Fuß der Pyrenäen gelegen, hat 15 000 Einwohner. Dennoch verzeichnet in ganz Frankreich nur Paris höhere Übernachtungszahlen. Jedes Jahr pilgern rund sechs Millionen Menschen in die Provinzstadt, im Jubiläumsjahr 2008 werden es vermutlich sogar acht Millionen. Sie kommen aus einem einzigen Grund. Vor 150 Jahren soll einem 14 Jahre alten Mädchen in einer Grotte am Fluss Gave die Jungfrau Maria erschienen sein.

Helene Henseler hat ihr flachsblondes Haar vor der Reise sorgfältig frisiert. Ihre dunklen Augen blicken aus einem bleichen Gesicht. Sie trägt eine große Goldrandbrille, ist 68 Jahre alt und lebt in Brunnen in der Zentralschweiz. Als sie Anfang 20 war, entdeckten Ärzte bei ihr eine Wurzelzyste, die auf den Hauptnervenstrang im Rückenmark drückte. Eine Operation

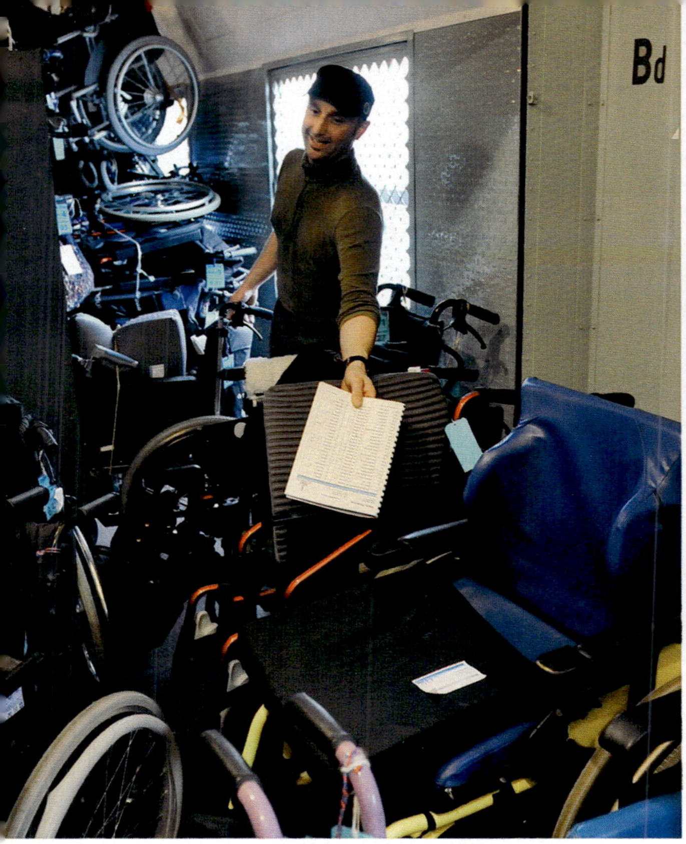

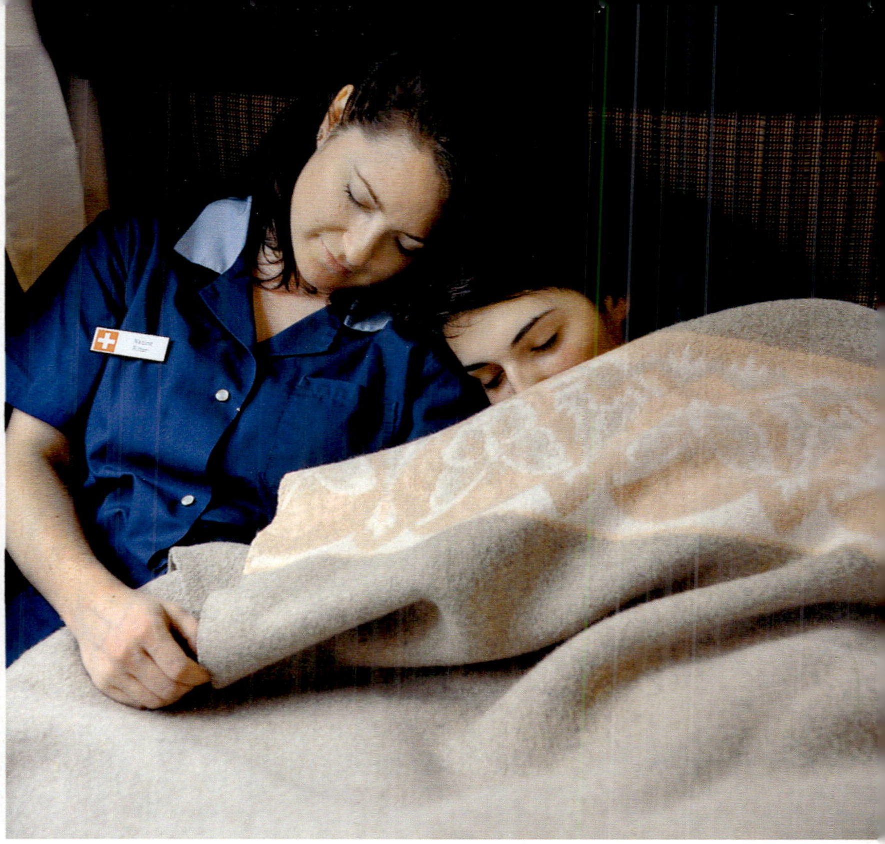

Hospital auf Rädern: Helfer versorgen die mit dem Zug anreisenden Pilger mit Essen und Medikamenten. Um 22 Uhr, wenn für die Patienten die Nachtruhe beginnt, treffen sich die jungen Männer und Frauen im Stauraum für die Rollstühle und bereiten sich dort mit Gesang auf den Besuch in Lourdes vor – bis sie erschöpft in den Schlaf fallen

misslang, Lähmungen traten auf und innere Organe stellten die Arbeit ein. Seither hat Frau Henseler ihr Leben größtenteils im Liegen verbracht.

ALS DER NACHTZUG am Sonntagmorgen in Lourdes ankommt, stehen Dutzende Rollstühle am Bahnsteig. Einfache Blechkonstruktionen, blau lackiert, viele mit einer Inschrift des Spenders: „Pray for the Ralph Family, Tipperary." Helfer aus Italien hieven Tragen aus den Waggons. Krücken werden aus dem Zug gereicht, und leere Fünfliterkanister für das Lourdes-Wasser. Dann bringen Spezialbusse die Kranken auf das Gelände des Heiligtums, in die Herberge Notre-Dame.

Am 11. Februar 1858 wurde die Müllerstochter Bernadette Soubirous von ihrer Mutter zum Holzsammeln an den Fluss geschickt. Dort, so berichtete sie, habe sie in einer Felsgrotte eine weiß gekleidete Dame gesehen. Bernadette konnte weder lesen noch schreiben, litt an Asthma, und die Eltern reagierten genauso skeptisch, wie es der Pfarrer tat.

Doch das Mädchen blieb hartnäckig: Innerhalb von 23 Wochen erzählte sie von 17 weiteren Erscheinungen am selben Ort. Während der neunten Vision soll die Dame sie aufgefordert haben, von einer Quelle am Boden zu trinken. Nur zwei Tage später fanden sich 800 Neugierige ein – die Grotte wurde zu einer Attraktion.

Die 16. Erscheinung brachte den endgültigen Durchbruch. Bernadette verkündete den Namen der bislang unbekannten weißen Dame: „Ich bin die Unbefleckte Empfängnis", soll diese im Dialekt der Region gesagt haben. Das passte wunderbar in das Weltbild der Katholiken, denn Papst Pius IX. hatte vier Jahre zuvor das Dogma von der unbefleckten Empfängnis Mariens verkündet.

1862 erkannte die katholische Kirche die Erscheinungen in Lourdes sowie erste Wunderheilungen als echt an. Sie kaufte rund um die Grotte 52 Hektar Gelände und ließ den Lauf des Flusses verlegen, um vor der Felsnische Platz für die Pilger zu schaffen. Heute ist die Kirche der größte Arbeitgeber in Lourdes: Knapp 300 Angestellte betreuen den Wallfahrtsbezirk.

Zwei Jahre nach ihrer missglückten Operation fuhr Helene Henseler zum ersten Mal nach Lourdes. „Weil ich Kraft brauchte, um mit meiner Krankheit zu leben." Sie wurde nicht geheilt, kam aber voller Hoffnung wieder. Nach der fünften Wallfahrt, erzählt sie, fragte ein Priester: „Und Sie sind immer noch nicht gesund?" Die Empörung in ihrer Stimme ist unüberhörbar.

Anfangs, in den 1960er Jahren, lag sie in einem Saal mit 48 Kranken, heute,

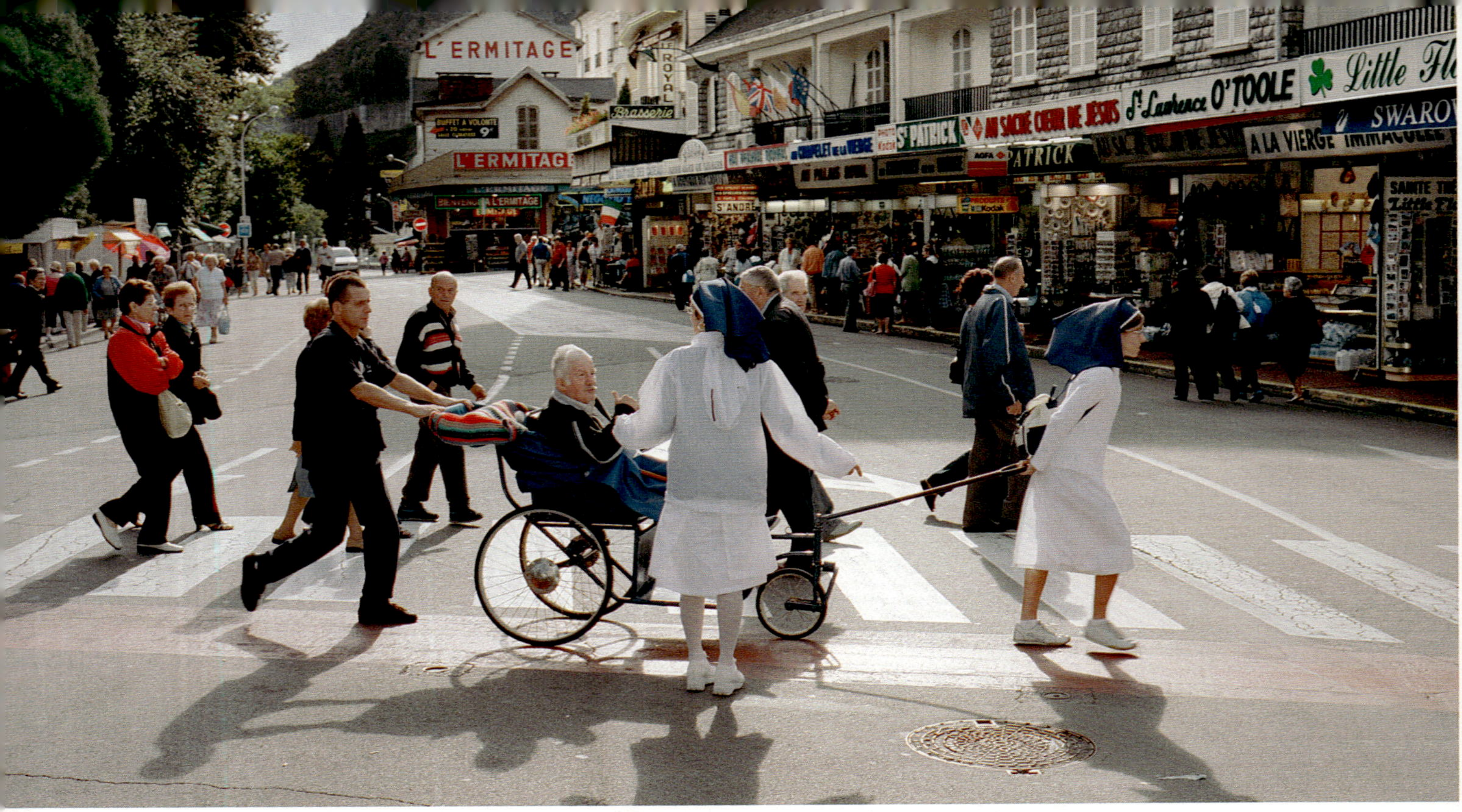

auf ihrer 24. Wallfahrt, erhält Frau Henseler ein geräumiges Doppelzimmer.

Sie teilt es mit Schwester Johanella, einer hageren Nonne in grauer Tracht. 1970 haben sich die beiden Frauen in Lourdes kennengelernt, mittlerweile gehen sie gemeinsam durchs Leben. „Wüst und Schön haben wir geteilt", sagt Helene und streicht Johanella liebevoll über die faltige Wange. Die Nonne ist 83 Jahre alt und sagt resolut: „Ich bin nicht zum Spazierengehen hierher gekommen, sondern zum Schaffen."

Dann schiebt sie ihre Freundin zur Lichterprozession. Wie jeden Abend kurz vor neun formiert sich auf dem kirchlichen Gelände ein langer Zug Gläubiger, vorneweg eine Marienstatue; ein paar Tausend Kerzen leuchten in den Abendhimmel. Langsam ziehen die Menschen von der Grotte zur Michaelspforte, von dort zur Rosenkranzbasilika.

„Aveee, aveee, Maria", singt die Menge und reckt rhythmisch die Kerzen in die Höhe. Die Mosaiken der Basilika glänzen golden, im Hintergrund ragt die mittelalterliche Burg von Lourdes auf. Wie ein Schutzwall erheben sich die Ausläufer der Pyrenäen über der Grotte, und bei Einbruch der Dunkelheit verbreitet sich im Kerzenschein Kirchentagsatmosphäre.

Ab und zu steigt ein weißes Wölkchen auf. Dann hat wieder einer der vielen mit frommen Texten bedruckten Papierschirme Feuer gefangen, die den Flammen Schutz vor dem Wind bieten sollen.

Vor den Bädern mit heiligem Wasser bilden sich lange Schlangen, anderthalb Stunden Wartezeit sind normal

Nach einer Stunde löst sich die Prozession auf. Helene Henseler lässt sich nochmals zur Grotte schieben. Jetzt ist es hier so still, dass man die Quelle gluckern hört, die unter einer Glasscheibe sprudelt. Die Marienstatue steht angestrahlt in einer Felsnische über der Höhle. Frau Henseler berührt die Felswand, die von Millionen Händen speckig geworden ist.

„Das war wunderschön, wie die Maria angeleuchtet war", sagt sie später ergriffen. „Ich glaube an Bernadette und die Erscheinungen."

Im Heiligtum von Lourdes gibt es 22 Kirchen und Kapellen. Die Basilika der Unbefleckten Empfängnis thront oberhalb der Grotte, grauer Stein in neugotischem Stil, einer Formensprache des späten 19. Jahrhunderts.

Neun Jahrzehnte später orientierte man sich eher am Modell „Tiefgarage": Die Basilika Pius X. von 1958 ist unter den Rasen des kirchlichen Geländes betoniert. Sonntags und mittwochs werden hier die großen Messen gefeiert,

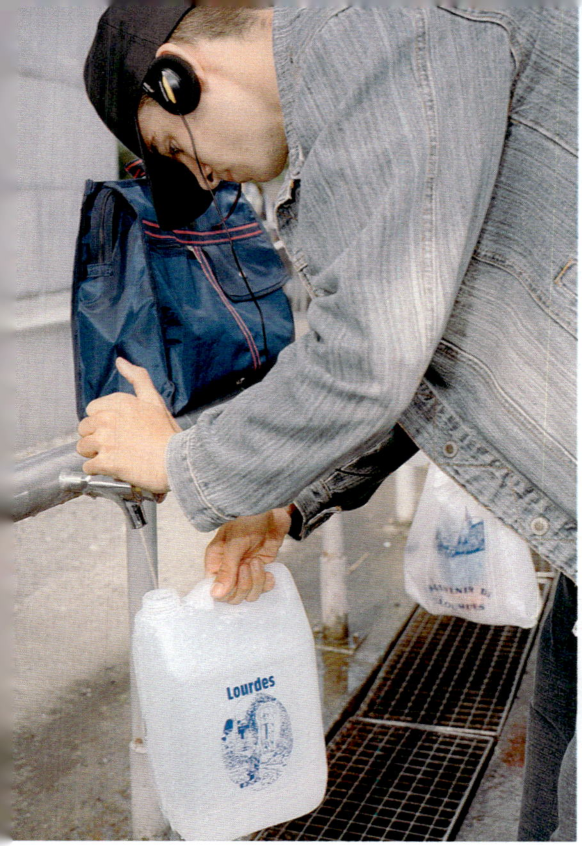

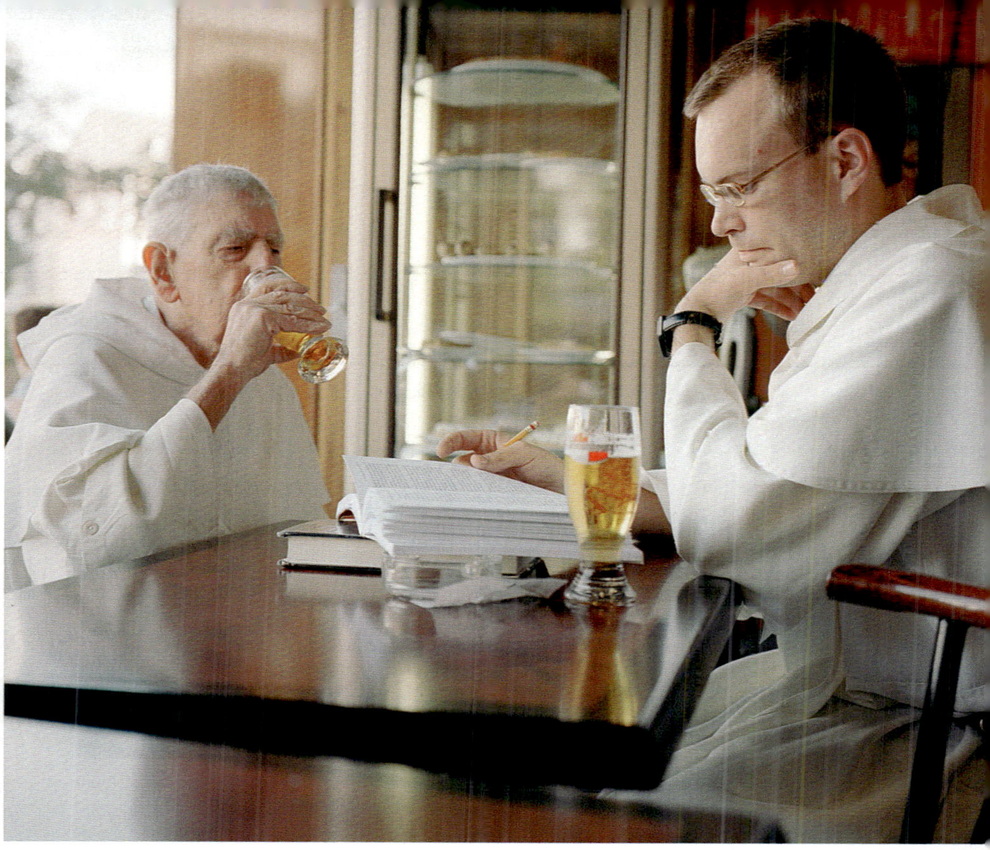

Mit den für Lourdes typischen Rollstühlen ziehen Nonnen die Pilger durch die »Shopping-Meile« des Ortes. Hier blüht der Devotionalienhandel, lässt sich die Jungfrau Maria als Flasche mit Schraubverschluss erwerben. Kostenlos dagegen das Wasser aus der heiligen Quelle, das sich an mehreren Stellen abzapfen lässt. Die Mönche in der Brasserie »Le Carrefour« ziehen das Bier vor

25 000 Menschen zwängen sich dann zwischen die nackten Säulen. Manchmal schwenken Gruppen bunte Tücher, dann wogt La Ola, die Welle aus dem Fußballstadion, auch durch die Menge der Gläubigen.

1873 wurde Lourdes zum Ort der nationalen Sammlung. Nach der Niederlage im Deutsch-Französischen Krieg suchten viele Katholiken der Grande Nation Trost bei Maria in der Grotte. 1944 pilgerten erstmals französische Soldaten hierher. Seit 1958 kommt es jährlich zu internationalen Soldatenwallfahrten, nun aber als Zeichen der Völkerverständigung.

IM NACHTZUG hatte er noch von den Schwingungen in der Grotte geschwärmt – nun ist der Versicherungsmakler Albert Staub als Helfer zu den Bädern eingeteilt. Sie sind der intimste Ort in Lourdes und liegen in einem niedrigen, schmucklosen Bau am Berghang. Die Schlange vor der Frauenabteilung ist länger als die bei den Männern, anderthalb Stunden Wartezeit sind normal. Es wird gebeten, Schwerkranken den Vortritt zu lassen.

Zwischen grauen Holzwänden legt man seine Kleidung ab. Der Helfer zieht einen Vorhang auf. Nun steht der Pilger nackt vor einer länglichen Wanne, die mit zwölf Grad Celsius kaltem Wasser aus der Quelle in der Grotte gefüllt ist. Zwei Helfer beten mit ihm einen Rosenkranz, dann führen sie ihn die zwei Stufen hinunter in die Wanne und tauchen ihn rücklings bis zum Hals ein. Er soll sich dabei eine Marienfigur an die Brust drücken, ein stilles Gebet sprechen und anschließend, ohne sich abzutrocknen, wieder in die Kleider steigen.

An der Wand hängt eine Trage, mit der Schwerkranke ins Wasser gehoben werden. Das Ritual ist klar strukturiert und wird von den Helfern freundlich begleitet. Es ist so intensiv wie eine Kneippsche Anwendung.

„Bei manchen riechst du an den Händen: Das muss ein Schmied sein", erzählt Albert Staub. Er hat schon erlebt, dass gestandene Männer in diesem Bad plötzlich in Tränen ausgebrochen sind.

Als Staub mit 16 Jahren zum ersten Mal in Lourdes war, begegnete er einem bärtigen Landsmann. „Bruder Leo", sagt Staub, und sein Gesicht leuchtet. Der Benediktinermönch litt an Multipler Sklerose.

Am 30. April 1952 kam es bei ihm während eines Besuches in Lourdes zu einer dramatischen Wunderheilung. Augenzeugen berichten von dem metallischen Geräusch, mit dem die Krücken des Mönches bei der Krankensegnung zu Boden fielen: Bruder Leo „warf sich mit einer gewissen Heftig-

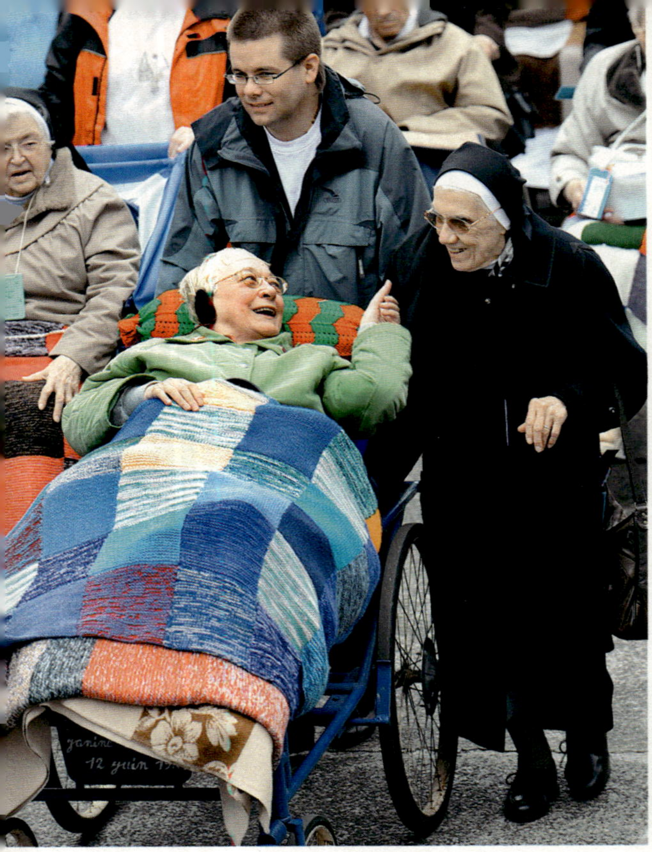

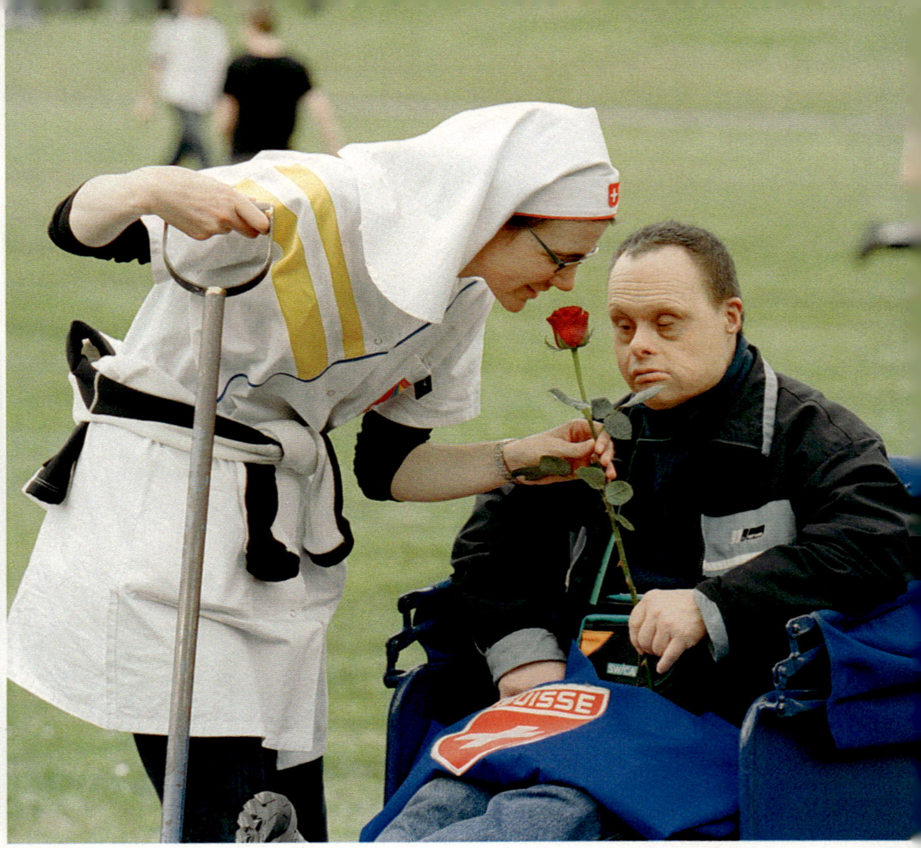

DIE WISSENSCHAFT VOM GLAUBEN

Erwartungen können Vorgänge im Gehirn beeinflussen – und ähnlich wirken wie ein Medikament

Können Gebete den Heilungsprozess fördern? Der Kardiologe Herbert Benson hat diese Frage – die sich vor allem konservative Christen stellen – in den USA untersucht. Aus sechs Kliniken wählte er 1802 Patienten aus, die vor einer Herz-Bypass-Operation standen, und teilte sie in drei Gruppen ein: Gruppe 1 ließ er wissen, dass möglicherweise für sie gebetet würde, was auch geschah. Gruppe 2 erhielt die gleiche Information, doch für sie wurde nicht gebetet. Den Probanden der Gruppe 3 sicherten die Ärzte ausdrücklich zu, dass für sie in der Nacht vor der Operation und in den zwei Folgewochen gebetet werde.

Das „American Heart Journal" veröffentlichte 2006 das Ergebnis der 2,4 Millionen Dollar teuren Studie: Die ersten beiden Gruppen unterschieden sich praktisch nicht voneinander – in Gruppe 1 erlitten 52 Prozent der Patienten infolge der Operation Komplikationen, in Gruppe 2 waren es 51 Prozent. In der dritten Gruppe jedoch, die sich der Fürbitte sicher war, kam es sogar in 59 Prozent zu Zwischenfällen. Stress infolge eines übergroßen Erwartungsdrucks könnte die Ursache gewesen sein. Die Hoffnung auf Gebete hatte die Genesung also sogar verzögert.

AUCH PROFESSIONELLE HEILER sind keine guten Gesundbeter, wie eine 2008 veröffentlichte europäische Studie ergab: Dafür wurden 409 Patienten mit Chronischem Müdigkeitssyndrom in zwei Gruppen eingeteilt. Die eine erhielt über sechs Monate aus der Ferne geistigen Beistand von Heilern aus verschiedenen Ländern und Heiltraditionen, die andere nicht. Die psychische oder körperliche Gesundheit der Patienten unterschied sich nach Abschluss der Studie in keiner Weise.

Was aber, wenn ein Patient selbst gläubig ist? Hilft ihm zumindest das bei der Gesundung? Das von US-Wissenschaftlern verfasste „Handbook of Religion and Health" führt über 1600 Studien an, von denen viele einen positiven Zusammenhang zwischen Religiosität und körperlicher Gesundheit konstatieren. Demnach verfügen Gläubige wahrscheinlich über bessere Bewältigungsstrategien bei Krisen und haben eine höhere Lebenszufriedenheit.

Mediziner wie Manfred Lütz kritisieren methodische Schwächen solcher Studien. Der Facharzt für Psychiatrie und katholische Diplom-Theologe in Köln hält schon den Ansatz für falsch: „Diese Studien messen im besten Fall Sekundäreffekte des Glaubens. Wer regelmäßig betet, führt vermutlich auch sonst ein geordnetes Leben und ist deshalb gesünder."

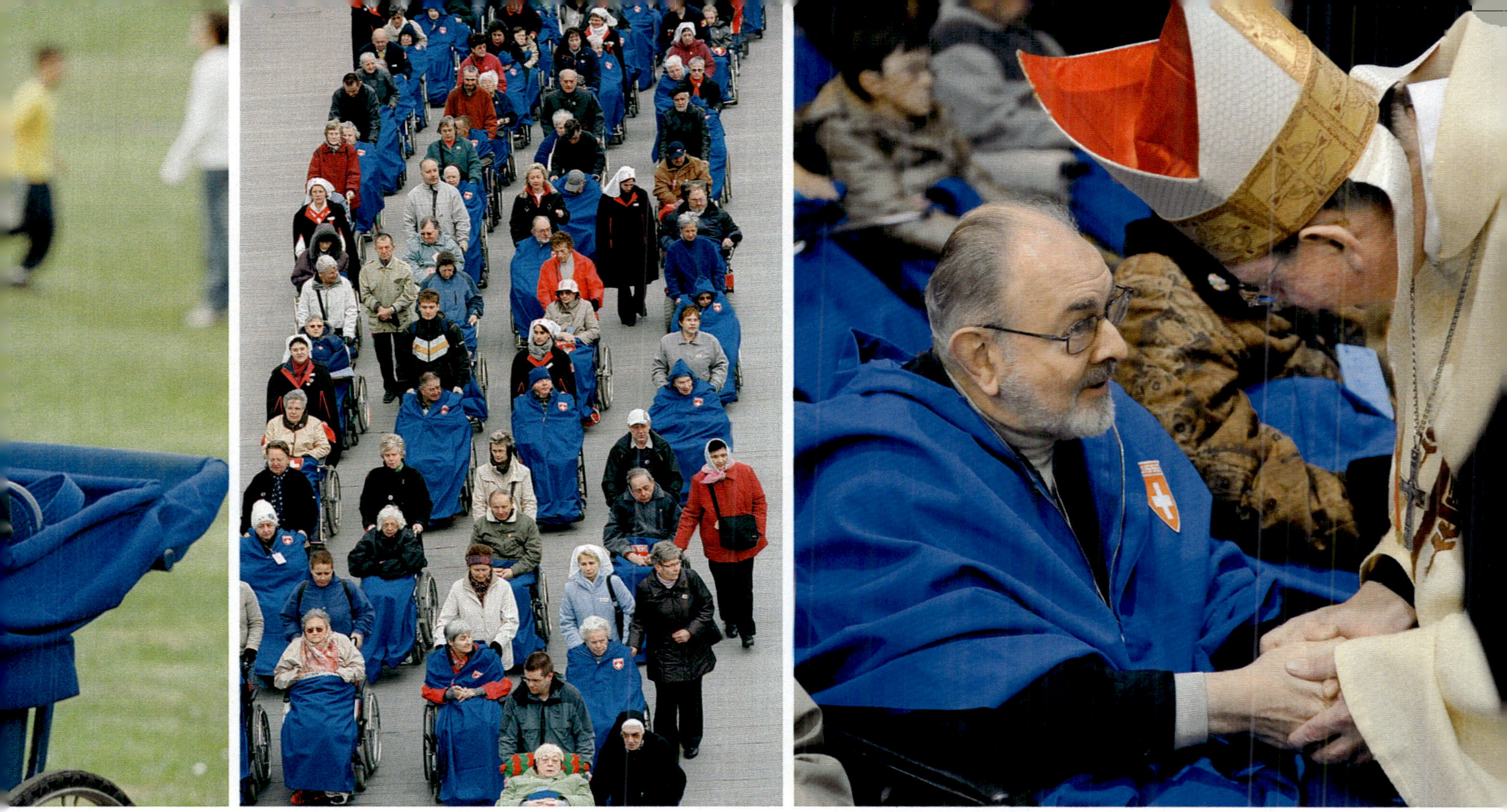

Kranke wie Helene Henseler (ganz links, mit Schwester Johanella) und Behinderte in Rollstühlen führen die Sakramentsprozession an. Diese Kirchenfeier zählt zu den ältesten Traditionen des Wallfahrtsortes und endet an der Basilika Pius X. Dort erteilt der Bischof von Basel, Kurt Koch, den Segen für die Schweizer Pilger

DENNOCH KANN DER GLAUBE starke Hoffnungspotenziale freisetzen – und die sind für jede Genesung wichtig. Allerdings benötigt er keinen religiösen Hintergrund, bereits die positive Erwartungshaltung gegenüber einer bestimmten Behandlungsmethode kann mitunter Wunder wirken.

„Eine starke Erwartungshaltung verändert die Gehirnchemie", sagt Manfred Schedlowski, Direktor des Instituts für Medizinische Psychologie und Verhaltensimmunbiologie am Universitätsklinikum Essen. Bildgebende Verfahren zeigen, dass Erwartungen pharmakologisch wirksame Neurotransmitter und Neurohormone freisetzen.

So etwa bei Parkinson-Patienten: In einem Versuch versicherten Mediziner der Universität in Vancouver Erkrankten, sie bekämen ein wirksames Arzneimittel gespritzt – tatsächlich erhielten sie eine harmlose Kochsalzlösung.

Die Patienten fühlten sich dennoch erheblich besser. Einbildung war das nicht, denn es kam bei ihnen zu einer verstärkten Dopamin-Ausschüttung im Belohnungszentrum des Gehirns; dieser Botenstoff wird bei Parkinson-Kranken nicht in ausreichender Menge produziert. Das heißt: Der Glaube an eine Gesundung hat einen Placebo-Effekt, wirkt ähnlich wie ein Medikament.

So hat das auch der größte Heiler der Christenheit ausgedrückt. Wenn Kranke sich an Jesus wandten, sprach dieser nicht etwa von Gott, der Wunder wirkt. Als er einen Blinden heilte (Lukas 18,42), sagte er zu diesem: „Dein Glaube hat dir geholfen."

keit auf die Knie, er schien in unfassbarer Ekstase zu sein".

Der Todkranke genas und organisierte später die Schweizer Lourdes-Wallfahrten. Er starb im April 2004, kurz vor seinem 80. Geburtstag. „Bei den ersten Wallfahrten habe ich mir noch gewünscht, ein Wunder zu erleben", sagt Albert Staub. „Inzwischen ist mir die seelische Heilung wichtiger, die sich hier bei vielen Menschen vollzieht." Die hautnahe Begegnung mit den Mühseligen und Beladenen habe auch ihn verändert: „Ich bin dankbar, dass ich es so gut habe."

DAS FRÜHESTE WUNDER in Lourdes soll sich noch nicht einmal drei Wochen nach der ersten Erscheinung ereignet haben. Catherine Latapie, eine Frau aus der Gegend, tauchte ihre gelähmte Hand in das Wasser aus der Grotte – und gesundete angeblich. 1883 richtete die katholische Kirche auf dem Gelände ein Medizinisches Büro zur Feststellung der Heilungen

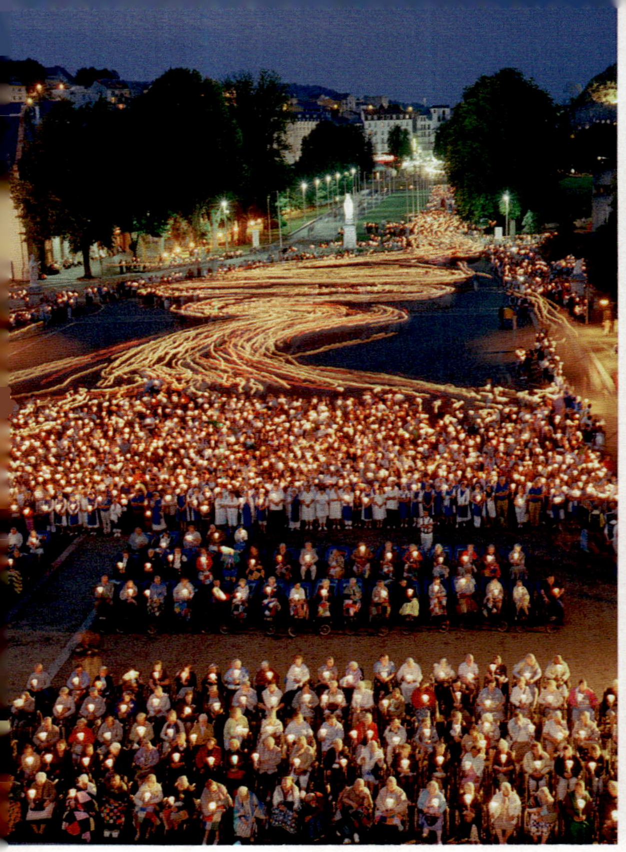

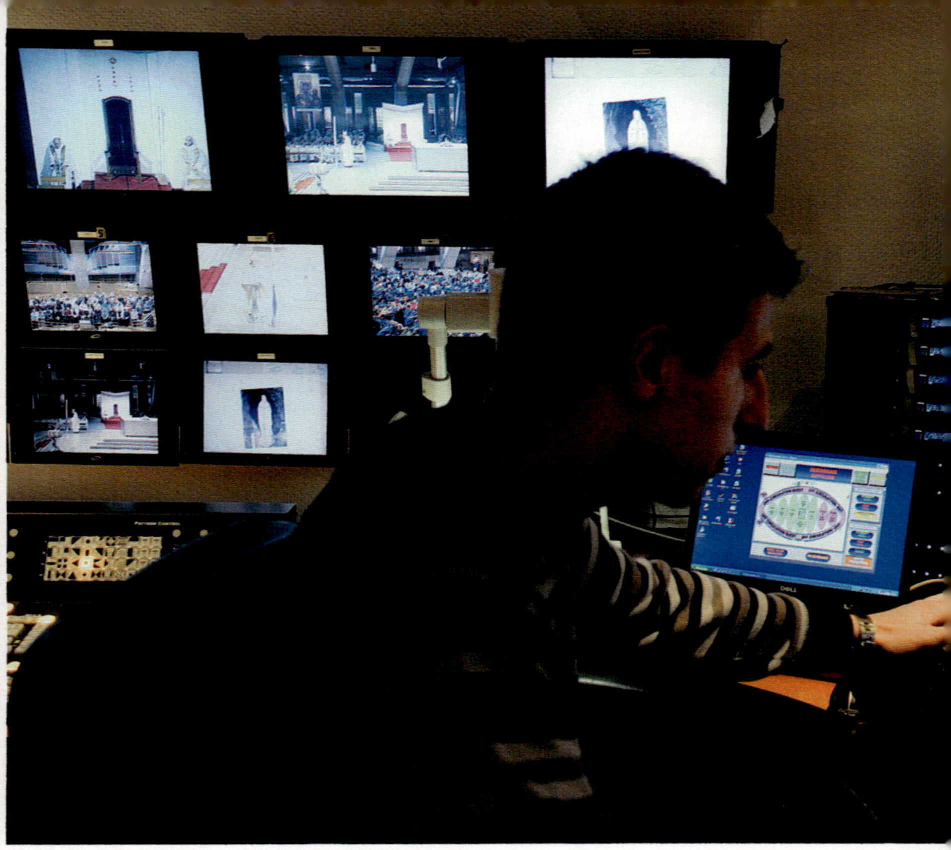

ein. Etwa 7000 vermeintliche Wunder sind dort gemeldet worden, von der Kirche offiziell anerkannt sind bislang aber erst 67.

Seit 1998 leitet Dr. Patrick Theillier das Büro zur Feststellung der Heilungen. Er ist 64 Jahre alt und der Typ kultivierter Landarzt. Jede Woche erscheinen Pilger bei ihm, die glauben, an der Grotte wundersam geheilt worden zu sein. Manche kommen schon, wenn eine akute Darmgrippe abgeklungen ist. Sobald Theillier einen Fall ernst nimmt, untersucht er den Patienten und lässt sich die Krankenakte schicken.

Erbittert kämpfen Händler und Hoteliers um ihre Kundschaft – und verklagten auch schon die Kirche

Einmal im Jahr trifft sich ein internationales Komitee, das aus rund 30 katholischen Medizinern besteht. Theillier legt seinen Kollegen die Dossiers jener Patienten vor, deren Krankenakten alle Kriterien erfüllen: Die Erkrankung muss den Körper betreffen und lebensbedrohlich sein; die Heilung muss plötzlich erfolgt, vollständig und nicht vorhersehbar gewesen sein. Und sie muss mindestens drei Jahre andauern. Von dem Komitee akzeptierte Dossiers gehen dann an den zuständigen Ortsbischof in der Heimat des Patienten. Er hat die Autorität, ein kirchenamtliches Wunder zu konstatieren.

Im Jahr 2007 legte Dr. Theillier seinen Kollegen sechs Dossiers vor. Alle wurden zurückgewiesen. Nur einen Fall hätte das Gremium möglicherweise anerkannt. Doch die geheilte Person zog ihr Ansinnen zurück. „Manchmal", sagt der Arzt, „haben die Leute Angst vor dem Druck der Medien, der droht, wenn ihr Fall bekannt wird."

In seine zehnjährige Amtszeit fallen lediglich zwei offizielle Wunder. Mit bedauerndem Unterton erklärt der Mediziner, dass diese sich bereits lange zuvor ereignet haben. Der jüngste Fall betrifft die Italienerin Anna Santaniello. Sie hatte an einer „kardialen Dekompensation" gelitten – ihr Körper konnte die geschwächte Pumpfunktion des Herzens nicht mehr ausgleichen. Der Bischof von Salerno weigerte sich jedoch, diese Heilung als Wunder anzuerkennen. Das tat erst einer seiner Nachfolger, 53 Jahre später.

Im Büro von Patrick Theillier stehen eine Untersuchungsliege und zwei Betschemel. Als Arzt soll er die Kluft zwischen Glaube und Wissenschaft überbrücken und durch seine Autorität dafür sorgen, dass Lourdes nicht zu einem Hort der Irrationalität wird. Er lächelt über Pilger, die von Bäumen Blätter mitnehmen, als ob diese Zauberkraft besäßen. Doch die Grotte ist für ihn „ein magischer Ort, an dem der Himmel offen steht": Die meisten

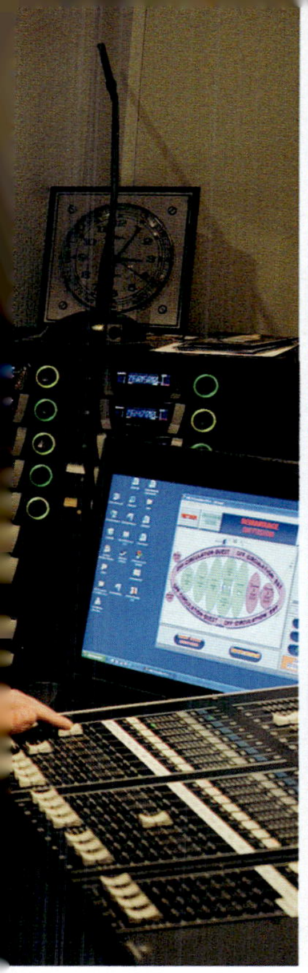

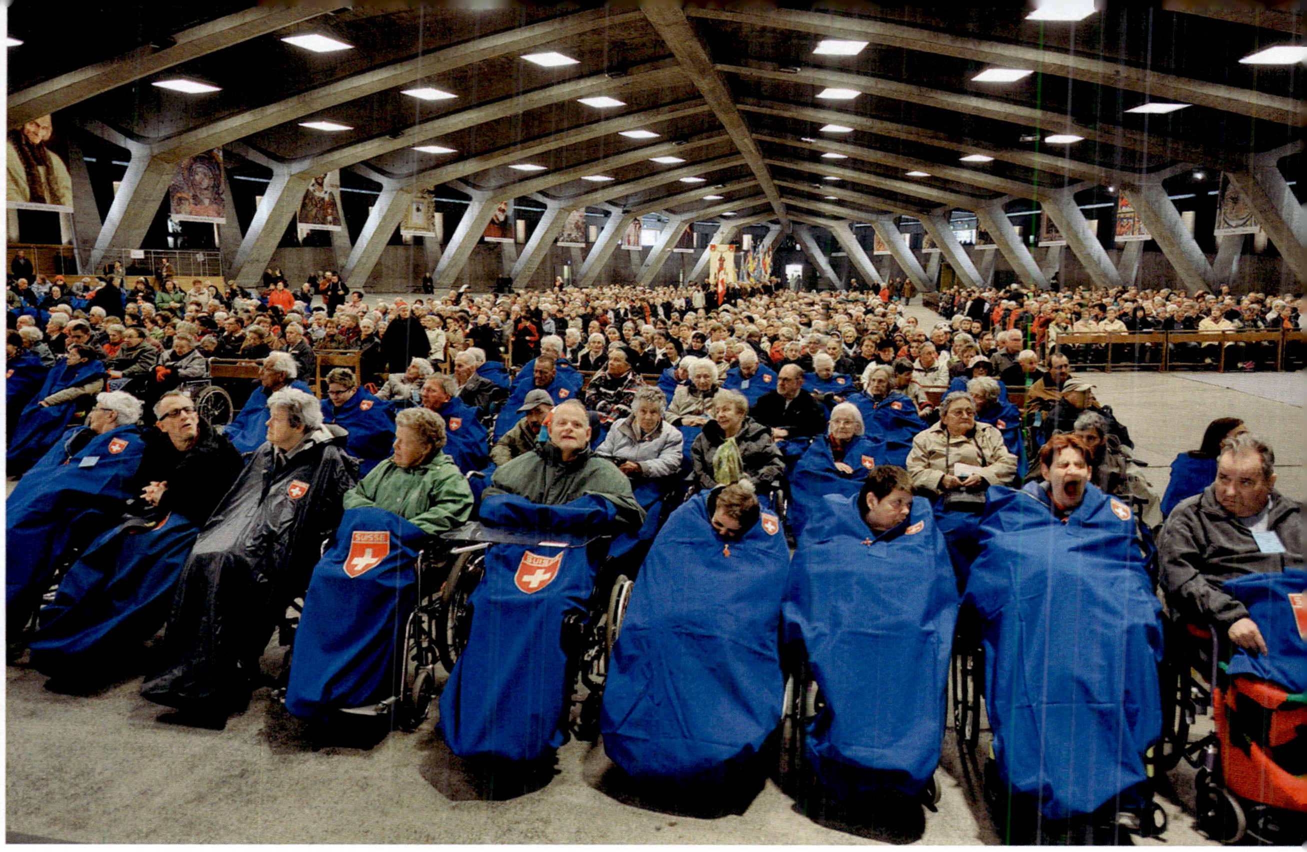

Täglich um 21 Uhr treffen sich Hunderte Pilger zur Lichterprozession. So traditionell die Veranstaltungen sind, so modern ist die Überwachungszentrale für die 22 Kirchen und Kapellen. Auch die Teilnehmer der Internationalen Messe in der unterirdischen Basilika Pius X. werden elektronisch behütet; 25 000 Menschen finden in dem 12 000 Quadratmeter großen Betonbau Platz

Kranken kehrten aus Lourdes zwar nicht weniger krank nach Hause zurück, „aber viele sind seelisch geheilt und tragen ihr Schicksal leichter".

DIE BEVÖLKERUNG von Lourdes begriff schnell, welches Geschäft sich mit den Pilgern machen lässt. In den Gassen der Stadt blinken Neonlichter, die Religionsgewinnler in den Devotionalienläden kennen keine Gnade: Es gibt die Plastikgrotte mit Wasserfall, Maria als Flasche mit Schraubverschluss. Mit Lourdeswasser angerührte Drops liegen neben Foie gras. Das Trikot von Alessandro Del Piero mit der Nummer 10 hängt über dem Bild von Benedikt mit der Nummer XVI. Die Stadtverwaltung hat weiße Linien auf die Gehwege gemalt – bis dahin dürfen die Auslagen reichen, ein Meter muss für Fußgänger frei bleiben.

Trotz der nie versiegenden Pilgerströme kämpfen die Händler und Hoteliers erbittert um ihre Kundschaft. Die Einwohner von Lourdes strengten 17 Prozesse gegen die Kirche an, als diese 1875 einen direkten Weg vom Bahnhof zur Mariengrotte anlegen wollte. Die Geschäftsleute an der alten Rue de la Grotte fürchteten um ihre Einnahmen. Man fand einen Kompromiss: 14 Tage lang werden die Pilger über den neuen Boulevard de la Grotte zum Heiligtum geleitet. Dann klappt man die Einbahnstraßenschilder um. Zwei Wochen lenkt man die Massen durch die alte Straße, und der Absatz von Rosenkränzen steigt dort um 20 Prozent.

DIENSTAGNACHMITTAG um vier: Im zweiten Stock der Herberge versammeln sich Kranke und Helfer zum Kaffee. Ein Mann in Tracht bläst das Alphorn, anschließend spielt einer auf der Ziehharmonika den Ententanz. Ein Junge mit Downsyndrom tanzt mit einer Pflegerin, ein geistig Behinderter klopft mit zwei Löffeln den Takt auf den Tisch. Bei den Volksliedern singen einige so inbrünstig wie falsch.

„Zeigen Sie mir einen Patienten, der so etwas in einem Schweizer Krankenhaus erlebt", sagt Madlen Niederberger, 34, Krankenschwester auf der Unfallstation des Kantonsspitals in Zug. Hier ist sie für 20 Kranke zuständig, während der Hinfahrt trug sie die Verantwortung für den ganzen Sonderzug.

Medizinisch sei die Krankenpflege in Lourdes schwieriger als im gut ausgestatteten Spital in der Schweiz, sagt sie. Aber auf der Wallfahrt empfindet sie die Arbeit als beglückender. „Hier steht der Mensch im Mittelpunkt: Alle Helfer sind motiviert, gemeinsam zu arbeiten. Und die Kranken bringen ihnen ein unglaubliches Vertrauen entgegen."

Jedes Jahr kommen 100 000 Freiwillige nach Lourdes. Ohne sie könnte

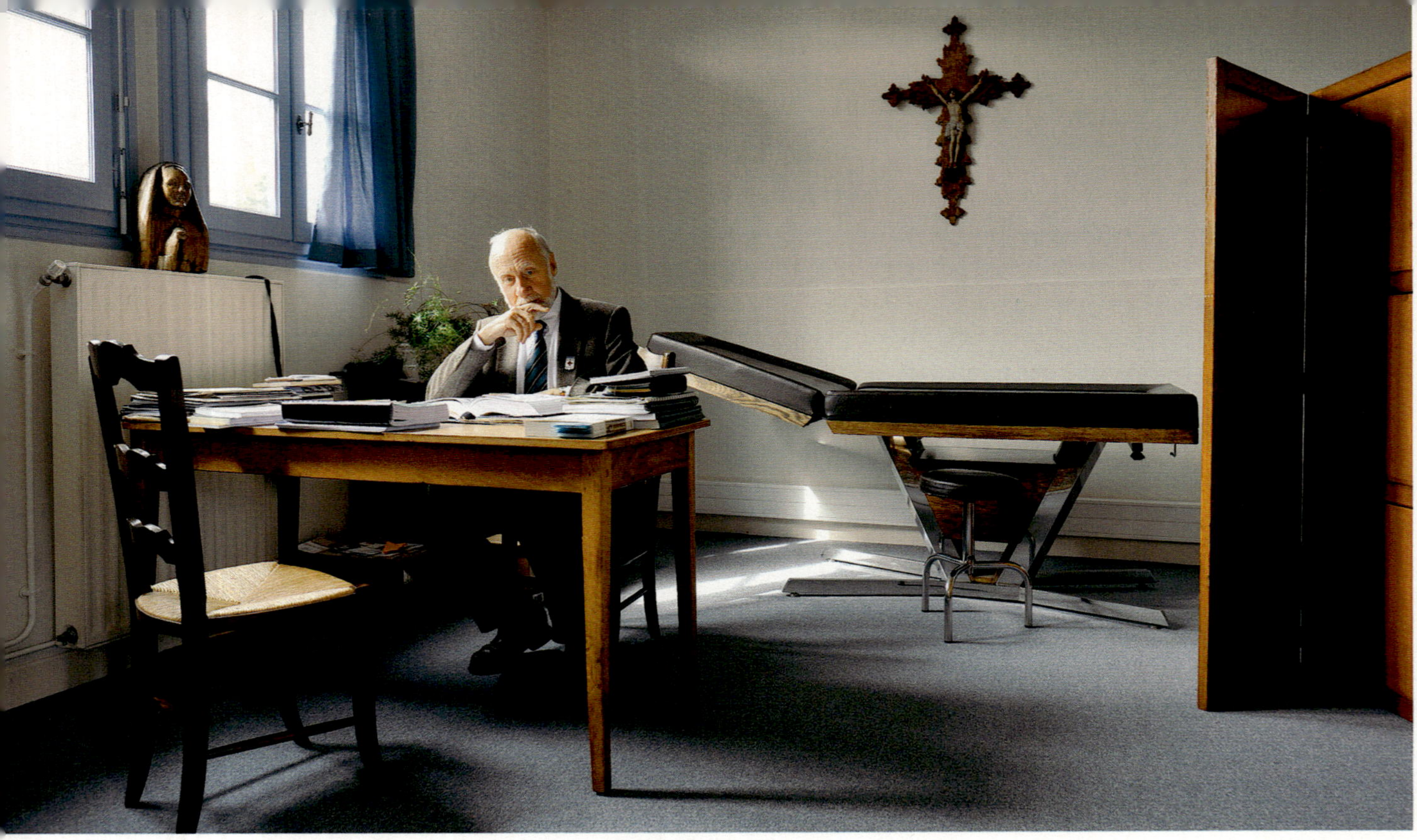

Der Wächter über die Wunder: Im »Bureau Médical« sammelt Dr. Patrick Theillier Berichte über Heilungen – und legt sie dann einem Komitee katholischer Mediziner zur Prüfung vor

kaum eine Wallfahrt stattfinden. Wie alle Helfer bezahlt auch Madlen Niederberger die Reise aus eigener Tasche, sie erhält lediglich 200 Schweizer Franken Ermäßigung.

Ihr Tag beginnt um 5.45 Uhr in der Frühe und endet meistens erst gegen 22.30 Uhr, wenn alle Kranken nach der Lichterprozession wieder im Bett liegen. „In der Nacht habe ich dann Zeit für mich", sagt sie lapidar. Dann gehe sie allein zur Grotte, anschließend mit anderen Helfern in eine Brasserie, wo laut gefeiert werde. „Hinterher ist der Körper erholungsbedürftig, aber die Seele ist satt", sagt sie fröhlich. Es ist ihre vierzehnte Wallfahrt.

Gestern ist ein Schweizer gestürzt und hat sich den Oberschenkelhals gebrochen

Wer an der Grotte auf ein Wunder hofft, hat vermutlich genauso geringe (oder geringere) Chancen wie im Lotto – und ist selbst an dieser Stätte nicht vor Missgeschicken gefeit. Gestern ist einer der Schweizer in der Grotte gestürzt und hat sich den Oberschenkelhalsknochen gebrochen. Heute Abend wird der Hubschrauber der Rettungsflugwacht erwartet, der den Mann zur Operation nach Hause bringt. Für die leichteren Fälle haben die Schweizer Ärzte im ersten Stock der Herberge eine Ambulanz eingerichtet.

Wirklich wunderbar ist in Lourdes vor allem wohl die Kraft der Hoffnung, die auch für Außenstehende zu spüren ist. Menschen gehen offen aufeinander zu, und trotz aller Leiden erscheint das Leben ihnen offenbar lebenswert.

Helene Henseler hofft nicht auf ein Wunder. Ihr geht es um etwas ganz anderes: „Ich bekomme hier die Kraft zum Weitermachen." Zum Weiterleben mit ihrer Krankheit und der kleinen Rente. „Und wenn ich mich gehen lassen will, gibt Johanella mir einen Tritt in den Hintern." Sie sagt, sie sei keine Frömmlerin. Aber ihre Freundin wird nachher noch zwei Flaschen Lourdes-Wasser abfüllen.

„Was gibt's morgen noch?" Helene Henseler holt den Zettel mit dem Pilgerprogramm aus dem Nachttisch. „Nein, zum Kreuzweg gehen wir nicht", sagt sie, „Kreuz hab ich genug". □

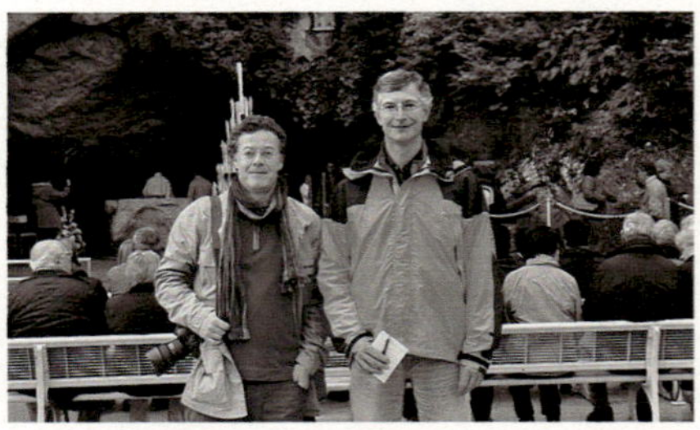

Großen Respekt empfand der Schweizer Fotograf **Andri Pol**, 47, für die vielen jungen Helfer aus aller Welt, die sich 24 Stunden am Tag um die Kranken kümmern. **Johannes Schweikle**, 48, hat Evangelische Theologie studiert. In Lourdes beneidete er die Katholiken um ihre fröhliche Volksfrömmigkeit.

DER WUNDERSAM

Professor Werner Hunstein arbeitete jahrzehntelang als Leiter einer Universitätsklinik. Dann wurde er krank, erwartete schon seinen Tod. Hilfe kam schließlich von einer Allerweltspflanze

Er hatte seinen Lebensschwung verloren. „Hier hab ich gesessen und nur noch auf den Tod gewartet", sagt Werner Hunstein. Er zeigt auf seinen drehbaren Bauhaus-Sessel, richtet ihn zum Fenster aus, setzt sich, wie damals. Blickt nach draußen in eine üppige Parklandschaft. „Neckartal. Heidelberg. Wie ich diesen Ausblick heute wieder genieße." Er lächelt. Dann weint er plötzlich.

„Entschuldigung", sagt er leise: „Wenn man dem Tod einmal ins Auge geblickt hat, weiß man plötzlich, dass das Leben begrenzt ist. In der Zeit danach ist man wie neugeboren. Alles ist sehr schön."

Frühjahr 2001. Werner Hunstein, Facharzt für Hämatologie und bis zu seiner Emeritierung Direktor der Medizinischen Universitäts-Poliklinik Heidelberg, fühlt sich zum ersten Mal in seinem Leben sehr schlapp. „Wunderbar", denkt der damals 72-jährige Experte für Blutkrankheiten. „Jetzt bin ich endlich mal selbst Patient und muss mich nicht mehr um alles kümmern." Genau das, sagt er, sei sein großer Fehler gewesen. Eine Odyssee beginnt. Seine Hausärztin überweist ihn zum Kardiologen. Der schickt ihn zu einem weiteren Herzspezialisten. Dann folgt ein Nierenfacharzt. Drei Jahre lang ein ärztlicher Irrtum nach dem anderen.

Dezember 2004. Hunsteins Gesundheitszustand ist schlecht. Blähungen, verdickte Zunge, schwaches Herz – doch noch immer keine richtige Diagnose. „Ich habe als Patient einfach nicht mitgedacht", sagt Hunstein. Erst im letzten Moment wird er aktiv. Fährt nach Düsseldorf zu Professor Rainer Haas, einem seiner ehemaligen Schüler. Nun geht alles sehr schnell. Magenspiegelung, Darmspiegelung, die Analyse von Polypen. Und endlich hat Hunsteins Krankheit einen Namen: Systemische Amyloidose.

Diese leukämieähnliche Erkrankung tritt sehr selten auf. Anders als in einem gesunden Organismus produzieren be-

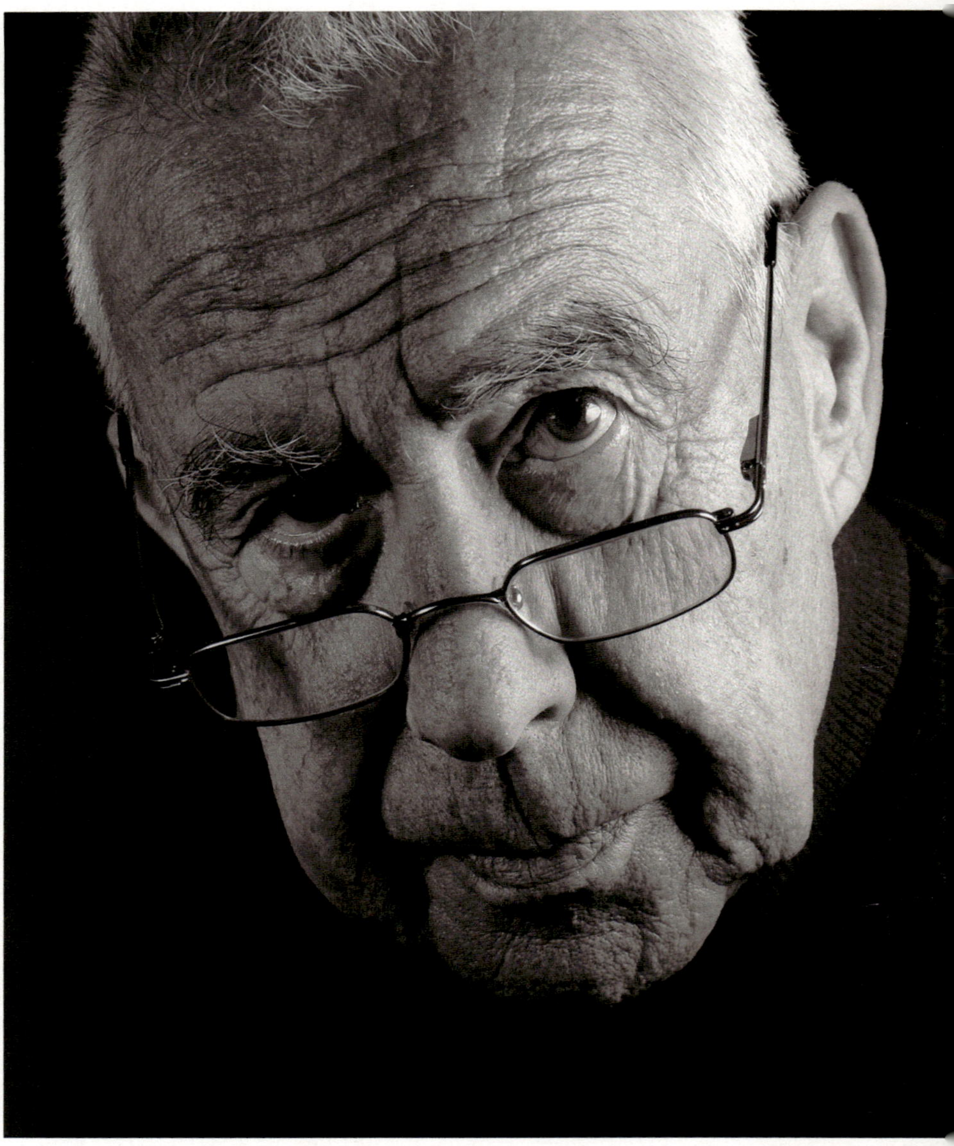

»Die Verwissenschaftlichung meines Selbstversuchs geht zügig voran. Das mit dem grünen Tee wird eine Erfolgsstory«
Werner Hunstein

GERETTETE

VON MARION ROLLIN

stimmte Plasmazellen im Blut dann keine Antikörper mehr, welche die Immunabwehr alarmieren. Bei der Amyloidose sind einige Blutzellen entartet, sodass sie nur noch Teile von Antikörpern herstellen („Proteinfehlfaltung") und diese ins Blut abgeben. Dort verklumpen sie zu unauflöslichen Eiweißfäden, den sogenannten Amyloid-Fibrillen, und lagern sich in Organen ab. Die verdicken und können nicht mehr normal arbeiten. Mit lebensbedrohlichen Folgen.

Bei Hunstein sind vor allem das Herz, die Nieren und die Zunge betroffen. Das Reden fällt ihm zunehmend schwer. Die Luft zum Atmen ist knapp. Als er seine ehemaligen Kollegen zum Abendessen einlädt, kann er sie nur mit vielen Pausen den kurzen Weg von der Gartenpforte zu seiner Haustür geleiten. Was sie sich dabei zuraunen, haben sie Hunstein erst später gestanden: „Der Alte macht's nicht mehr lange."

Nach der Diagnose beginnt Hunstein, um sein Leben zu kämpfen, recherchiert in aller Welt, auf der Suche nach der besten Behandlungsmethode.

Die Chemotherapie wird für Hunstein ein »Marsch durch die Hölle«. Dann ruft ihn ein ehemaliger Schüler an. Die Wende

April 2005. Hunstein unterzieht sich einer Chemotherapie. Seine Herzscheidewand darf keinesfalls noch dicker werden, als sie jetzt ist: 16,5 Millimeter.

Monat für Monat wird nun gemessen: 16,5 mm. 16,5 mm. 16,5 mm. Die Ärzte triumphieren: Ihre Chemotherapie wirkt! Doch für Hunstein wird sie zum „Marsch durch die Hölle". 16 Monate hält er durch. Er verliert den Geschmackssinn. Ist stets müde. Kann nicht schlafen. Fällt in eine Depression. „Ich hab mir", sagt er, „die Augen aus dem Kopf geweint."

September 2006. Therapie-Pause, endlich. Hunstein lebt – dank der Chemotherapie. Doch er fühlt sich „wie ein Wrack". Trotzdem hatte er sich gerade zur nächsten Therapie-Phase angemeldet, als frühmorgens das Telefon klingelt.

Antonio Pezzutto, ehemaliger Schüler und nun Hämatologe an der Charité Berlin, erzählt Hunstein von einem Vortrag, den er am Abend zuvor gehört hat: Der Molekularbiologe Erich Wanker vom Max-Delbrück-Centrum in Berlin berichtete über die Wirkung des EGCG (Epigallocatechingallat) – eines im grünen Tee enthaltenen Stoffes – auf Amyloid-Bildungen; eigentlich ging es in dem Vortrag um die Behandlung von Krankheiten wie Alzheimer, die ebenfalls eine Folge von Eiweißablagerungen sind.

Im Reagenzglas hatte Wankers Arbeitsgruppe nachgewiesen, dass EGCG die Ablagerung von fehlgefalteten Eiweißen bremst. Die Substanz, so Wanker, binde schon kurz nach deren Entstehung an die Eiweiße an und verhindere ihre Verklumpung.

Das hat Pezzutto hellhörig gemacht. „Hunstein", empfiehlt er seinem alten Chef am Telefon, „Sie müssen jetzt grünen Tee trinken!" Der fragt sich: „Warum soll das, was im Reagenzglas passiert, nicht auch in meinem Körper funktionieren?" Und sagt die Chemotherapie ab.

Werner Hunstein, der sich selbst einen „knallharten Schulmediziner" nennt, beginnt nun, grünen Tee zu trinken. Zwei Liter über den Tag verteilt – pro Liter etwa zehn Gramm Teeblätter – was 600 bis 800 Milligramm EGCG entspricht.

Schon nach drei Wochen fühlt er sich besser. Ist es der grüne Tee? Oder der Abbruch der Chemotherapie? Hunstein ist noch skeptisch. Bis Ende September 2006 die ersten Mess-Ergebnisse kommen: nur noch 15 Millimeter Scheidewand-Dicke. Hunstein ist fassungslos. Monat für Monat nimmt die Dicke nun weiter ab. Bis auf zwölf Millimeter, eine für Hunsteins Lebensalter normale Stärke. Sein Herz schlägt wieder kräftig, seine Zunge ist abgeschwollen. Frühjahr 2007. Wieder lädt er seine ehemaligen Kollegen zum Essen ein, berichtet von seiner Tee-Therapie. „Ihr seht, wie gut es mir geht", sagt er. „Das müsst ihr publizieren!" Sie hören kaum hin. „Grüner Tee! Ich bitte Sie!"

Hunstein fühlt sich beschämt. Und wieder wird er aktiv. Schickt den Bericht über seinen Selbstversuch an „Blood", eine renommierte Zeitschrift für Hämatologie, trotz seiner Befürchtung, für einen „esoterischen Spinner" gehalten zu werden. Schon wenige Tage später erhält er die Antwort: „Congratulations!" Hunstein jubelt. Seither erhält er unzählige Anrufe. Herzpatienten mit dicker Scheidewand erzählen ihm von spürbaren Besserungen, seit sie grünen Tee trinken.

Endlich zeigt sich auch die Schulmedizin ernsthaft interessiert. Die Heidelberger Universitätsklinik beginnt eine Studie mit 25 Patienten, die an der Transthyretin-Amyloidose leiden, einer verwandten Erkrankung. Werden die Wirkstoffe, die Hunstein helfen, auch bei den Probanden die Eiweißablagerungen stoppen und sogar auflösen?

An der Charité in Berlin läuft ebenfalls eine klinische Studie über die Wirkung von EGCG an Patienten, die an Multipler Sklerose leiden. Die Ergebnisse des Molekularbiologen Erich Wanker sind inzwischen in „Nature" erschienen, einer der weltweit wichtigsten Zeitschriften für Naturwissenschaften.

Werner Hunstein fühlt sich mit seinen 80 Jahren vital wie lange nicht mehr: „Die Verwissenschaftlichung meines Selbstversuchs geht zügig voran", sagt er mit Genugtuung. „Das mit dem grünen Tee wird eine Erfolgsstory." □

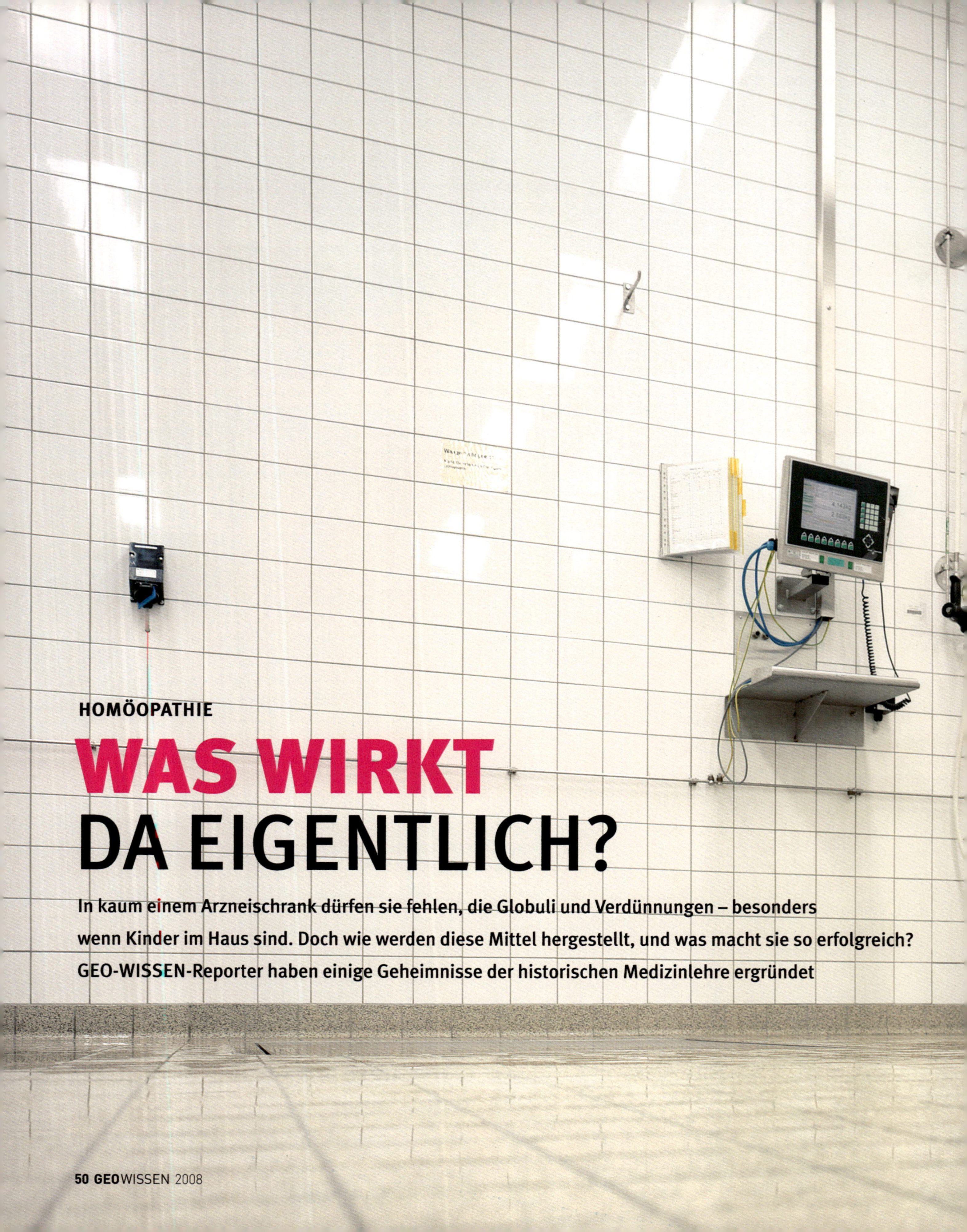

HOMÖOPATHIE

WAS WIRKT DA EIGENTLICH?

In kaum einem Arzneischrank dürfen sie fehlen, die Globuli und Verdünnungen – besonders wenn Kinder im Haus sind. Doch wie werden diese Mittel hergestellt, und was macht sie so erfolgreich? GEO-WISSEN-Reporter haben einige Geheimnisse der historischen Medizinlehre ergründet

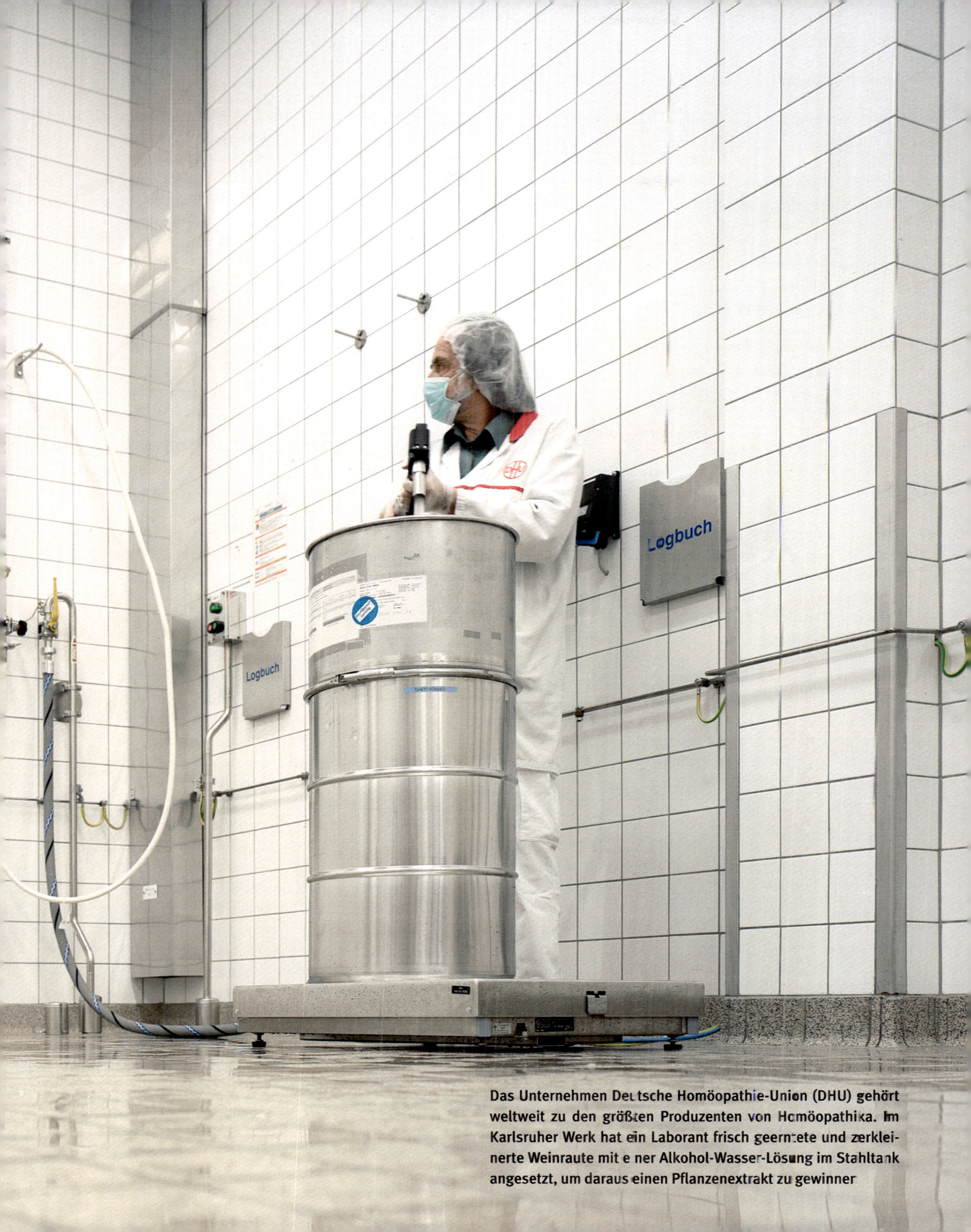

Das Unternehmen Deutsche Homöopathie-Union (DHU) gehört weltweit zu den größten Produzenten von Homöopathika. Im Karlsruher Werk hat ein Laborant frisch geerntete und zerkleinerte Weinraute mit einer Alkohol-Wasser-Lösung im Stahltank angesetzt, um daraus einen Pflanzenextrakt zu gewinnen

VON IRENE MEICHSNER (TEXT) UND MARC STEINMETZ (FOTOS)

Die Homöopathie gilt als Inbegriff der „sanften" Medizin – doch bei der Herstellung der Medikamente geht es alles andere als sanft zu. In einem weißen Hygienemantel, mit Mundschutz und Handschuhen bewehrt, greift Patrick Kozian nach einem großen Glaskolben, füllt etwas Weinrauten-Verdünnung ein. Er gießt gereinigtes Wasser und Alkohol hinzu – genau die neunfache Menge der Weinrauten-Verdünnung. Dann verschließt er das Gefäß mit einem Glasstopfen. Fast vier Kilogramm wiegt es nun samt Inhalt.

Der Laborant greift den Kolben am Hals, hebt ihn bis auf Kopfhöhe und lässt ihn mit voller Wucht auf ein festes Lederkissen vor sich prallen. Neunmal noch wiederholt er diese Prozedur. Bei jedem Aufprall wirbeln Gischtwolken durch das Gefäß, vermischen sich Pflanzenextrakt, Wasser und Alkohol. Im Laufe eines Arbeitstages wird Kozian noch mehrere Hundert Mal ein solches Gewicht stemmen.

„Bei uns werden alle Mittel noch von Hand verschüttelt, darauf gebe ich Ihnen Brief und Siegel", sagt Franz Stempfle, Geschäftsführer der Firma Deutsche Homöopathie-Union (DHU) und verantwortlich für die neue, knapp 25 Millionen Euro teure Produktionsstätte in Karlsruhe.

Aseptisch wirkt die Herstellung, wie überall in der pharmazeutischen Industrie. Doch werden hier keine Beta-Blocker oder Antibiotika gefertigt, sondern Hunderte pflanzlicher, mineralischer und tierischer Ausgangsmaterialien zu Tabletten, Streukügelchen („Globuli") oder flüssigen Verdünnungen („Dilutionen") verarbeitet. Das alles nach den Vorschriften des Homöopathischen Arzneibuches, das auf der mehr als 200 Jahre alten Lehre des Arztes Samuel Hahnemann beruht.

Doch entstehen beim größten deutschen Hersteller von Homöopathika tatsächlich wirksame Medikamente? Oder ist die Verschüttelung hochverdünnter Flüssigkeiten nichts anderes als Schamanismus?

Für die Kritiker ist die Sache klar. So verdammte der Londoner Pharmakologe David Colquhoun kürzlich im hoch angesehenen Wissenschaftsmagazin „Nature" alle „sogenannten alternativen Therapien". Darunter sei die Homöopathie das größte Ärgernis, weil diese angebliche „Medizin" keine Medizin enthält; man habe es eher mit einer „Religion" zu tun.

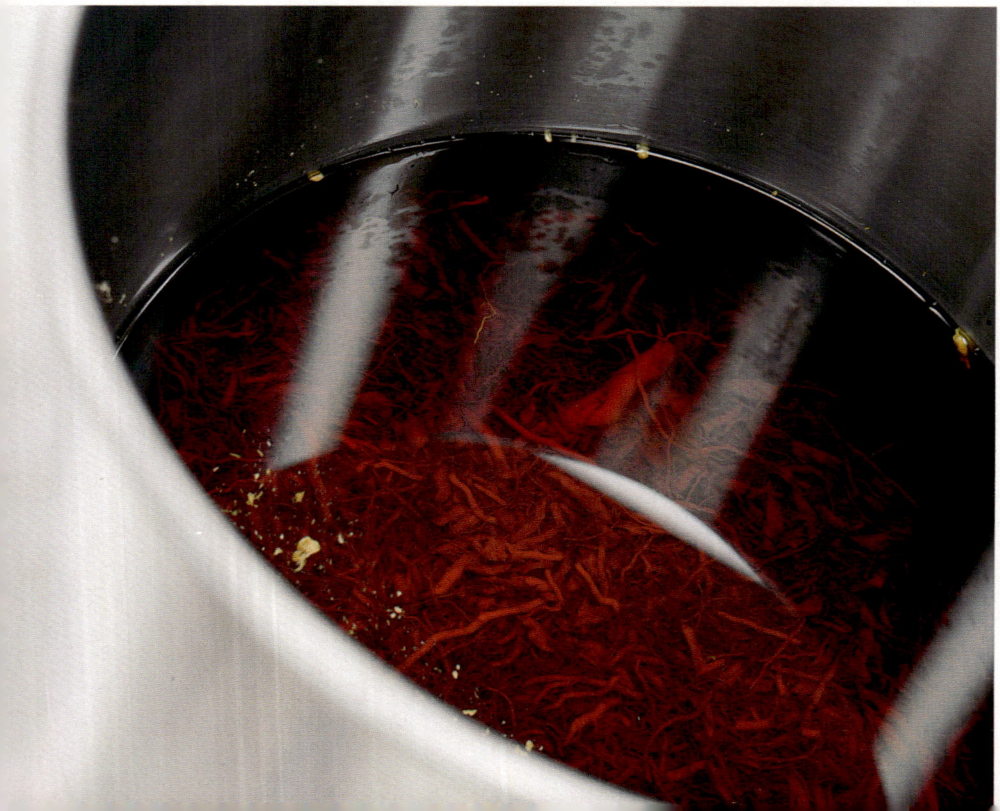

Um ein Präparat herzustellen, werden etwa 20 Tage lang Pflanzenteile (hier zerkleinerte Wurzeln der Waldhortensie) und ein Alkohol-Wasser-Gemisch regelmäßig gerührt – so lösen sich Inhaltsstoffe am besten

DER STREIT um die Homöopathie ist alt. Und tatsächlich sind einige ihrer typischen Eigenarten für den naturwissenschaftlich geschulten Kopf eine Zumutung. Manche der Arzneien etwa werden so lange verdünnt, dass sie kein einziges Molekül des Ausgangsstoffs mehr enthalten. Dennoch kommt es zu unbestreitbaren Behandlungserfolgen. Ein reiner Placebo-Effekt?

In klinischen Studien ließ sich die Wirksamkeit der Homöopathie bislang weder beweisen noch eindeutig widerlegen. Zwar verkündete die renommierte Medizinerzeitschrift „The Lancet" 2005 das „Ende der Homöopathie" – die entsprechende, hochkritische Studie aber wurde kurz darauf wegen ihrer methodischen Mängel selbst von Schulmedizinern angezweifelt.

Etwas später bilanzierte eine Forschergruppe in einer mehr als 300-seitigen Bewertung der Homöopathie: „In der Zusammenschau der Studienergebnisse fanden 20 von 22 Reviews (wiss. Abhandlungen; Red.) zumindest einen Trend zugunsten der Homöopathie." Ihre Wirksamkeit sei als „wahrscheinlich" zu bezeichnen.

Das Problem der Medizinlehre: Sie steht dem Prinzip klinischer Wirksamkeitsstudien diametral entgegen. Bei den sogenannten Doppelblinduntersuchungen wissen weder Arzt noch Patient, welcher Proband einen Wirkstoff bekommt und wer ein Place-

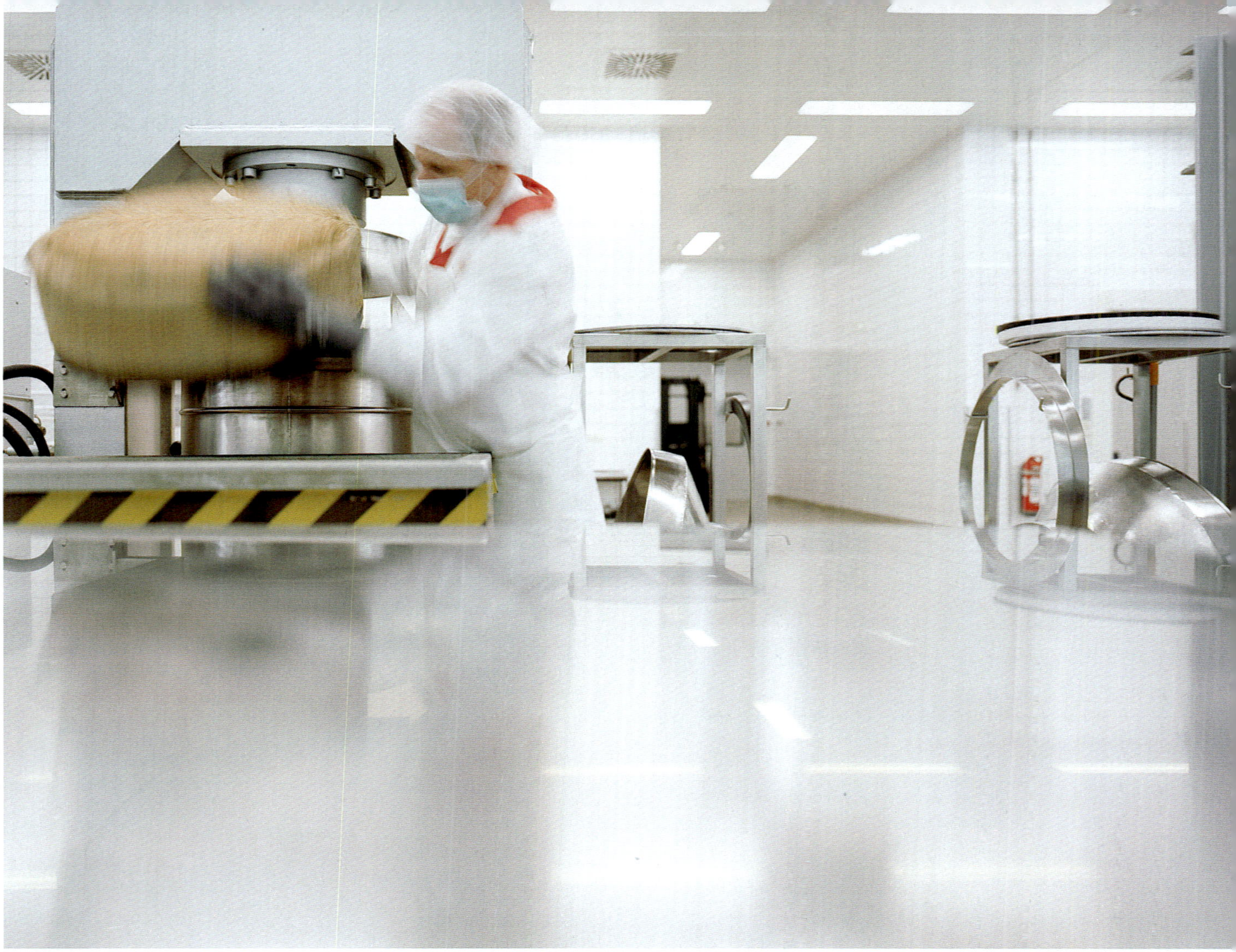

Mithilfe von mechanischen Pressen und Hochdruckfiltern gewinnen Laboranten der DHU den Pflanzenextrakt, die »Urtinktur«. Dann entfernen sie den ausgelaugten Presskuchen, der als Kompost dient

bo. So soll sich zeigen, ob ein Arzneimittel tatsächlich Wirkung hat – unabhängig vom Handeln des Arztes und unabhängig vom jeweiligen Patienten.

Samuel Hahnemann, der die Homöopathie Ende des 18. Jahrhunderts begründete, hatte seine Behandlung dagegen radikal auf den *einzelnen* Patienten zugeschnitten; selbst bei ähnlichen Symptomen bekommen Kranke mitunter ganz unterschiedliche Medikamente verschrieben – was die Durchführung einer aussagekräftigen Doppelblindstudie extrem schwierig macht.

In gewisser Weise war Hahnemann seiner Zeit voraus. Hatte vorweggenommen, wovon Genmediziner heute träumen: schon vor dem Beginn einer Behandlung zu klären, ob ein spezielles Medikament einem bestimmten Patienten tatsächlich helfen wird, und welche Dosis die richtige ist. Manche Mediziner versuchen heutzutage, so etwas per Chip zu ermitteln – das passende Medikament also aus dem Erbgut-Profil abzuleiten.

Homöopathen dagegen lassen den Kranken ungestört erzählen und stellen dann Dutzende detaillierter Fragen: Sie haben Kopfschmerzen? Wie fühlt sich dieser Schmerz ganz genau an – eher stechend, hämmernd oder klopfend? Geht es Ihnen besser bei Ruhe oder Bewegung, bei Wärme oder Kälte, morgens, abends oder mittags? Ist die Verdauung regelmäßig? Wie steht es um den Schlaf?

Zu dieser Anamnese gehört auch die Erfassung seelischer Zustände. Manche Fragen würde auch ein Hausarzt stellen, andere sind aus naturwissenschaftlicher Sicht eher unerheblich – etwa, welche Art Süßigkeiten der Patient nicht mag. Aus den Antworten auf diese Befragung ziehen die Homöopathen dann ihre Schlüsse für das individuell jeweils richtige Heilmittel.

Dabei arbeiten sie auch heute noch nach der von Samuel Hahnemann formulierten „Simile"-(Ähnlichkeits-)Regel. Demnach soll der Arzt dasjenige Arzneimittel wählen, das bei gesunden

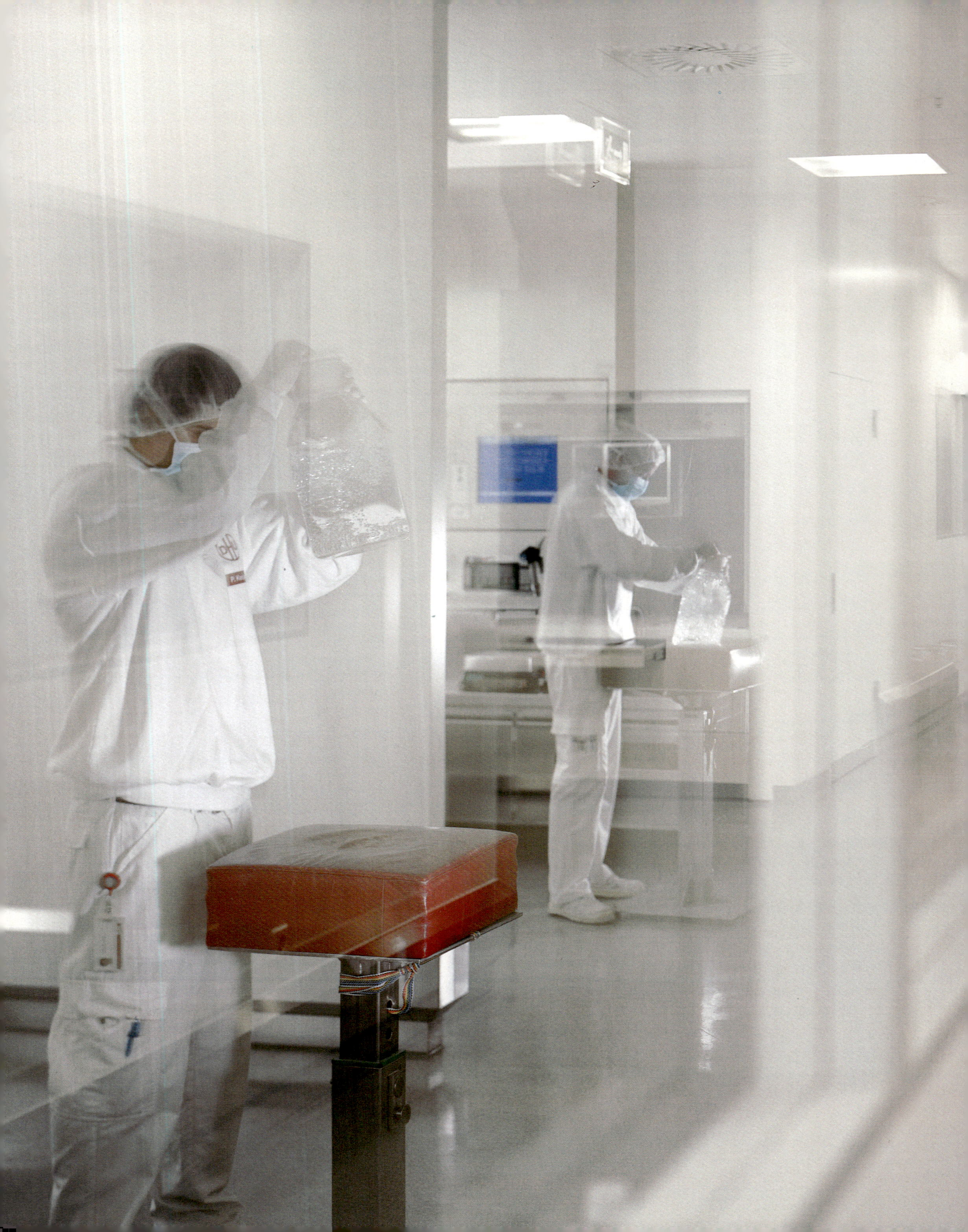

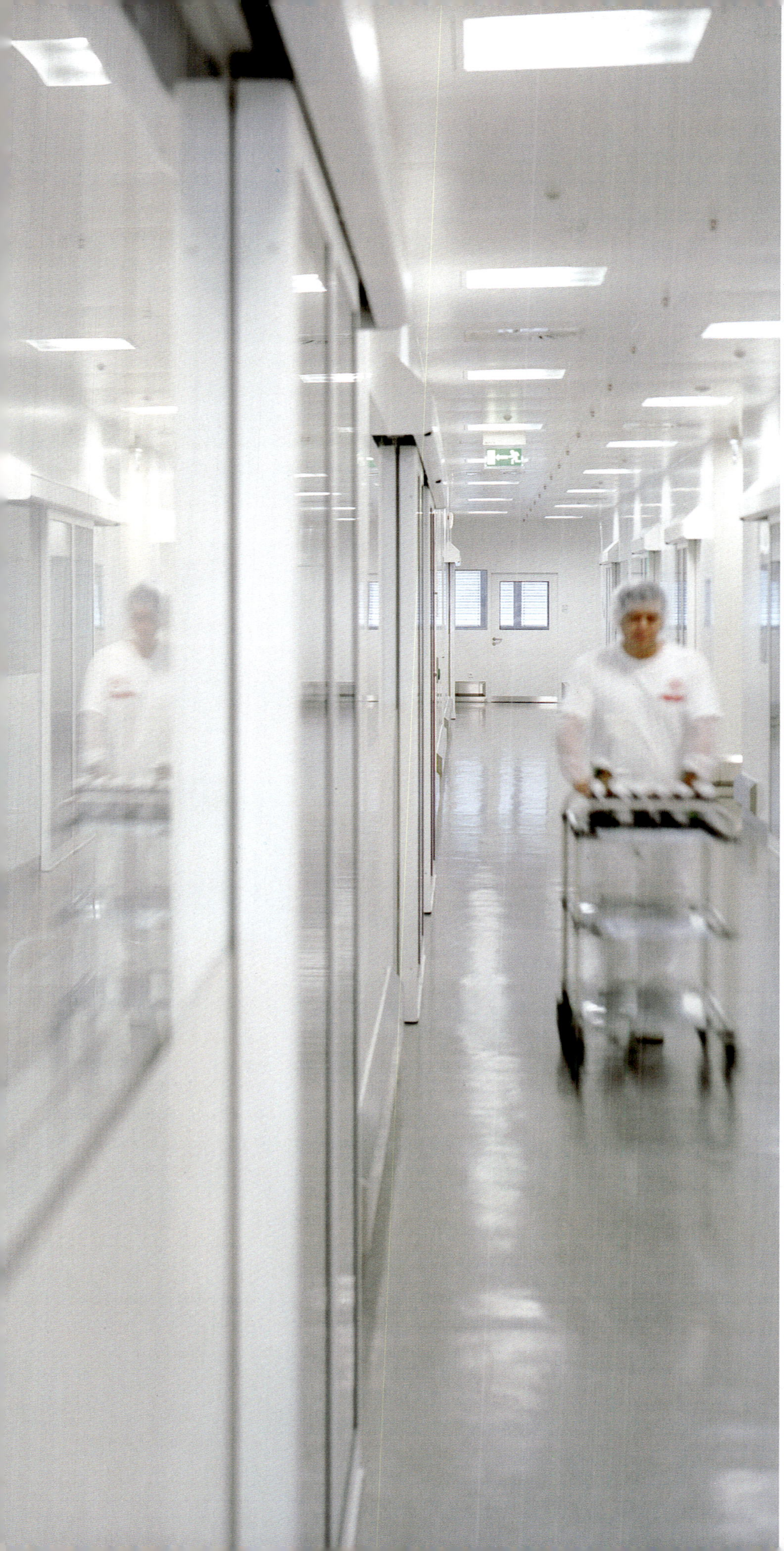

Menschen eine „ähnliche“, künstlich ausgelöste Krankheit erzeugt. Auf diese Idee war Hahnemann – ein Arzt und Chemiker, der Patienten aus vielen Teilen Europas behandelte – gekommen, als er sich 1790 mit einer Theorie zur Heilwirkung von Chinarinde bei Malaria auseinandersetzte. Demnach beruhe der therapeutische Effekt auf einer „magenstärkenden Kraft“. Weil ihm dies nicht plausibel erschien, schluckte Hahnemann „des Versuchs halber etliche Tage zweimal täglich jedesmal vier Quentchen gute China“. Daraufhin beobachtete er an sich Malariasymptome.

Hahnemann testete so rund 300 weitere Arzneistoffe, auch an Familienangehörigen und über Jahre hinweg an Schülern. „Und siehe! Die genau beobachteten Symptome, die sie hervorbrachten, stimmten zur Verwunderung mit den Symptomen der Krankheitszustände überein, die sie leicht und ohne Rückfall heilen konnten.“

Weit über 1000 Stoffe pflanzlicher, mineralischer oder tierischer Herkunft haben Homöopathen seither in solchen Selbstversuchen geprüft, von Arnika bis Zaunrübe, von Arsen bis Zink, von Biene bis Sepia (Tintenfisch). Die jeweils auftretenden Symptome werden dokumentiert und ergeben das jeweilige „Arzneimittelbild“.

ZUM BEISPIEL ARNIKA, eine alte Heilpflanze mit giftigen Inhaltsstoffen, ein beliebtes homöopathisches Medikament bei Quetschungen, Verstauchungen und Prellungen. Die homöopathischen „Arzneimittellehren“ verzeichnen mehrere Hundert Symptome, die das Wohlverleih (*Arnica montana*) erzeugt und gegen die es eingesetzt werden kann. Etwa: „Ein gleichsam lähmiger Schmerz in allen Gelenken.“ Oder: „Die

Mitarbeiter verdünnen beim »Potenzieren« die Urtinkturen schrittweise im Verhältnis 1 : 10 oder 1 : 100 mit einer Ethanol-Lösung – die Mischungen in den Flaschen schlagen sie dann je zehnmal auf ein Lederkissen

Kopfhaut bis zu den Augenbrauen liegt fest auf dem Schädel auf und ist fast unbeweglich." – „Husten, welcher Zerschlagenheit aller Rippen erzeugt." – „Trockne Hitze im Gesichte gegen Abend bis hinter die Ohren."

Nach homöopathischer Vorstellung ist jeder Krankheitsfall durch eine individuelle Kombination von Symptomen gekennzeichnet. Die Suche nach dem passenden „Simile" erfolgt – etwa bei einer 35-jährigen Frau mit starken Kopfschmerzen und Gedanken an den Tod – vereinfacht so: Der Homöopath kategorisiert körperliche und seelische Symptome, unter anderem in die Bereiche „Gemüt" (z. B. „sorgt sich um das Zuhause", „kann sich schlecht konzentrieren"), „Kopf" (z. B. „Druck an der Schädelbasis", „Schwindel in warmen Räumen") oder „Schlaf" (z. B. „schreckliche Träume").

Dann schaut er in die Arzneimittellehren und notiert die zu den Symptomen zur Verfügung stehenden Präparate. In dem Fall der 35-jährigen Frau deckt das Mittel Lycopodium (Bärlapp) alle Symptome ab – es ist demnach das Präparat der Wahl.

Finden sich mehrere infrage kommende Mittel, muss der Homöopath den Fall noch detaillierter „individualisieren". Dafür bezieht er weitere Symptome wie etwa „besser an frischer Luft" ein – bis sich eine eindeutige Empfehlung für ein Mittel ergibt. Sich in diesem Dickicht zurechtzufinden, setzt viel Erfahrung voraus und kostet Zeit.

Anders als die Schulmediziner, die Krankheiten einzelnen Organen zuordnen – der Patient gilt bei ihnen als nieren- oder leber- oder lungenkrank –, betrachten Homöopathen Fehlfunktionen von Organen nicht als Ursache, sondern als Folge der eigentlichen Erkrankung. In der sah Hahnemann einen „dynamisch veränderten Zustand" des ganzen Menschen – eine Sichtweise, die auch viele Schulmediziner anspricht. In Deutschland tragen mehr als 5000 von ihnen die Zusatzbezeichnung „Arzt für Homöopathie", doppelt so viele wie noch vor 15 Jahren.

Die Frage bleibt jedoch, wie genau es einem Homöopathen gelingt, sei-

Im »Vorpotenz-Schrank« lagern gut 1400 Ausgangsstoffe für Präparate – die meisten sind aus Pflanzen gewonnen, manche aus Mineralien und einige auch aus Substanzen tierischen Ursprungs

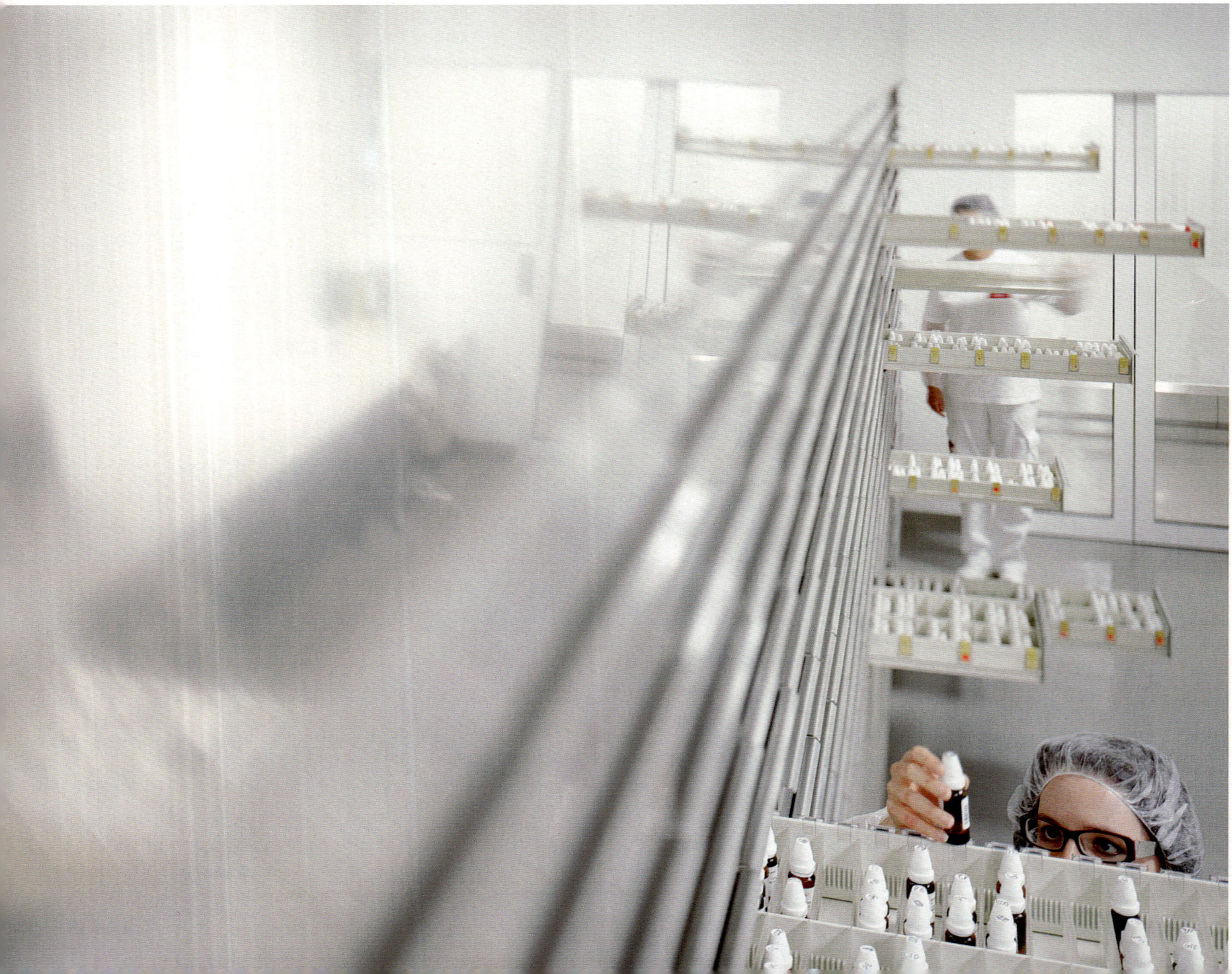

nen Patienten zu helfen. Eine wichtige Rolle spielt zweifellos die ausführliche Anamnese, das intensive Gespräch. Aber Homöopathie wirkt auch bei Neugeborenen und Säuglingen, in der Veterinärmedizin, bei Hunden und Vögeln, bei Pferden und Kühen.

Alles nur eine Frage der intensiven Zuwendung? Oder haben die „Zuckerpillen" und Verdünnungen tatsächlich eine vom Handeln des Arztes unabhängige Wirkung? Und was enthalten diese Mixturen eigentlich?

DIE ZAHL der Ausgangsstoffe für die Medikamentenherstellung geht in die Tausende. Überwiegend sind es Pflanzen, etwa Eisenhut (Aconitum), Ringelblume (Calendula), Weißdorn (Crataegus), Augentrost (Euphrasia) oder Lebensbaum (Thuja).

Rund 550 Arten wachsen auf einem nach den Regeln des ökologischen Landbaus zertifizierten Gelände der Deutschen Homöopathie-Union (DHU) in Staffort, einige Kilometer außerhalb von Karlsruhe. Nach der Ernte werden die Pflanzen maschinell zerkleinert, danach in Edelstahlbehältern mit einer Wasser-Alkohol-Lösung aufgegossen. Rund 20 Tage später pressen Laboranten den Sud ab und filtrieren ihn. Das Ergebnis sind hochkonzentrierte „Urtinkturen".

Mineralische Ausgangsstoffe wie Kalzium, Schwefel, Arsen oder Phosphor sind hingegen in Alkohol oder Wasser oftmals nicht löslich. Sie werden in „Verreibungsmühlen" pulverisiert, mit Milchzucker versetzt und schließlich mit Alkohol und Wasser aufgegossen.

Die Urtinkturen können als Fertigarznei abgefüllt werden, meist aber dienen sie als Basis für die sogenannte Potenzierung. Homöopathen sprechen von „D"- und „C"-Potenzen, wenn sie die Arzneien im Verhältnis von 1:10 („D" nach lat. *decem*) oder im Verhältnis von 1:100 („C" nach lat. *centum*) verdünnen.

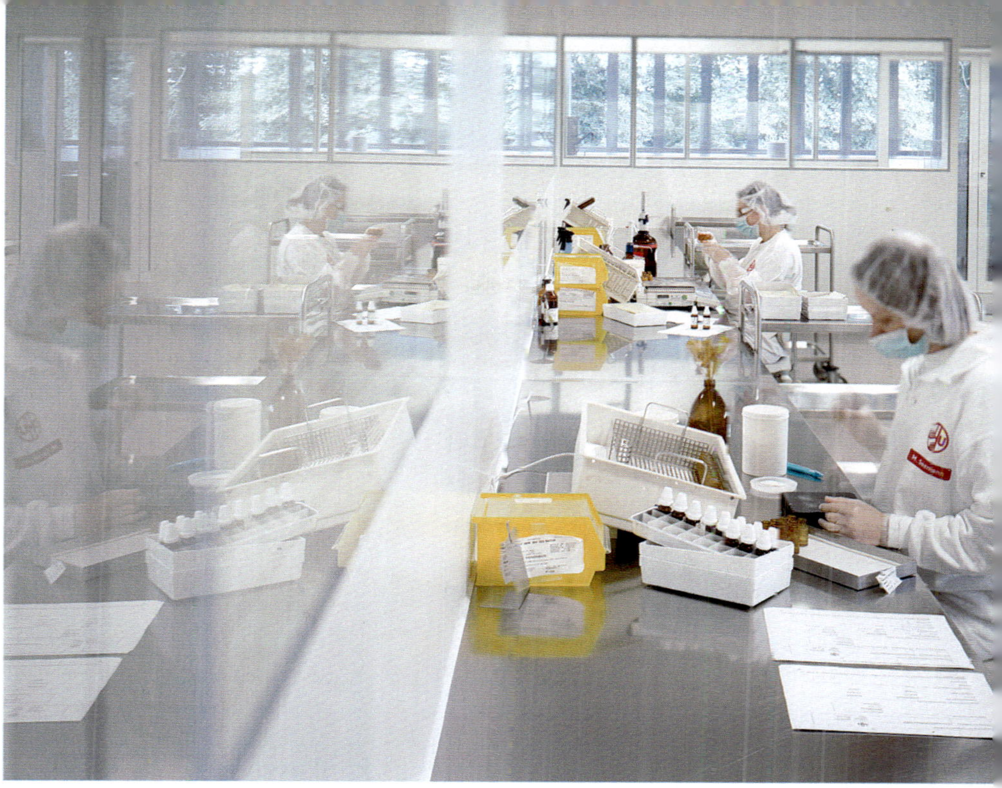

Allein 25 Mitarbeiterinnen sind damit beschäftigt, aus den Ausgangsverdünnungen Medikamente für einzelne Patienten anzufertigen – rund 400 solcher Kleinstsendungen verlassen pro Tag das Werk

Beim jeweils nächsten Schritt geht man im Prinzip vor wie auf der vorherigen Stufe: Jeweils ein Teil „D 1" oder „C 1" wird mit neun oder 99 Teilen eines Alkohol-Wasser-Gemischs aufgegossen, die Lösung wie zuvor schon zehnmal auf ein Lederkissen geschlagen.

Ergebnis: „D 2" beziehungsweise „C 2". Und so weiter, bis hin zu den „Hochpotenzen", die einige Hundert oder gar Tausend Mal auf das Lederkissen geprallt sind. Mit den Verdünnungen werden dann auch kleine Kügelchen aus Rohrzucker benetzt („imprägniert"), die Globuli, die danach in rotierenden Kesseln trocknen.

Rechnet man alle Darreichungsformen und Potenzen zusammen, umfasst das Sortiment der DHU rund 400 000 Arzneien. Die 16 000 gängigsten hat das Unternehmen ständig auf Lager, alle anderen werden auf Bestellung innerhalb weniger Tage produziert. Die Glaskolben für diese „Individualfertigungen" fassen nur zehn Milliliter, und auch sie müssen für jeden Potenzierungsschritt zehnmal auf ein Lederkissen geschlagen werden.

In der Kategorie der niedrigen Potenzen sprechen selbst Gegner der Homöopathie den Medikamenten die Möglichkeit einer biologischen Wirkung nicht generell ab. Sie enthalten noch genügend Moleküle der Urtinktur, dass ein Effekt gemäß dem „Schlüssel-Schloss-Prinzip" vorstellbar ist, bei dem eine pharmazeutische Substanz an ein Zielmolekül im Körper andockt und dann eine Wirkung entfaltet.

Daher sind Homöopathika auch nicht immer nebenwirkungsfrei. Manche Ausgangsstoffe wie Arsen oder Aconitum, der Blaue Eisenhut, sind sogar so stark toxisch, dass sie überhaupt erst in höheren Verdünnungsstufen verkauft werden dürfen. Andere Präparate können durchaus zu hoch dosiert, zu lange eingenommen oder auch vom Arzt falsch ausgewählt werden.

Daher sehen einige Homöopathen den Trend zur Selbstmedikation kritisch – zumindest, wenn gängige Mittel wie Arnika, Belladonna, Nux vomica,

Chamomilla oder Okoubaka aus der Hausapotheke bei jedem Unwohlsein eingenommen oder Kindern wahllos verabreicht werden. Am Ende hat es der Patient schlimmstenfalls nicht mehr mit seinem ursprünglichen Problem zu tun, sondern mit einem durch das Mittel hervorgerufenen Leiden.

Und das ist nach der homöopathischen Lehre selbst bei den sehr hohen, angeblich besonders wirksamen Potenzen möglich – obwohl rein mathematisch schon eine „D 24"- oder „C 12"-Potenz allenfalls zufällig ein Molekül aus der Urtinktur enthält (siehe Grafik). Verabreicht werden die Medikamente aber in noch weit höheren Verdünnungen von „D 200", „C 1000" oder gar „C 10 000".

VORAUSGESETZT, diese Präparate wirkten tatsächlich: Welche Erklärungen könnte es dafür geben?

Alle Hypothesen laufen darauf hinaus, dass solche Homöopathika ihre Kräfte nicht ihrer chemischen Eigenschaften wegen entfalten, sondern aufgrund einer im Verdünnungsmedium Wasser gespeicherten „Information". So hat das vermeintlich simple Wassermolekül in den vergangenen Jahren Dutzende von „Anomalien" offenbart, die es von anderen Flüssigkeiten unterscheidet. Das hat unter anderem der französische Chemiker Louis Rey, früher Direktor der Forschungsabteilung bei dem Lebensmittelkonzern Nestlé, experimentell nachgewiesen.

Rey beschäftigte sich mit dem Phänomen der „Thermolumineszenz" – der Eigenschaft von Stoffen, unter bestimmten Bedingungen gespeicherte Energie in Form von Licht abzugeben. Bei Salzlösungen entdeckte er, dass die Lumineszenz selbst dann erhalten blieb, wenn er sie so extrem verdünnte, dass sie kein Molekül der ursprünglich vorhandenen Salze enthalten konnten.

Reys Schlussfolgerung: Das Wasser habe sich offenbar „gemerkt", dass es früher einmal Salzwasser gewesen sei.

Ein neues Indiz für ein „Gedächtnis des Wassers"? Dieses Phänomen hatte 1988 bereits der Immunologe Jacques Benveniste postuliert, der Direktor der Forschungsabteilung beim französischen Gesundheits- und Forschungsinstitut Inserm. Doch gelang es ihm nicht, seine These auch zu beweisen.

NEUERE ERKLÄRUNGSVERSUCHE basieren nun auf der Nanoforschung. Aufsehen hat die Entdeckung von „Nanobubbles" erregt: winzigen, fünf bis 80 Nanometer (milliardstel Meter) kleinen Bläschen, die sich bei Turbulenzen im Wasser bilden. Ihre Existenz war lange Zeit umstritten, gilt seit Kurzem jedoch als erwiesen.

Nanobubbles stellen einen neuartigen Materiezustand dar: Sie vereinen in sich die Eigenschaften von Flüssigkeiten und Gasen und sind dabei weitaus stabiler, als Forscher es sich lange vorstellen konnten.

Louis Rey geht davon aus, dass sich bei der Herstellung von Homöopathika durch die heftigen Turbulenzen während der Verschüttelung Milliarden solcher Nanobubbles bilden, die der Flüssigkeit eine Art Stempel aufdrücken könnten. Das allerdings ist bislang reine Spekulation.

Eine weitere Hypothese, vertreten von David Anick von der Harvard Medical School in Boston, richtet sich auf das Siliziumdioxid, den chemischen Hauptbestandteil von Glas. Experimentell nachgewiesen ist, dass aus einem Glasgefäß – durch den Kontakt mit Wasser – Atome oder Moleküle herausgeschlagen werden können. Beim homöopathischen Potenzieren schießt die Flüssigkeit mit immerhin 20 bis 40 Meter pro Sekunde durch den Behälter, baut sich ein Druck von 10 000 Atmosphären auf, vergleichbar jenem im Gestein 30 Kilometer unter der Erde.

Insoweit ist die Annahme, dass Hochpotenzen aus nichts als reinem H_2O bestünden, widerlegt. Blanke Theorie aber ist die Annahme, dass die winzigen Glasbestandteile den Wassermolekülen eine Botschaft mitgeben können, die über alle Verdünnungsstufen weitergereicht wird.

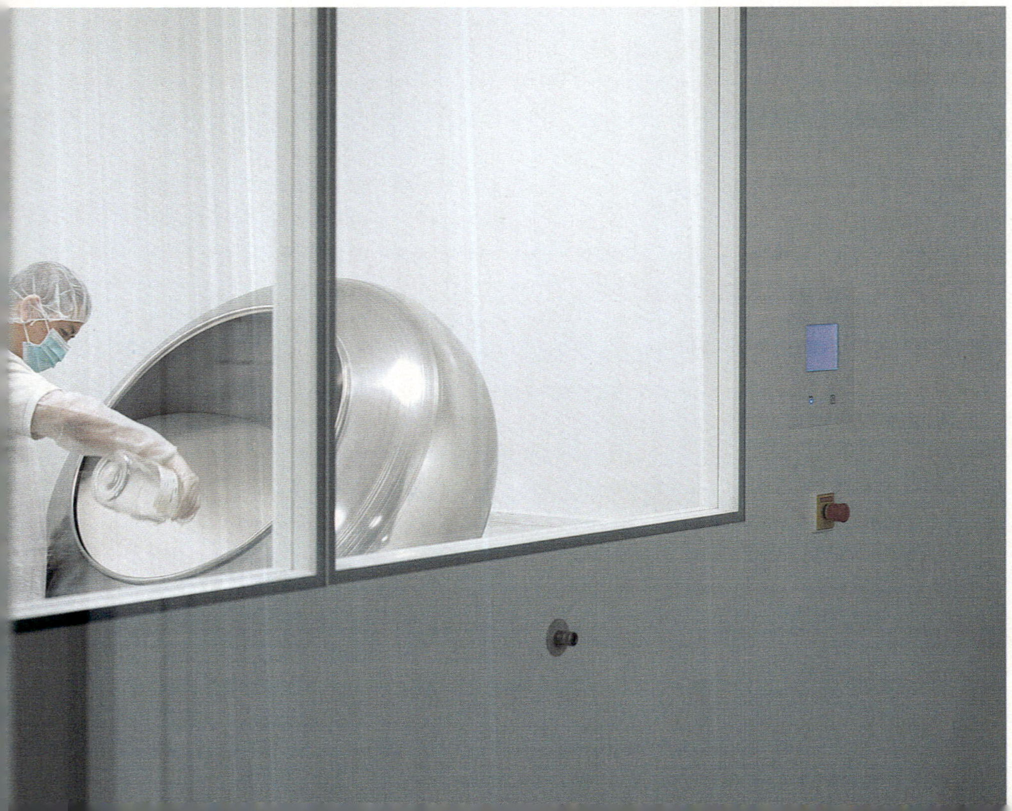

So entstehen Globuli: In einem abgeschirmten Raum beträufelt ein Laborant die Kügelchen aus Rohrzucker mit einer hochverdünnten Arnika-Dilution. Dann werden sie in dem rotierenden Kessel getrocknet

DAS PRINZIP DER »POTENZIERUNG«

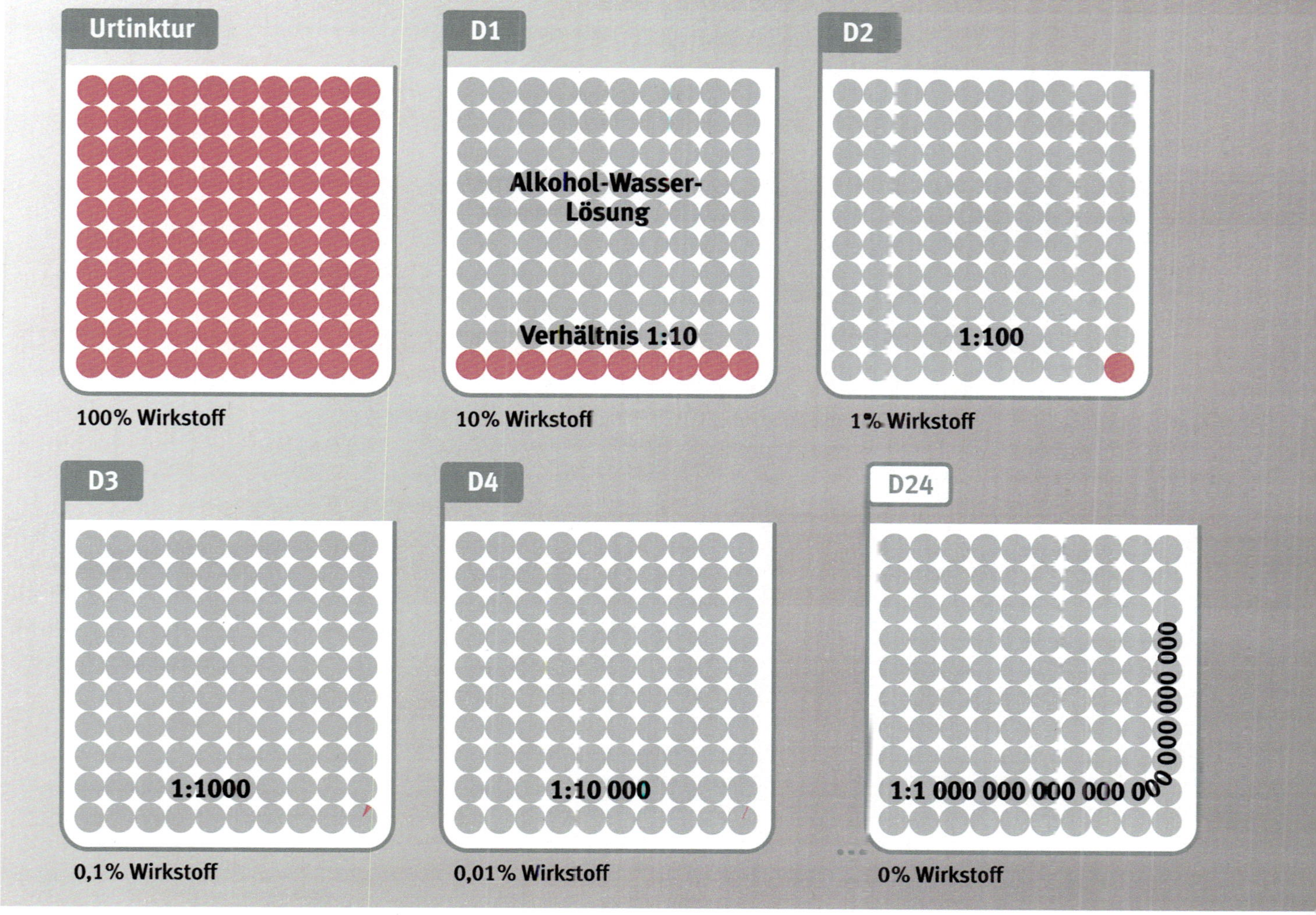

Von 100 auf null: Ab dem Verdünnungsschritt zu D 24 sind rein mathematisch allenfalls noch zufällig Moleküle aus der Urtinktur enthalten. Üblich sind indes auch »Potenzierungen« von D 1000

In den enormen Schwierigkeiten, Ursache und Wirkung aufzuklären, unterscheidet sich die Homöopathie indes nicht grundsätzlich von der Schulmedizin. Beispiel Anästhesie: Bis heute ist nicht im Detail bekannt, wie die Wirkung von Narkosemitteln zustande kommt. Beispiel Impfungen, milliardenfach angewandt, eine der größten schulmedizinischen Errungenschaften: Im Mai 2008 stellten US-Mediziner im Fachmagazin „Science" fest, dass die exakten biologischen Mechanismen der Impfstoffwirkung noch immer ungeklärt sind.

Zudem gibt es Substanzen, die zweifelsfrei in homöopathischen Dosen wirken: die Allergene. Bei Menschen, die zum Beispiel auf Erdnüsse reagieren, können bereits Mengen von weniger als einem Milligramm ausreichen. Bei Mäusezellen lösten sogar schon wenige Pikogramm (0,000000000001 Gramm) von Birkenpollen-, Erdnuss- oder Katzenhaar-Extrakten allergische Reaktionen aus.

Samuel Hahnemann ließ der Streit um seine Medizin recht gleichgültig. Da sich ihre Gesetze „in allen ächten Erfahrungen der Welt beurkundet" hätten, komme es „auf die scientifische Erklärung, wie dieß zugehe, wenig an, und ich setze wenig Werth darauf, dergleichen zu versuchen".

Dabei können es Ärzte und Wissenschaftler im 21. Jahrhundert nicht mehr bewenden lassen. Wohl aber die Patienten, denn für diese gilt noch immer: Wer heilt, hat recht. □

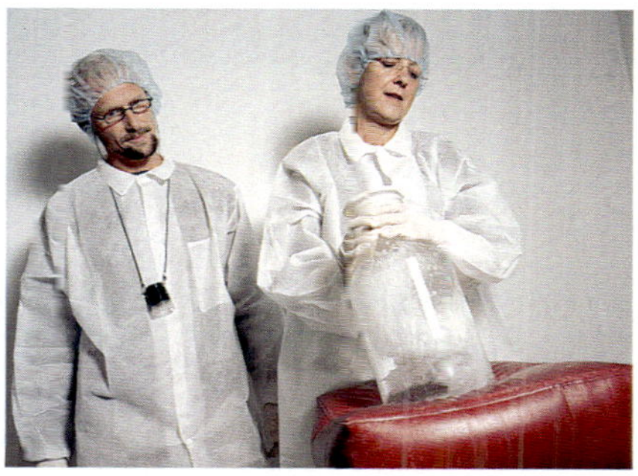

Die Autorin **Dr. Irene Meichsner** und der Fotograf **Marc Steinmetz**, 44, haben bei der Deutschen Homöopathie-Union selbst Hand angelegt – und waren überrascht, wie kraftraubend das zehnfache Heben der kiloschweren Glasflasche ist, und mit welch einer Wucht das Wasser durch den Kolben wirbelt.

PLACEBO-FORSCHUNG

WENN NICHTS

Dürfen Ärzte und Heiler mit Scheinbehandlungen und Scheinmedikamenten arbeiten, dies aber verschweigen? Oder müssen sie offen damit umgehen – in der Gefahr, dass die Wirkung schwindet? Ein ethisches Dilemma, das sich besonders in der Alternativmedizin stellt

VON VOLKER STOLLORZ

Die Idee kam Jennifer Buettner, als sie auf ihre kleine Nichte aufpassen sollte. Das Mädchen war ein wenig hypochondrisch, machte sich ständig Sorgen um seine Gesundheit. Eine Krankenschwester aus der Verwandschaft gab Jennifer Buettner den Rat, ihm eine leichte Schmerztablette zu verabreichen. Buettner hielt das für falsch. Stattdessen schickte sie ihren Mann zur Apotheke, um sich nach Pillen *ohne* Wirkstoff zu erkundigen. Doch der kam mit leeren Händen zurück – so etwas gab es in den USA nicht.

Eine Geschäftsidee war geboren: Im Juni 2008 eröffnete Jennifer Buettner einen Internet-Shop mit dem Namen „Efficacy Brands" (Wirksame Marken) – und bietet dort „Obecalp"-Kautabletten für Heranwachsende an, 50 Stück für 5,95 Dollar. Rückwärts gelesen wird aus Obecalp Placebo (lat.: „Ich werde gefallen"). „Das Kind glaubt, es bekommt eine wirksame Tablette", erklärt Buettner. „Dann übernimmt das Gehirn, und das Kind sagt: Jetzt fühle ich mich schon besser."

IN DER PLACEBO-FORSCHUNG gibt es inzwischen überzeugende Belege dafür, dass auch Tabletten ohne Wirkstoff oft effektiv helfen – bei Kindern wie bei Erwachsenen. Ähnliches gilt für Salben und Spritzen ohne Wirkstoff – und selbst für Scheinoperationen.

Doch eine entscheidende Frage bleibt: Dürfen Eltern ihr Kind täuschen und nur so tun, als ob sie ihm eine wirksame Tablette geben?

Nein, sagen die einen, das Urvertrauen zwischen Eltern und Kindern werde erschüttert, wenn die Täuschung offenbar wird. Ja, die Eltern dürfen so handeln, entgegnen andere: Kinder schluckten viel zu viele Medikamente mit Nebenwirkungen, da sei ein Placebo eine gute Alternative. Und Eltern, die von der Wirkung eines Scheinmedikaments überzeugt seien, würden ihre Kinder nicht einmal belügen, wenn sie etwa sagen: „Ich gebe dir jetzt diese Tablette, dann wird es dir bald besser gehen."

Wenn sich schon im Verhältnis zwischen Eltern und Kindern die Frage nicht einfach beantworten lässt, ob es vertretbar ist, Placebos zu verabreichen – was heißt das erst für das Verhältnis zwischen Arzt und mündigem Patient? Einerseits verlangt die Aufklärungspflicht vom Arzt ein hohes Maß an Ehrlichkeit und Respekt vor einem Patienten. Andererseits soll er diesem so gut wie möglich helfen – und laut Umfragen setzt mehr als jeder zweite Arzt immer mal wieder Placebos ein.

Das bringt im Praxisalltag ein Dilemma mit sich – für die herkömmliche Medizin, vor allem aber für die Alternativmedizin. Denn zu den Placebo-Effekten zählen neben der Verabreichung wirkstoffloser Pillen auch die Rituale einer Behandlung und die Zuwendung des Arztes. So etwas spielt zwar auch für Schulmediziner eine wichtige Rolle (etwa in Form des weißen Kittels), noch mehr jedoch für Heilkundler oder gar Schamanen.

Man könnte die Alternativmedizin sogar als ein System beschreiben, das bei der Erzeugung von Placebo-Effekten extrem erfolgreich ist, sagt etwa der US-Forscher Ted Kaptchuk. Er untersucht seit Jahren die genaue Wirkungsweise der Akupunktur. Demnach

»Ein Arzt, der keinen Placebo-Effekt auf Patienten ausübt, sollte besser Pathologe werden«

ist es bei bestimmten Krankheitsbildern gleichgültig, ob ein Akupunkteur die angeblich so wichtigen Meridianpunkte trifft oder beliebige Körperstellen. Mehr noch: Es kommt nicht einmal darauf an, ob der Patient tatsächlich gepikst wird oder ihm lediglich Scheinnadeln das Gefühl vermitteln, die Haut sei durchstochen worden.

Als entscheidend für die Wirksamkeit – und die gibt es, wie Kaptchuk ebenfalls festgestellt hat, ganz eindeutig – haben sich der festgelegte Ablauf der Behandlung und vor allem die intensiven Gespräche mit dem Patienten erwiesen. Etwa wenn der Therapeut glaubhaft Hoffnung auf Besserung vermittelt und den Patienten wissen lässt, wie viele positive Erfahrungen er mit Akupunktur bereits gemacht habe.

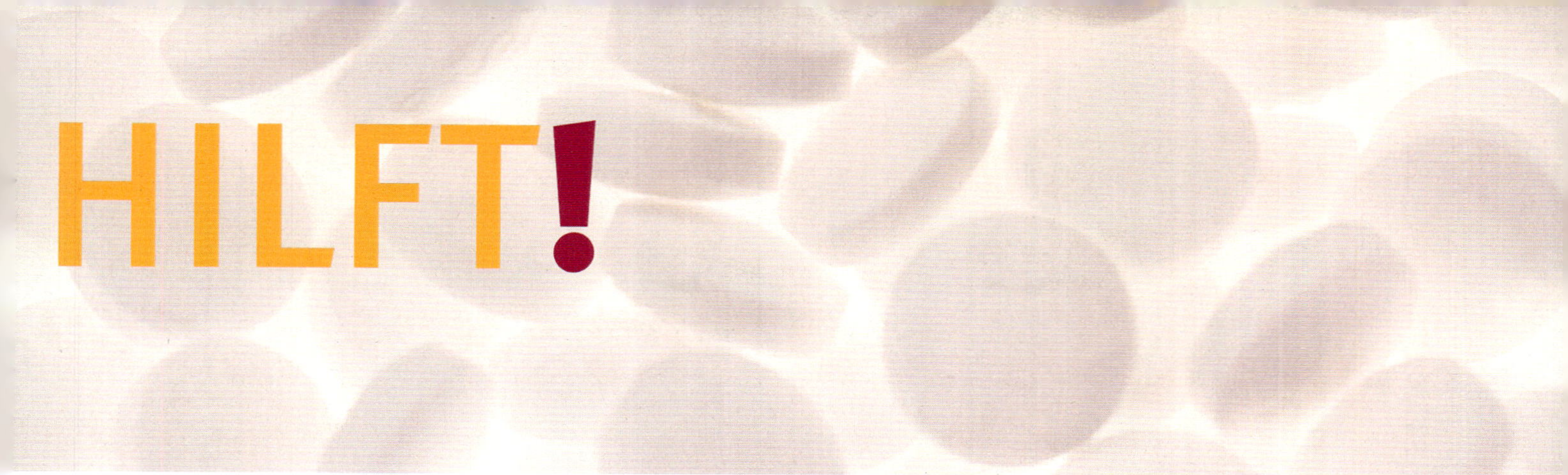

HILFT!

Ähnliches gilt vermutlich für etliche alternativmedizinische Behandlungen. Aber ist es dann eine Täuschung oder gar Lüge, wenn Therapeuten ihren Patienten versichern, genau diese Behandlung könne ihnen gut helfen – selbst wenn sie dabei womöglich ausschließlich auf Placebo-Effekte setzen?

Und wie ist dies Verhalten bei der Gabe einiger pflanzlicher Medikamente und homöopathischer Mittel zu beurteilen, die allenfalls eine geringe spezifische Wirksamkeit haben? Wenn doch andererseits als gesichert gilt, dass ein mit detaillierten Handlungsanweisungen verabreichtes Placebo mitunter sogar besser helfen kann als ein wirksames Medikament, das einem Patienten nur wortlos in die Hand gedrückt wird?

FÜR EDZARD ERNST, Professor für Komplementärmedizin an der englischen Universität Exeter (siehe auch S. 75), ist das kein Argument dafür, Patienten wirksame Medikamente vorzuenthalten: „Gute Ärzte brauchen kein Placebo, um einen Placebo-Effekt auszulösen.“ Der Einsatz von Zuckerpillen, warnt Ernst, münde in eine Kultur der Lüge, die die moderne Medizin überwunden haben sollte.

Geboten sei es, nachweislich wirksame Medikamente zu verabreichen, über deren Heilkraft ein Arzt seine Patienten ehrlich und mitfühlend aufkläre – so etwas habe ebenfalls einen Placebo-Effekt: quasi als kostenloser „Bonus“.

Eine entgegengesetzte Haltung vertritt der Placebo-Forscher Fabrizio Benedetti von der Universität Turin. Für ihn geht es im Praxisalltag vor allem um die Frage, „wie, wann und mit welchen Absichten ein Arzt seine Patienten täuscht“. Zwar müsse jeder Patient die nachweislich wirksamste Therapie erhalten. Wenn aber der Arzt selbst vom Nutzen eines Placebo-Einsatzes überzeugt sei, sehe er das als harmlose Täuschung.

Eine schonungslose Aufklärung hält Benedetti ohnehin nicht in allen Fällen für heilsam: „Für den Arzt ist ein Verschweigen nicht immer gleich eine Lüge, manchmal ist es ärztlich sogar geboten.“ Eine genaue Aufklärung sei manchmal „eher schädlich für die Genesung des Patienten und damit ein Kunstfehler“. Beipackzettel etwa, die Patienten über jede noch so unwahrscheinliche Nebenwirkung informieren, führten mitunter dazu, das eben diese Nebenwirkung eintritt.

Viele Mediziner und Patienten mögen sich intuitiv dagegen sträuben – aber sind „Placebo-Effekte“ nicht letztlich auch eine Umschreibung für eine gelungene Arzt-Patienten-Beziehung?

Denn besonders groß sind solche Wirkungen, wenn die Erwartungen des Patienten hoch sind und das Weltbild des Arztes mit dem des Patienten übereinstimmt. Und so gelingt es vor allem Heilpraktikern und Naturheilkundlern oft höchst effektiv, die Selbstheilungskräfte ihrer Patienten zu stimulieren.

Das aber sollte eigentlich das Ziel allen medizinischen Handelns sein. Ganz im Sinne eines Bonmots des britischen Neurologen Nat Blau: „Ein Arzt, der keinen Placebo-Effekt auf seine Patienten ausübt, sollte besser Pathologe werden.“

IHRE STÄRKEN können Placebo-Pillen demnächst womöglich auf einem weiteren Feld beweisen. Darauf deutet das Ergebnis eines Experiments des Medizinpsychologen Manfred Schedlowski von der Universität Duisburg-Essen hin: 34 Mediziner als Testpersonen bekamen drei Tage lang alle zwölf Stunden das Immunsuppressivum Cyclosporin A verabreicht, immer zusammen mit einem bitter schmeckenden Getränk. Die Abwehrkräfte der Probanden ließen daraufhin erwartungsgemäß nach, denn das Mittel soll normalerweise nach einer Organtransplantation die Abstoßung des neuen Gewebes verhindern

Nach einigen Tagen erhielten die Probanden das Getränk dann statt mit Cyclosporin A mit einem Placebo verabreicht – und die Abwehrkräfte blieben weiterhin niedrig. Ein klassischer Fall von Konditionierung, wie beim „Pawlowschen Reflex“. Forscher hoffen, dass sich auf diese Weise die Medikamentendosis bei einigen Erkrankungen stark reduzieren lässt. □

PFLANZENHEILKUNDE

AUF DER JAGD NACH FRISCHEN DROGEN

Einmal im Jahr treffen sich Apotheker und Ärzte in der Schweizer Bergwelt zum »Grundkurs Phytotherapie«. Sie graben Blutwurz und Brennnessel aus, kosten bittere Weidenrinde und üben sich in der Herstellung von Tinkturen und Gels – damit das uralte Menschheitswissen um heilkräftige Substanzen nicht verloren geht

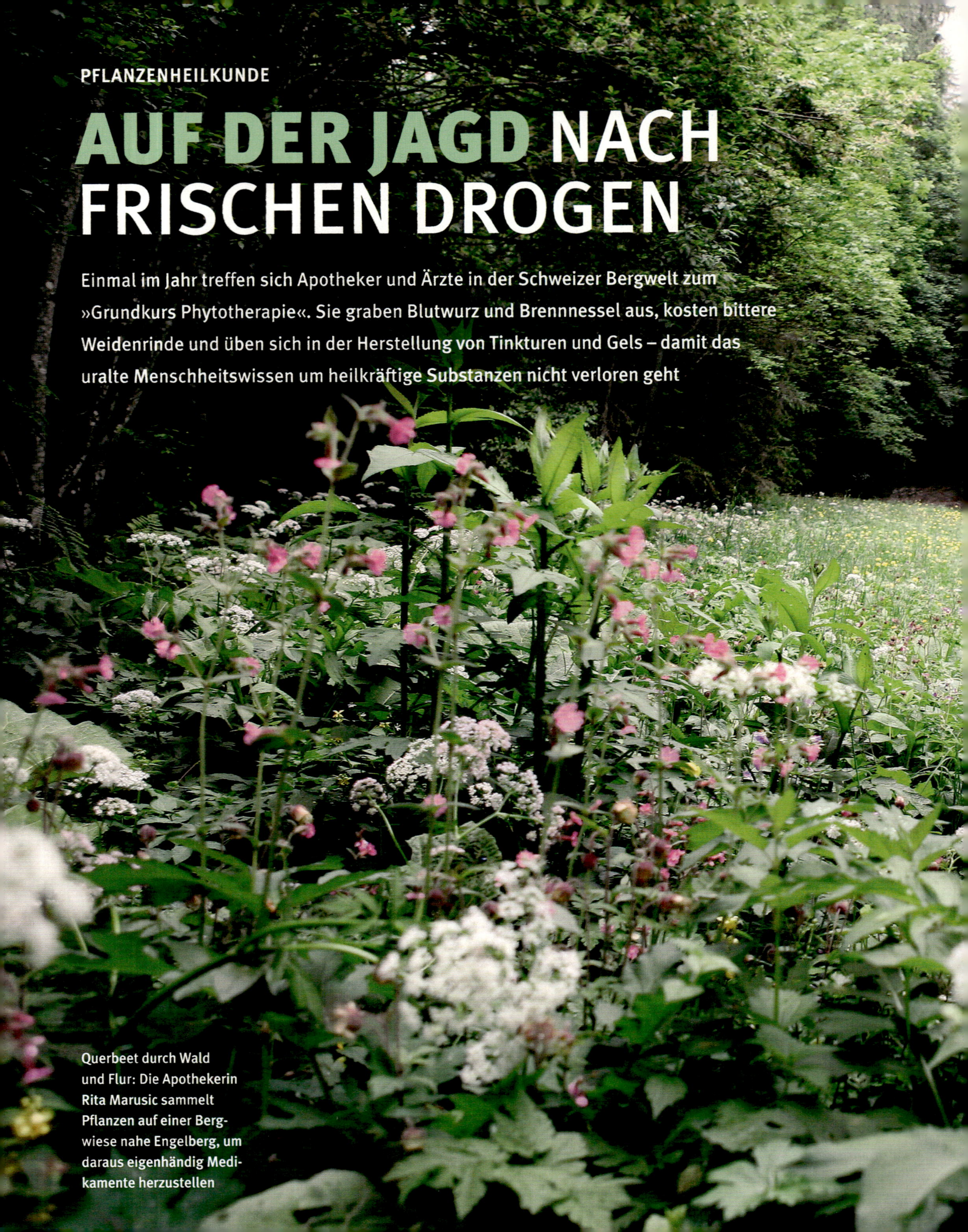

Querbeet durch Wald und Flur: Die Apothekerin Rita Marusic sammelt Pflanzen auf einer Bergwiese nahe Engelberg, um daraus eigenhändig Medikamente herzustellen

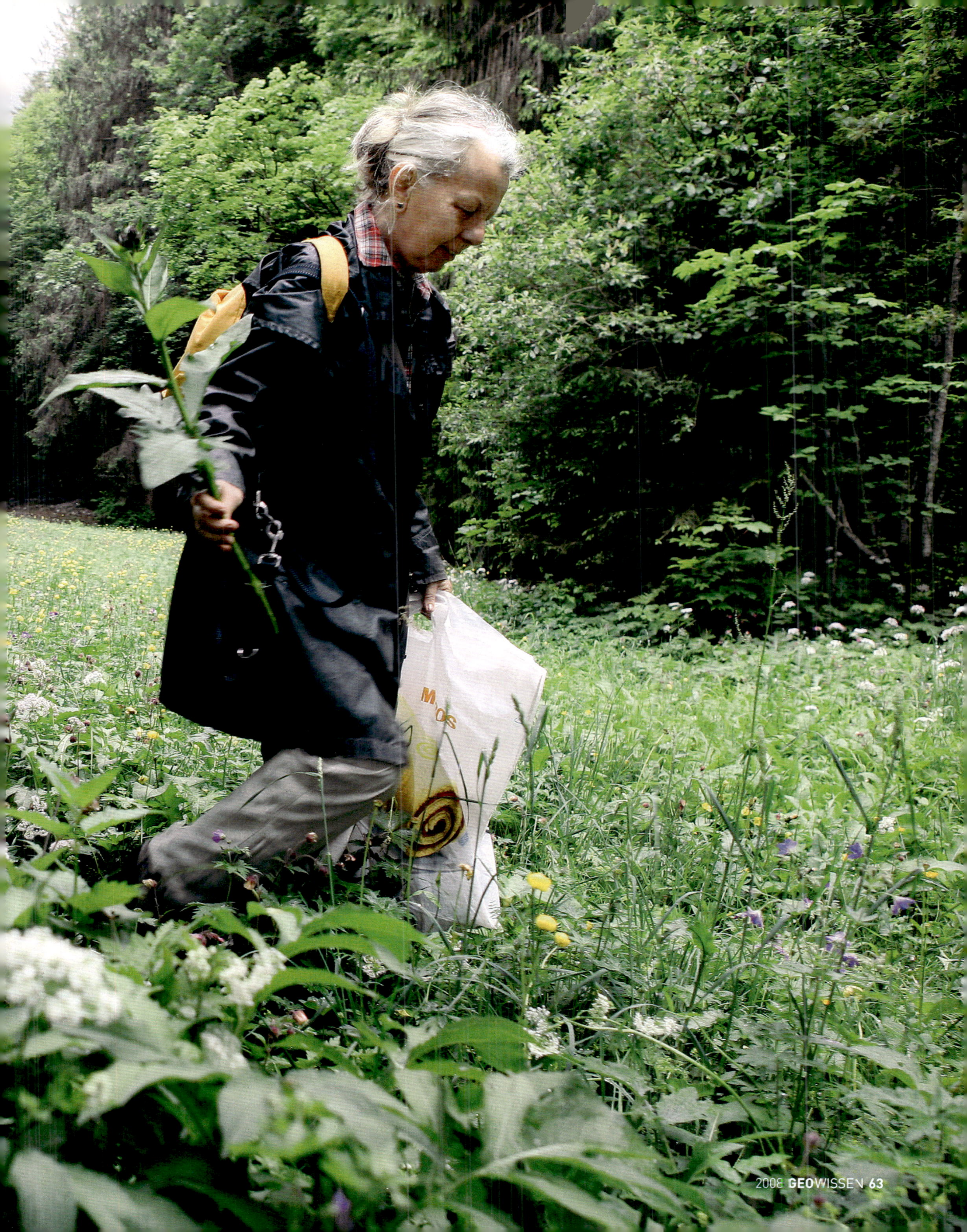

VON FRED LANGER (TEXT) UND
MARKUS BÜHLER-RASOM (FOTOS)

Das Hotel „Edelweiss" ist ein ehrwürdiger Betrieb in Engelberg – Jagdtrophäen und historische Fotografien erinnern an die guten alten Zeiten, die weitläufige Terrasse bietet einen prächtigen Ausblick auf die Dreitausender der Zentralschweiz. Normalerweise.

An diesem Tag aber verwandeln tief hängende Wolken das Haus in ein Nebelschloss. Es ist nasskalt, windig, und auf der Terrasse tun sich seltsame Dinge: Fröstelnd, aber hoch konzentriert hantiert ein Dutzend Gestalten an Kesseln, Kanistern und Kolben, arbeitet mit Lösungen und Tinkturen. Proben werden gezogen und prüfend gegen das fahle Licht gehalten, man rechnet und wiegt. Die Touristen aus den USA, die im Hotel auf Sonnenschein warten, blicken verwundert hinaus auf das Treiben, doch niemand traut sich zu fragen. Eine Alchemistenküche vor alpiner Kulisse?

Nein, ein improvisiertes Drogenlabor. Das wird hier einmal jedes Jahr aufgebaut, im Juni, wenn die „Schweizerische Medizinische Gesellschaft für Phytotherapie" (Pflanzenheilkunde) Apotheker, Ärzte und Veterinäre zum Fortbildungskurs lädt.

Drogen – das sind für Phytotherapeuten all jene pflanzlichen Stoffe, die sich als Arzneimittel eignen. Und weil bei deren Verarbeitung intensive Gerüche und mitunter schwer zu entfernende Flecken entstehen, findet dieser praktische Kursteil vorsichtshalber auf der Terrasse des Hotels statt.

„Die pharmazeutische Verarbeitung von Arzneipflanzen" lautet dieser Teil des Seminars. Einige Teilnehmer lernen gerade Extraktionsverfahren – also wie man Wirkstoffe aus der Pflanze herausholt. Die Referentin füllt frischen Salbei in eine Küchenmaschine, die das Kraut unter lautem Röhren häckselt. Dann löffelt sie das Rohmaterial in einen Perkolator; das Gerät

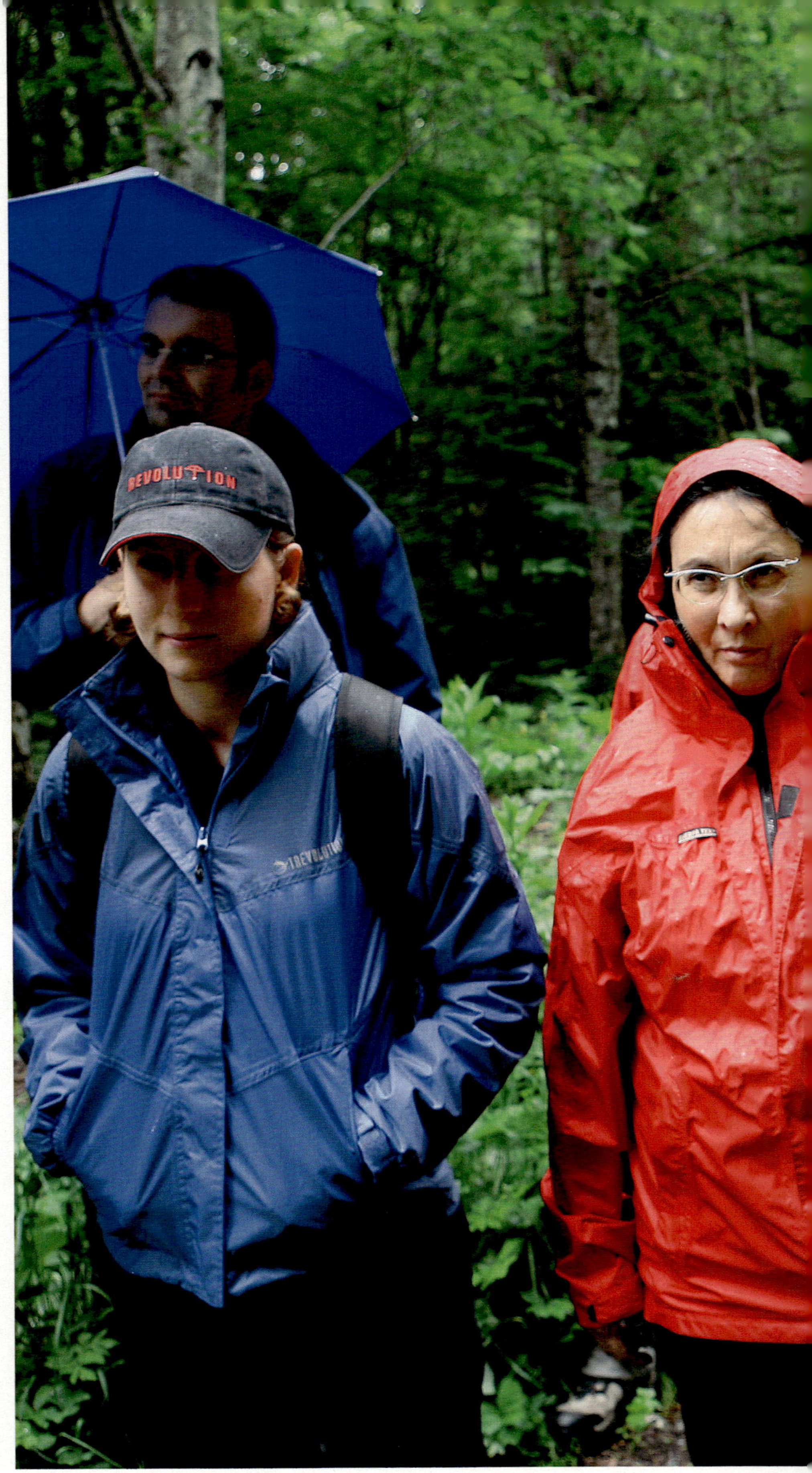

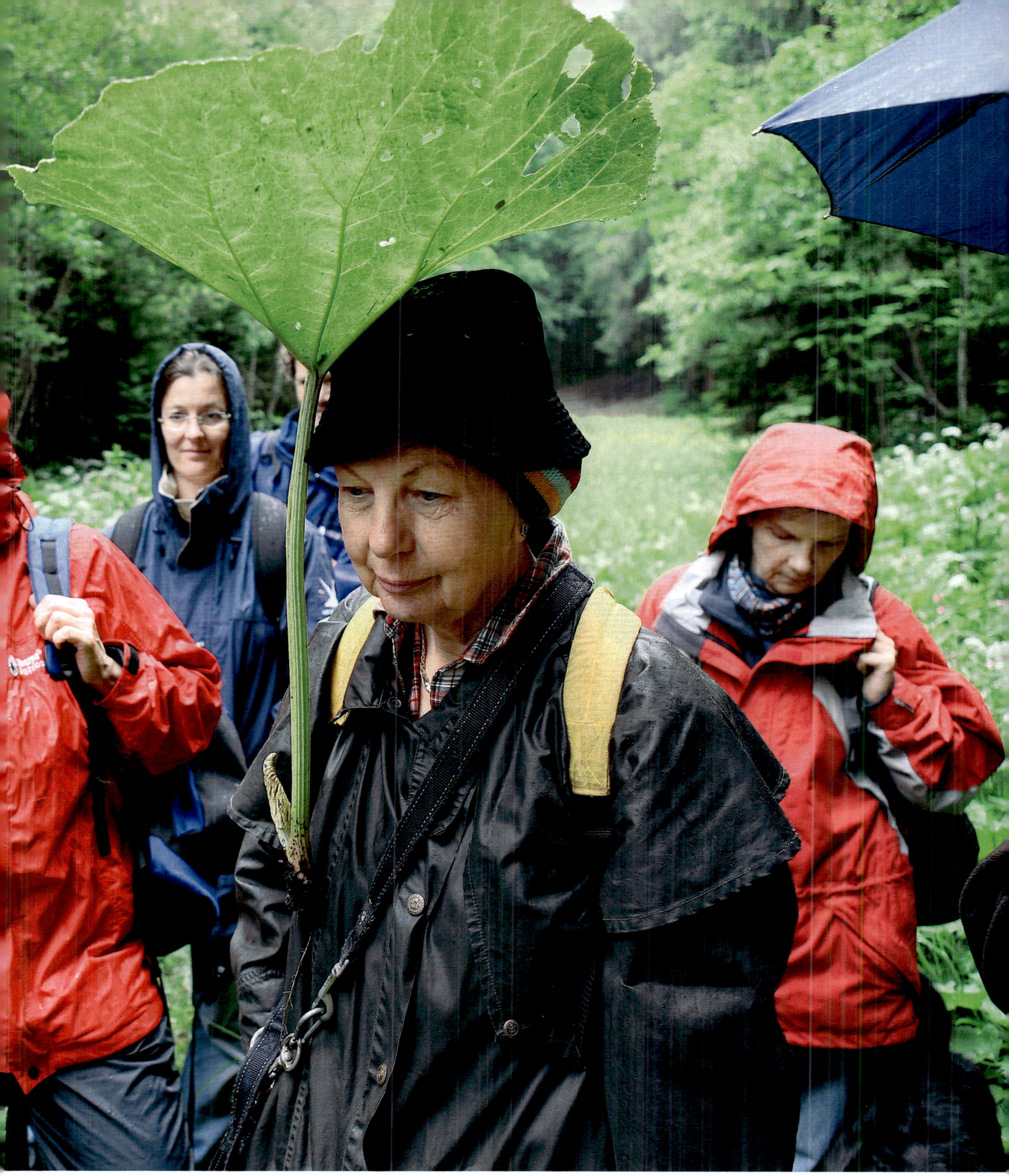

Die Inhaltsstoffe der Pestwurz sollen gegen Kopfschmerzen und Husten helfen. Und ihre ausladenden Blätter schützen vor Regen

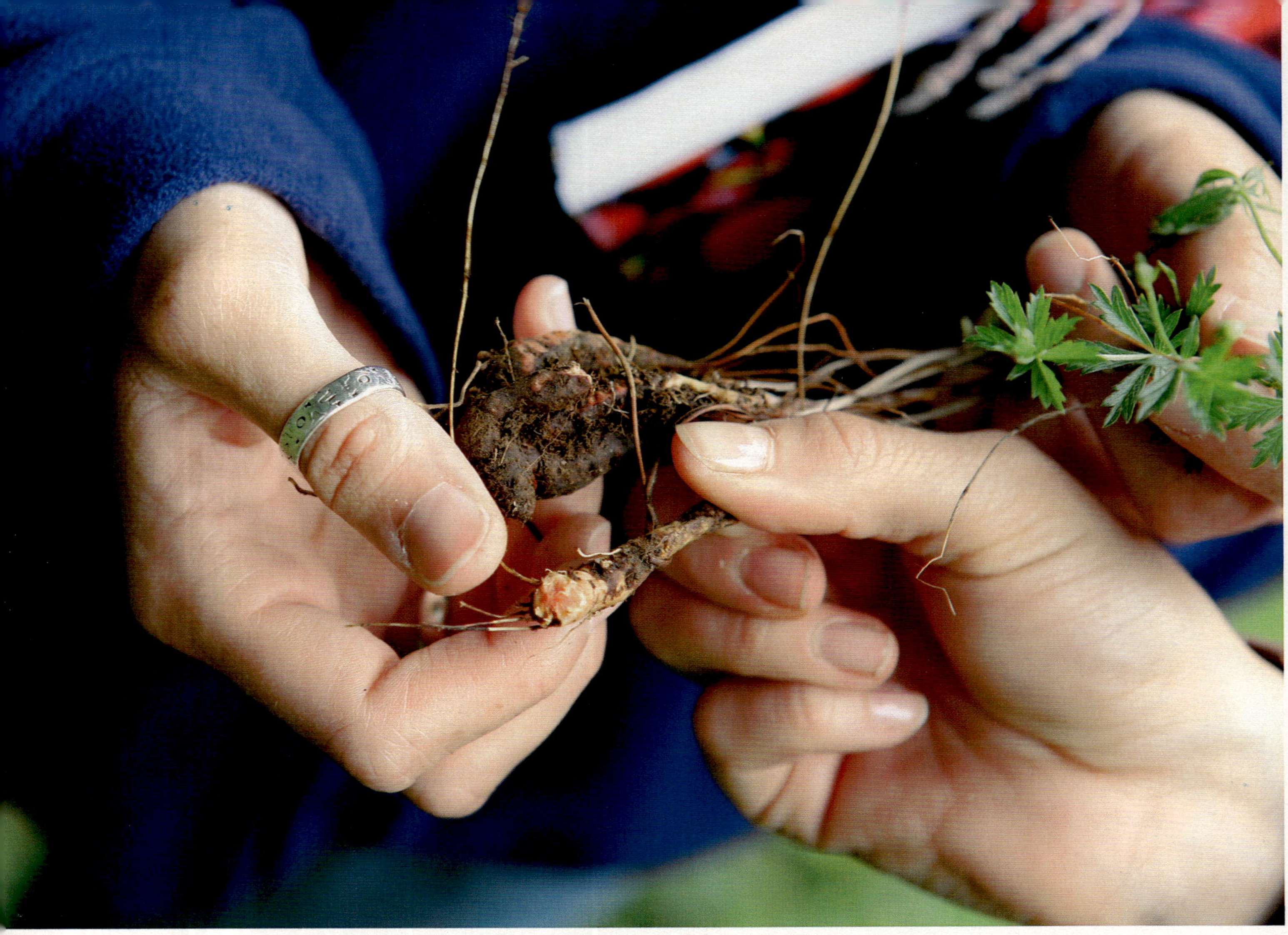

Die Wurzel des Tormentill: Der rote Saft des auch Blutwurz genannten Fingerkrauts enthält Gerbstoffe, die gegen Durchfall wirken

funktioniert im Prinzip wie eine Kaffeemaschine, nur dass nicht heißes Wasser, sondern ein Ethanol-Wasser-Gemisch als Extraktionsmittel verwendet wird. Aus einem Kolben sickert der Alkohol auf den Salbei. Am Ende tropft ein dunkelgrünes Elixier aus einer Tinkturen-Presse: der Drogenauszug, der weiterverarbeitet werden kann zu Dragees, Tropfen oder Gel.

Darin übt sich gerade das andere Dutzend Seminarteilnehmer. Im Fernsehzimmer des Hotels stellen die angehenden Phytotherapeuten ein Kamille-Gel her. „Mit dem Schneebesen unter ständigem Rühren das Geliermittel in die Tinktur geben", lautet die Anweisung der Referentin, „13,2 Gramm Alcoramnosan in 600 Milliliter Chamomilla, Achtung: dabei Knollenbildung verhindern!" Nun das Gel mit einer Kelle in die Tube einfüllen, bloß nicht zu viel, mit der Zange das Ende zusammenquetschen und umschlagen, etikettieren – fertig ist das entzündungshemmende Mittel gegen sommerliche Insektenstiche.

Die meisten Apotheker stellen keine Medikamente und Tees mehr her, sie verkaufen sie nur noch

Medikamente im Do-it-yourself-Verfahren? Ist das nicht riskant? In Engelberg geht es um harmlose Arzneien, die Apotheker auf Rezept maßschneidern. Die Grenze zieht in Deutschland die Bundesvereinigung der Apothekerverbände mit einer Liste unter dem Titel „Bedenkliche Rezepturarzneimittel." Demnach darf etwa Arnika-Tinktur nicht in Präparate zur inneren Anwendung gemischt werden, weil es unter anderem zu Herzrhythmusstörungen kommen kann.

Doch restriktiver als diese Liste ist der Markt. „Wenn Sie nicht zufällig einen Heilpraktiker in der Nähe haben, bekommen Sie kaum noch ein Phytorezept zu sehen", klagt ein Pharmazeut aus Freiburg beim Abendessen. Die Kosten für Pflanzenmedi-

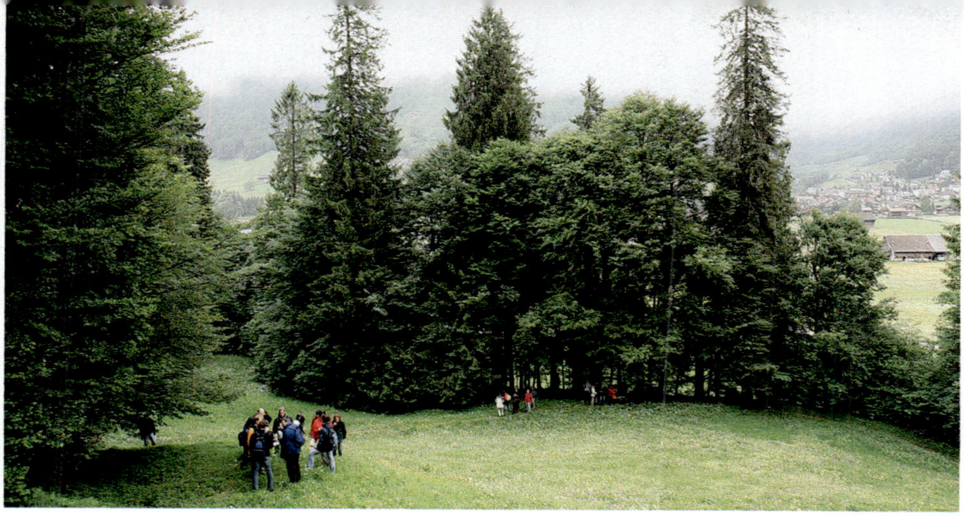

Wer fündig geworden ist in den Wiesen oberhalb von Engelberg, …

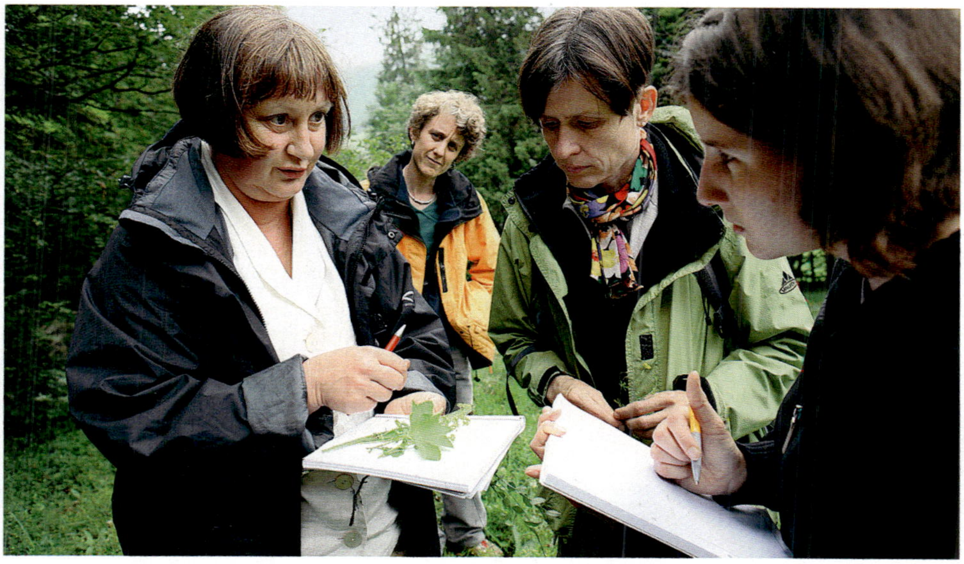

… diskutiert und bestimmt die grünen Schätze mit den anderen Teilnehmern

kamente werden von den gesetzlichen Krankenkassen nur noch in Ausnahmefällen erstattet. Dennoch verkaufen sich einige von ihnen noch immer ausgezeichnet, allen voran Bestseller wie das Ginkgo-Präparat Tebonin gegen Gedächtnisschwäche.

Im Labor hinter dem Verkaufsraum aber gibt es für einen Apotheker immer weniger zu tun. Oft wird selbst die Teemischung vorgefertigt beim Lieferanten bestellt, weil das billiger ist, als sie selbst herzustellen.

Diesem Trend verweigern sich die Teilnehmer des dreitägigen Seminars in Engelberg. „Die Apotheke war stets ein Hort des Wissens um die Heilkräfte der Natur“, sagt Rita Marusic, die in Locarno eine Farmacia führt. „Wir müssen achtgeben, dass wir nicht bloße Verkaufsstellen für Fertigprodukte werden.“

Mit der Heilpflanzenkunde drohe ein uraltes Menschheitswissen verloren zu gehen, ohne dass es je wissenschaftlich überprüft worden sei, ergänzt der Kursleiter Beat Meier, der an der Hochschule für Angewandte Wissenschaften in Wädenswil (Kanton Zürich) Phytopharmazie lehrt. Sie schöpfe zwar aus jahrtausendealten Erfahrungen – was da aber im Einzelnen wirke und wie, sei nur in Ausnahmefällen mit modernen Analysemethoden ermittelt worden.

Pflanzenmittel sind, anders als chemische Präparate, keine Einzelstoffe

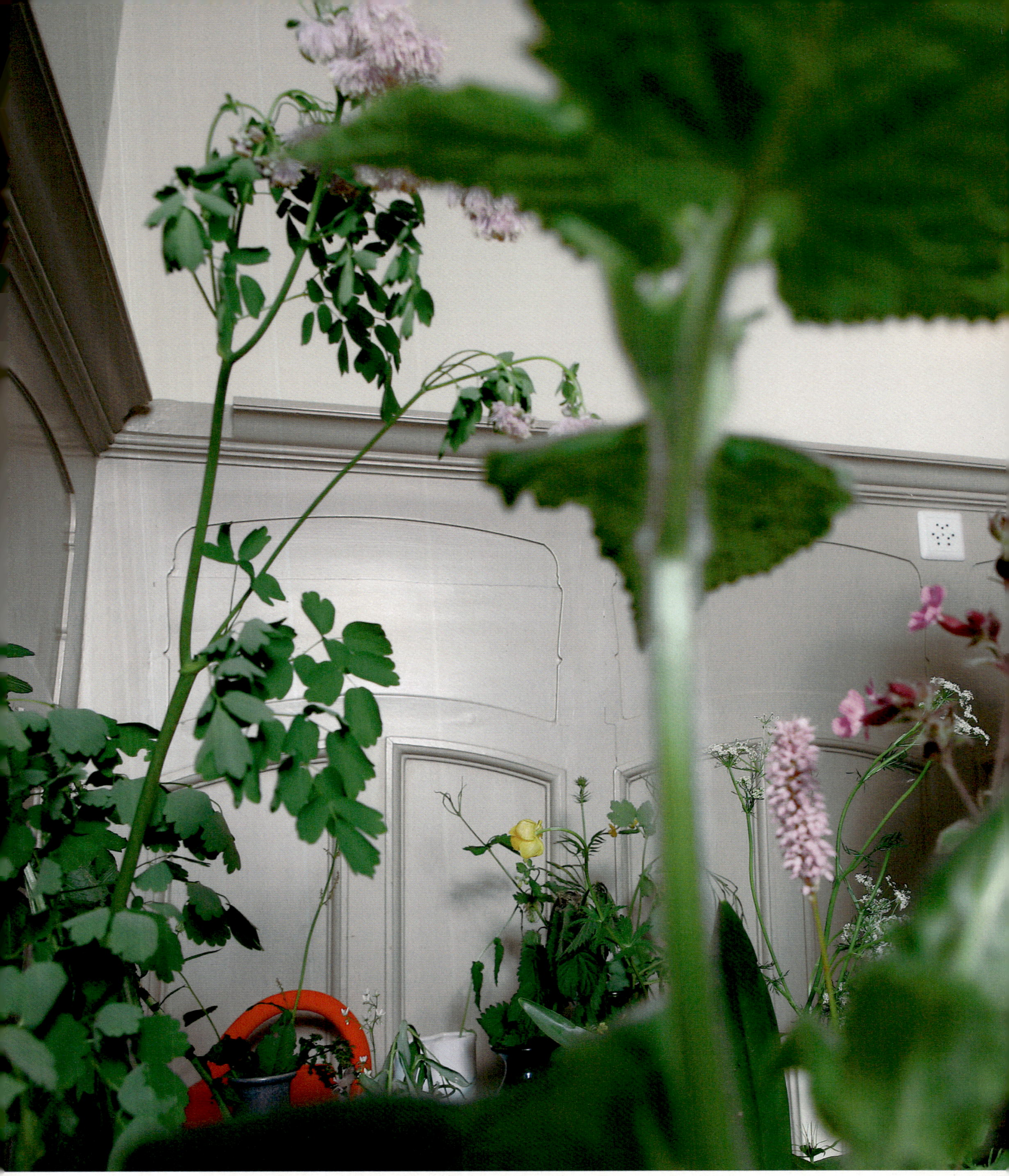

Nach Abschluss der Exkursion in den Schweizer Bergen wird die Ausbeute des Tages im Seminarhotel präsentiert: Wiesenknöterich und Rote mit klar definierter Struktur, sondern mitunter ein Cocktail aus Hunderten unterschiedlicher Moleküle. Was nach Ansicht der Phytopharmazeuten oft von Vorteil ist, denn solche Vielstoffkombination stellen dem Organismus ein ganzes Arsenal von Abwehrmethoden zur Verfügung. „Der Körper nimmt sich, was er braucht – wie bei der Nahrung“, erklärt Meier.

Im Johanniskraut sieht er den Beleg für diese These: Wissenschaftler haben daraus den Stoff Hyperforin isoliert, der eine antidepressive Wirkung zu haben schien. Doch allein verabreicht, ist diese Substanz weniger wirksam als ein Mittel, das aus dem ganzen Kraut gewonnen wird.

Etwa 300 Arten gelten in Europa als Arzneipflanzen, von der Artischocke bis zur Zwiebel, vom Anis bis zum Zimtbaum. „Ständig höre ich, Regen-

Heutzutage gelten auch für die Pflanzenheilkunde streng wissenschaftliche Prüfmethoden

wälder seien die natürlichen Apotheken unseres Planeten – dabei haben wir die vielen Schätze vor unserer Haustür noch gar nicht gehoben“, sagt Meier.

Dies Potenzial zu nutzen – dazu will das „Institut für Naturheilkunde“ am Universitätsspital Zürich beitragen, es ist dort gleichberechtigt neben 41 weiteren Instituten und Kliniken etabliert. Geleitet wird es von Reinhard Saller, der im Hotel Edelweiss ein Grundsortiment von 18 Pflanzen vorstellt, mit denen sich jeder Phytotherapeut auskennen sollte.

Die moderne Pflanzenheilkunde arbeitet mit streng wissenschaftlichen Methoden. Bevor ein pflanzliches Arzneimittel auf den Markt kommt, muss es ähnlich aufwendige Zulassungsprozeduren durchlaufen wie jedes andere Medikament auch. Allerdings misstrauen die Pflanzenheilkundler dem sche-

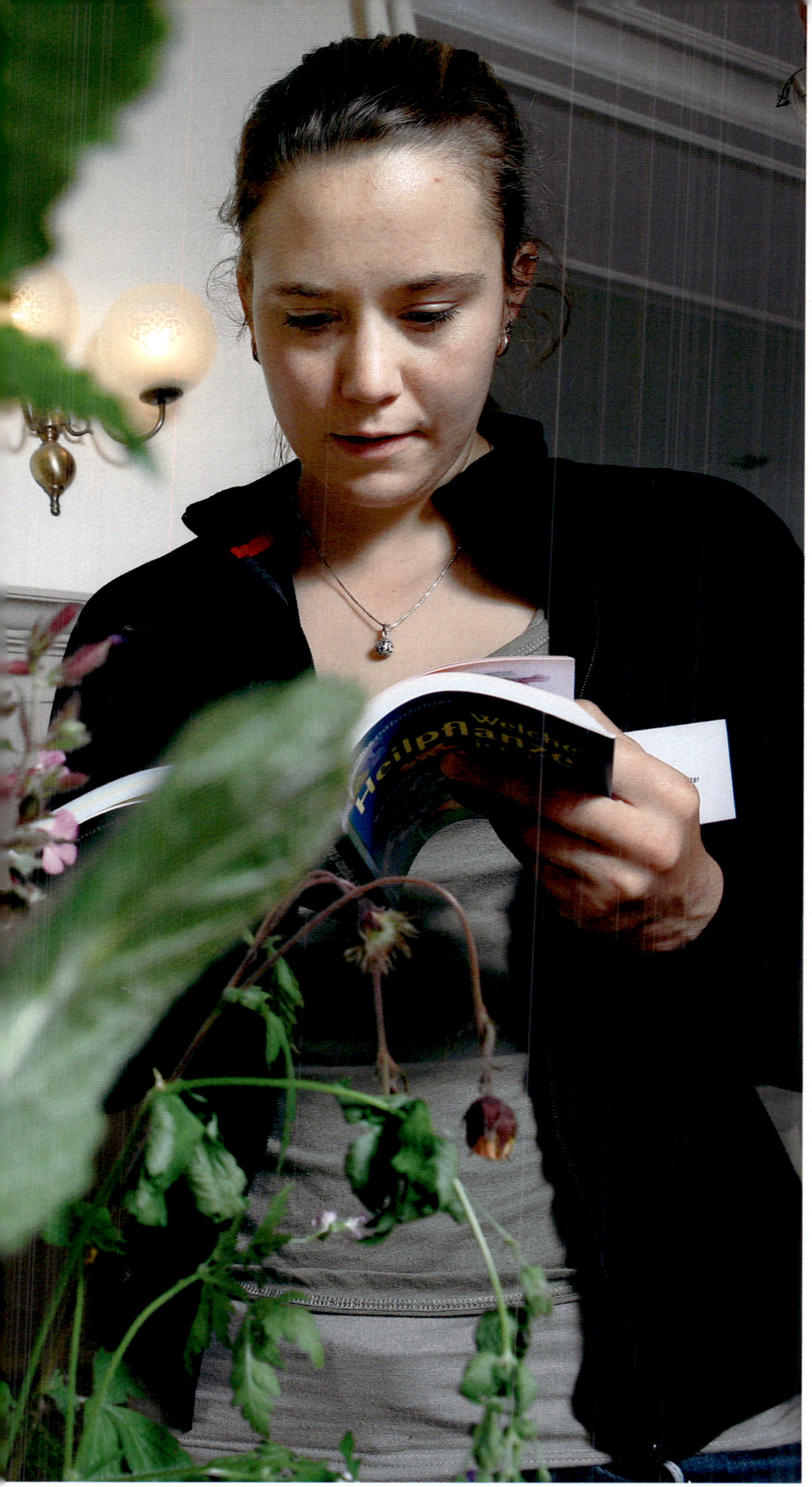

Lichtnelke sind darunter, Bach-Nelkenwurz und Hahnenfuß, Akelei und Ziest

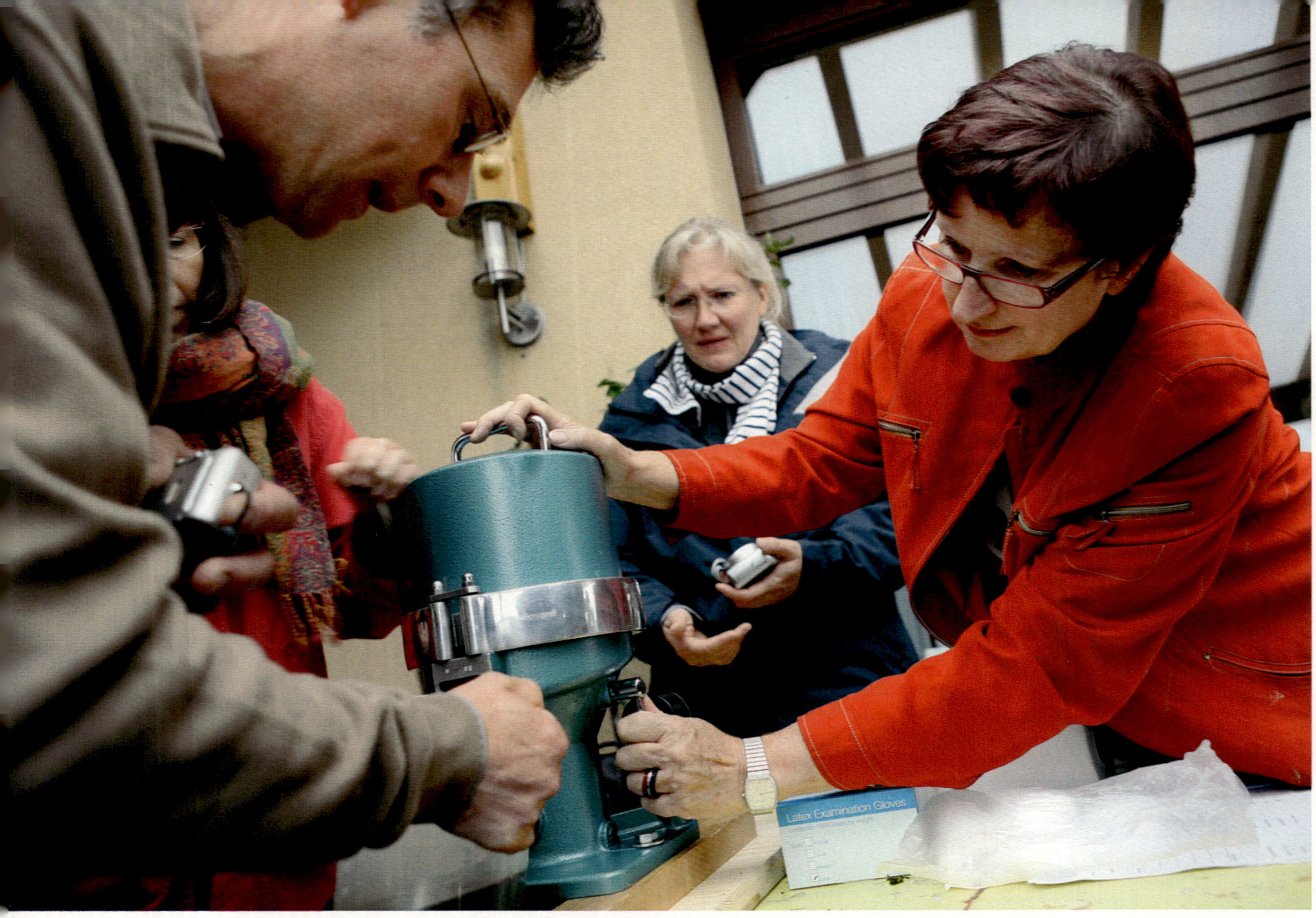

Das Pflanzenelixier läuft – nachdem die gehäckselten Blätter mit Alkohol-Lösung versetzt worden sind – aus einer Tinkturen-Presse

matischen Ursache-Wirkung-Denken – und stoßen damit auf breite Zustimmung bei den Patienten. Mehr als 80 Prozent der Deutschen, ergab eine Umfrage aus dem Jahr 2007, ziehen pflanzliche Medikamente chemischen Präparaten vor.

Das bekommen auch Apotheker und Ärzte zu spüren, wie die Vorstellungsrunde am ersten Abend des Kurses deutlich macht. Ihr Chef habe sie auf den Lehrgang geschickt, damit sie besser auf Kundenwünsche reagieren könne, erklärt die Mitarbeiterin einer Zürcher Apotheke. „Früher ist das Wissen um die Heilkraft der Pflanzen in der Familie weitergegeben worden, heute lesen die Leute darüber im Internet und fragen uns nach pflanzlichen Mitteln", ergänzt eine Ärztin aus Schaffhausen.

Und ihre Kollegin aus Basel bekennt, sie habe sich eingehend mit Traditioneller Chinesischer Medizin befasst und schließlich gefragt: „Was ist eigentlich aus der traditionellen europäischen Medizin geworden?"

Die Große Brennnessel, reich an Vitaminen, galt einst als Königin unter den Heilpflanzen

Das Interesse an der Pflanzenheilkunde entspricht dem Bio-Boom bei Nahrungsmitteln, der kulinarischen Wiederentdeckung vergessener Obst- und Gemüsesorten. Aber das Kräuterweiblein, das mit seinem Korb durch Feld und Flur zieht, bestimmt nicht mehr das Bild. Längst wächst Echinacea, der Sonnenhut, auf weiten Feldern, werden Johanniskraut und Kamille maschinell vom Acker geerntet. Der kontrollierte Anbau von Heilpflanzen ist nicht nur rationell, er bietet auch die beste Gewähr für eine gleichbleibende Qualität.

Peter Frey, seit 22 Jahren Allgemeinmediziner am Zürichsee, hat seine Praxis zum Teil auf Pflanzenheilkunde umgestellt – ein Schritt, der einer Verwandlung eines konventionellen landwirtschaftlichen Betriebes in einen Bio-Hof gleicht. Nun will Frey die Ärzte unter den Kursteilnehmern dazu ermuntern, es ihm nachzutun.

Er quält sie nicht mit den Problemen von Zulassung und Anerkennung, wichtiger ist ihm die Motivation: „Ihr müsst die Gewissheit mitbringen, dass viele Krankheiten oder Störungen mit pflanzlichen Mitteln günstig zu beeinflussen sind. Ihr solltet im Patienten den Wunsch nach Mitarbeit wecken, bei der Zubereitung und Anwendung von Tees oder Dampfbädern etwa. Und ihr müsst von ihm Geduld fordern."

Viel Geduld. Denn Pflanzen zeigen ihre Heilkraft nur in Ausnahmefällen sofort. Ihre Stärke entfalten sie bei langfristiger, unterstützender Verwendung, bei chronischen Krankheiten – so wie etwa die afrikanische Teufelskralle bei Arthrose.

„Phytotherapie ist kein Allheilmittel", sagt Peter Frey. „Meist geht es um leichte bis mittelschwere Fälle." Er erzählt von einem angehenden Anwalt im Prüfungsstress, dem er erfolgreich pflanzliche Entspannungs- und Schlafdragees verschrieben hat. Von einer überlasteten Versicherungsangestellten, gegen deren Bluthochdruck er eine Tinktur aus Schlangenwurzel, Buschklee, Weißdorn und Goldmohn einsetzte – vier Pflanzen statt eines Betablockers.

Am Nachmittag stapfen zwei Dutzend Hobbybotaniker, ausgestattet mit Regenschutz und Bestimmungsbuch, im Gänsemarsch durch die Wiesen von Engelberg. Efeu wuchert an einem Zaun. Die Apothekerin Rita Marusic krümelt Blätter in ein Glas, schüttelt es, das Wasser darin schäumt auf.

„Auf diese Weise lässt sich das Saponin im Efeu nachweisen", erklärt sie. „Saponin-Drogen eignen sich zur Hustentherapie, gegen Schleim im Hals, sie stimulieren die Bronchien."

Dann stößt Kursleiter Beat Meier auf *Urtica dioica*. Es ist ein wehrhaftes Gewächs, das er da vorsichtig ausrupft, und ein gehaltvolles. Den Raupen von 36 Schmetterlingsarten dient es als Nahrung, war früher Futter fürs Vieh und für den Menschen ein vortrefflicher Vitaminlieferant. Vor allem aber: Das Grünzeug hilft gegen rheumatische Beschwerden, gegen Harnwegentzündungen und Prostataerkrankungen. Die Große Brennnessel wird seit der Antike in der Medizin genutzt, sie galt einst als Königin unter den Heilpflanzen. Heute sieht man in ihr meist nur ein hartnäckiges Unkraut.

Ein Pferdegespann trappelt vorbei, bringt Touristen vom Bahnhof ins Hotel, Kuhglocken läuten im Nebel. Es beginnt zu regnen, die Wanderer suchen Schutz unter dem dichten Blätterdach einer Rosskastanie. Auch dieser Baum zählt zu den wichtigsten heimischen

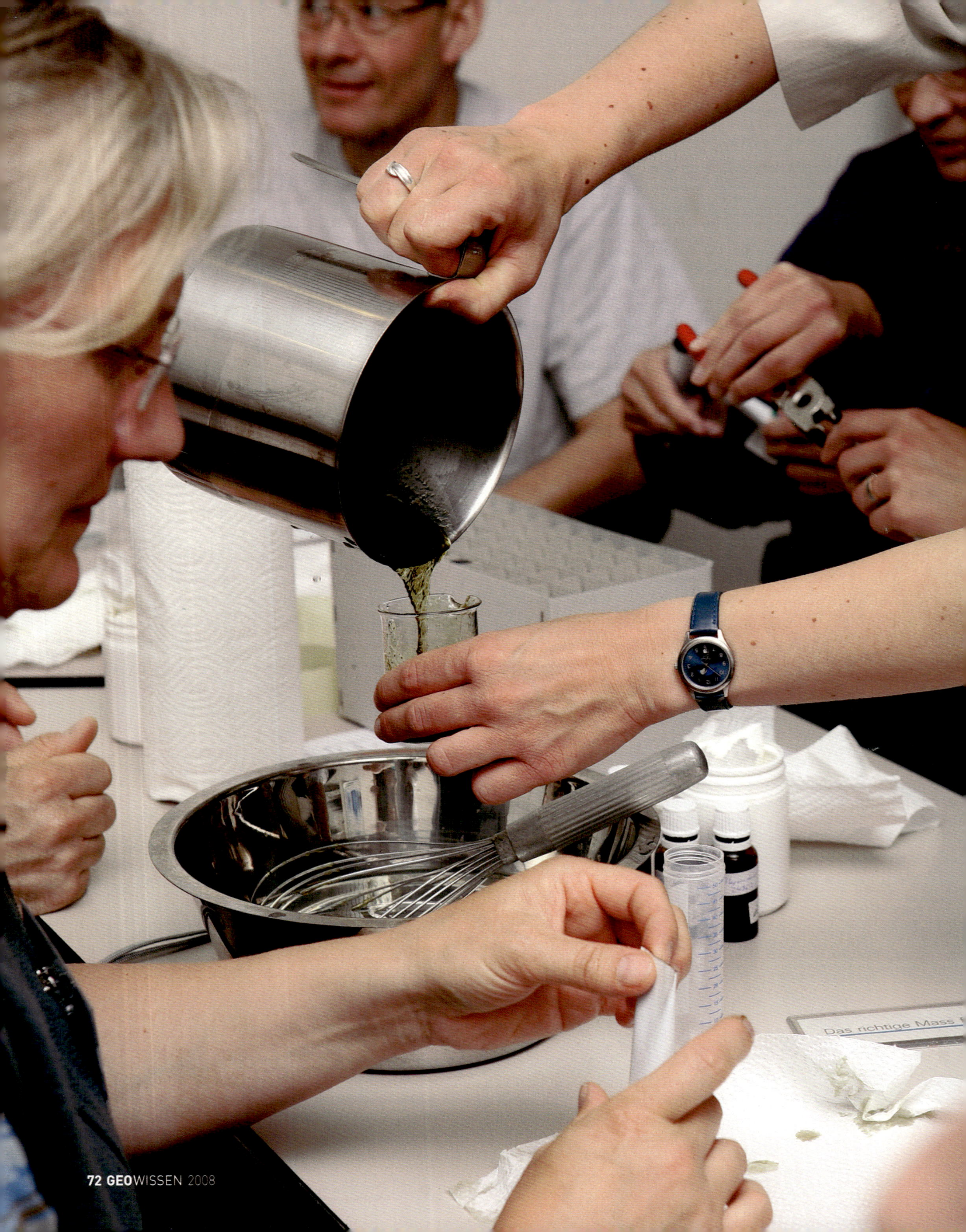
Das richtige Mass

Nach der Extraktion wird die gelbliche Kamille-Urtinktur mit einem Gel zu einer pastösen Masse verquirlt. Die füllen die Seminarteilnehmer in einen Tubenrohling und drücken dessen Ende mit einer Zange zusammen – fertig ist eine Salbe gegen Insektenstiche

Heilpflanzen, „sehr interessant bei Blutstauungen in den Venen", doziert Beat Meier, „bis heute wirkt kein synthetischer Stoff besser." Jüngst ist der Baum zur „Arzneipflanze des Jahres 2008" gekürt worden.

Kurze Zeit später stehen die Wanderer am Ufer der Aa, eine Wasseramsel schwirrt vorüber, die Gruppe kaut andächtig Weidenblätter. Gerbstoffe lassen die Blätter penetrant bitter schmecken. Die schmerzlindernde und entzündungshemmende Wirkung der Weidenrinde war schon in der Antike bekannt, im 19. Jahrhundert wurde die Substanz Salicin als der dafür entscheidende Stoff identifiziert und daraus die wirksamere und verträglichere Acetylsalicylsäure abgeleitet.

»Alle Wiesen und Matten, alle Berge und Hügel sind Apotheken«, bemerkte schon Paracelsus

Langsam steigt die Gruppe am Talhang empor, eine ungedüngte Almweide auf 1200 Meter Höhe erscheint Beat Meier als perfekter Platz für ein Kolloquium im Grünen. „Achtet auf die Vegetationszonen: Der Thymian steht an den nährstoffarmen trockenen Standorten, dort oben bei den Felsen, die Heidelbeere dicht am Waldrand, sie kann getrocknet gegen leichten Durchfall eingesetzt werden. Hat schon jemand Tormentill gefunden?" Er greift zur Schaufel, präsentiert kurze Zeit später mit erdigen Händen die Wurzel dieses Rosengewächses.

Er setzt das Messer an, roter Saft tritt aus – Blutwurz wird die Pflanze genannt. In dem Sekret sind Gerbstoffe enthalten, die gegen Durchfall wirken sollen. Lächelnd sagt Meier: „Eigentlich müsste Blutwurz-Pulver gleich gut wirken wie Imodium." Aber das ist wieder solch ein unbestelltes Forschungsfeld.

Ein Bergsalamander schleicht durchs Gras, in der Ferne leuchten für einen Moment Schneefelder durch die Nebelwand. Auch botanische Kostbarkeiten wie Türkenbund und Knabenkraut gehören zum Artenkosmos der Bergwiesen, doch die prächtige Lilie und die seltene Orchidee sind nur Randerscheinungen auf dieser Exkursion.

Hier geht es um innere Werte, hier öffnet sich das Universum der Heilpflanzen in all seiner Vielfalt: Löwenzahn (entgiftend) und Schafgarbe (fördert die Verdauung), Schlangenknöterich (entzündungshemmend) und Schöllkraut (gut für die Galle), Frauenmantel (bei Wechseljahrsbeschwerden) und Storchenschnabel (gegen leichten Durchfall), Primel (hustenlösend) und Kümmel (gegen Blähungen) – all diese Blüten, Blätter und Wurzeln verstauen die Pflanzensucher in den mitgeführten Beuteln.

„Alle Wiesen und Matten, alle Berge und Hügel sind Apotheken", hatte Paracelsus, einer der Urväter der Phytotherapie, im 16. Jahrhundert erkannt. Von dieser alten Weisheit neu beseelt, kehrt die Gruppe ins Hotel zurück. Durchnässt, glücklich – und mit Unmengen frischer Drogen. □

MEHR ZUM THEMA:

Jörg Grünwald/Christof Jänicke: **Grüne Apotheke.** G+U 2004, 416 Seiten

Volker Fintelmann/Rudolf Fritz Weiss: **Lehrbuch der Phytotherapie.** Hippokrates 2005, 530 Seiten

Der Autor **Fred Langer**, 47, und der Fotograf **Markus Bühler-Rasom**, 39, haben – trotz anfänglicher Skepsis – die Welt der Pflanzen schätzen gelernt: Langer hat eine auf Phytotherapeutika spezialisierte Apotheke für sich entdeckt, mitten im Hamburger Stadtteil St. Pauli. Bühler baut neuerdings in einem Teil seines Zürcher Gartens Heilkräuter an.

30 KRANKHEITEN

und die Möglichkeiten der Alternativmedizin

Auf den folgenden Seiten stellt GEO WISSEN 30 häufig auftretende Krankheitsbilder vor. Mittels eines Ampelsystems sind Therapien und Präparate bewertet, die alternativ oder ergänzend zu einer konventionellen Behandlung eingesetzt werden können.

Wichtig: **Bitte lesen Sie auch den »Beipackzettel« auf Seite 98**

INHALT

Texte: Professor Edzard Ernst,
Lehrstuhl für Komplementärmedizin, Universität Exeter

ZEHN HÄUFIG GESTELLTE FRAGEN

1. Ist die Komplementärmedizin unwissenschaftlich?

Auch die herkömmliche Medizin ist nicht in all ihren Verfahren wissenschaftlich solide. So ist etwa der Nutzen vieler chirurgischer Eingriffe nicht durch klinische Studien belegt. Zweifellos aber stützt sich die Komplementärmedizin auf wissenschaftlich schwächere Grundlagen als die konventionelle. Doch trotz ihrer geringeren finanziellen Möglichkeiten – und der Vorbehalte der Wissenschaftsgemeinde – erarbeitet sich die Komplementärmedizin zunehmend ein solides Fundament. Sicherlich beruhen viele ihrer Behandlungserfolge auch auf einem Placebo-Effekt – zahlreiche Anwendungen aber haben Wirkungen, die eindeutig darüber hinausgehen.

2. Haben komplementäre Verfahren Nebenwirkungen?

Die meisten Methoden sind mit Nebenwirkungen belastet, die im Prinzip denen konventioneller Behandlungsformen ähneln (etwa die Toxizität und das allergene Potenzial einiger Pflanzenheilmittel, Infektionen durch nicht sterile Akupunkturnadeln, Einrisse in Arterien nach Chiropraktik der oberen Wirbelsäule). Selbst scheinbar risikofreie Therapeutika – z. B. hochverdünnte Homöopathika – können lebensgefährlich sein, wenn sie als ausschließliche Alternative zu einer lebenserhaltenden konventionellen Therapie angewendet werden.

3. Sind die Risiken konventioneller Medizin nicht größer?

Wahrscheinlich ja. Dennoch sollten bei der Risiko-Einschätzung mehrere Punkte bedacht werden. „Natürlich" bedeutet nicht „risikofrei". Historisch gesehen, waren die wirksamsten Gifte stets natürliche Substanzen! Möglicherweise wissen wir über Risiken der Komplementärmedizin nur deshalb so wenig, weil diese bislang kaum systematisch erforscht worden sind. Letztlich ist auch nicht das absolute Risiko entscheidend, sondern die Frage, ob eine Therapie mehr Nutzen als Schaden anrichtet. Bei einer wirkungslosen Behandlung kann diese Abwägung prinzipiell nicht positiv ausfallen – selbst wenn diese völlig nebenwirkungsfrei wäre.

7. Komplementäre Therapieformen existieren seit Jahrtausenden – ist das nicht ein Beleg für ihre Wirksamkeit und Unbedenklichkeit?

Eine lange Tradition macht es vielleicht wahrscheinlich, dass die betreffende Therapie risikoarm und hilfreich ist – bewiesen ist es damit jedoch nicht, wie zahlreiche Beispiele zeigen. So haben Ärzte seit frühester Zeit den Aderlass als Allheilmittel angewendet. Heute ist aber bekannt, dass er zum einen nicht ungefährlich und zum anderen nur bei einer sehr kleinen Zahl von Erkrankungen wirkungsvoll ist.

8. Die Bewertung komplementärer Verfahren beruht auf klinischen Studien. Ist es aber nicht wichtiger, dass ich selbst merke, ob mir eine Behandlung guttut?

Natürlich hat der Patient immer recht. Wenn er sich nach einer Fußreflexzonenmassage besser fühlt, dann war die vielleicht auch sinnvoll. Die Frage ist nur, ob der Effekt direkt mit der Therapie zu tun hat, oder ob er auf Zuwendung des Therapeuten oder eine allgemeine Entspannung durch das Ruhen in angenehmer Umgebung zurückzuführen ist. Dem Betroffenen mag das gleichgültig sein. Für die Entscheidung hingegen, ob eine Therapie an sich wirksam ist und auch anderen Patienten zuverlässig hilft, sind wissenschaftliche Studien ein enorm wichtiges Kriterium.

9. Wie lässt sich erkennen, welche Pflanzenprodukte wirklich wirksam sind?

Den Arzt oder Apotheker fragen. Nur apothekenpflichtige Mittel sind auch als Arzneimittel zugelassen. Dokumentiert ist das durch eine Zulassungsnummer auf der Packung. Bei vielen freiverkäuflichen Produkten wie Arzneitees, Nahrungsergänzungsmitteln oder traditionellen Arzneien ist die Wahrscheinlichkeit einer Wirkung nicht groß. Viele sind zu niedrig dosiert, nicht richtig gekennzeichnet oder werden für die falschen Anwendungen verkauft. Die Bezeichnung „traditionelles Arzneimittel" bedeutet lediglich, dass ein solches Präparat schon seit Langem angewendet wird, nicht aber, dass es Belege für eine Wirksamkeit gibt.

4. Können Schwangere komplementäre Therapien anwenden?

Besonders während der für das Kind sensiblen Phasen der Schwangerschaft und Stillzeit sollte das Prinzip gelten, möglichst alles zu vermeiden, was riskant sein kann. Manche Pflanzen und auch nichtpflanzliche Mittel haben abtreibende Wirkung, etwa Ingwer. Andere komplementärmedizinische Verfahren wie Yoga, Qigong oder Tai-Chi können während der Schwangerschaft durchaus sinnvoll sein – solange extreme Stellungen und Belastungen vermieden werden.

5. Sind komplementäre Verfahren für Kinder geeignet?

Prinzipiell können die meisten Methoden bei Kindern genutzt werden, solange den Eltern klar ist, dass sie nicht generell ohne Risiko sind. Bei Medikamenten sollte bedacht werden, dass der Stoffwechsel eines Kindes nicht so ausgereift ist, weshalb die Dosis angepasst werden muss. Bei chiropraktischen oder osteopathischen Methoden gilt es zu berücksichtigen, dass das Knochengerüst eines Kindes noch nicht so ausgebildet ist wie das eines Erwachsenen. Als sinnvoll speziell für Kinder haben sich erwiesen: Probiotika bei Durchfall und Ekzemen, Akupunktur und Akupressur bei nachoperativer Übelkeit sowie Hypnotherapie bei Schmerzen und Angstzuständen.

6. Muss ich meinem Hausarzt sagen, dass ich komplementäre Methoden nutze?

Unbedingt, denn mitunter kann es zu gefährlichen Folgen kommen. So beeinflussen zum Beispiel Johanniskrautpräparate den Abbau vieler verschriebener Medikamente ganz erheblich. Das führt unter Umständen zu ernsten Komplikationen. Besonders vor Operationen kann es sinnvoll sein, Pflanzenheilmittel abzusetzen, vor allem solche, die das Blut verdünnen. Generell ist es wichtig, dass komplementäre Behandlungen immer mit dem Arzt abgesprochen werden.

10. Wo lassen sich weitere Informationen finden?

Im Internet ist es für Laien oft kaum möglich, zwischen sinnvollen Auskünften und Fehlinformationen beziehungsweise Werbung zu unterscheiden. Ausdrücklich zu warnen ist vor einigen Ratgebern zum Thema Alternativmedizin. Wir haben solche Publikationen geprüft und mussten feststellen, dass in einigen Fällen Empfehlungen für Therapien ausgesprochen wurden, obwohl Studien schlüssig nachweisen, dass sie nicht effektiv sind oder gar gefährlich (etwa Chiropraktik bei Osteoporose).

In folgenden Büchern ist der neueste Stand der wissenschaftlichen Erforschung komplementärmedizinischer Verfahren nachzulesen:

Edzard Ernst/Max H. Pittler u. a.: **The Desktop Guide to Complementary and Alternative Medicine.** Elsevier 2006, 556 Seiten

Edzard Ernst/Max H. Pittler u. a.: **The Oxford Handbook of Complementary Medicine.** Oxford University Press 2008, 424 Seiten

Simon Singh/Edzard Ernst: **Trick or Treatment? Alternative Medicine on Trial.** Bantam Press 2008, 342 Seiten (wird Anfang 2009 auch auf Deutsch erscheinen)

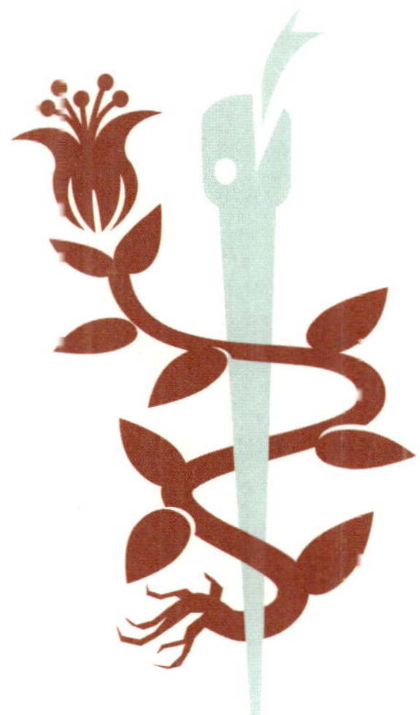

AKNE

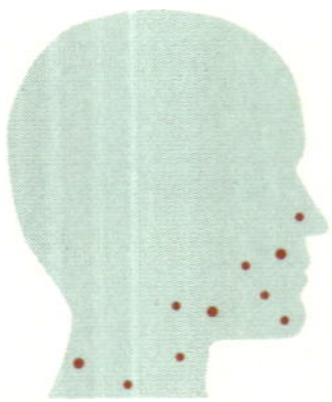

Eine weitverbreitete Hauterkrankung, die vor allem (aber nicht ausschließlich) Jugendliche betrifft. Ursache ist eine Entzündung der Talgdrüsen, die zu den störenden Pickeln, meist im Gesicht und auf dem Rücken, führt. In schweren Fällen können große, mit Eiter gefüllte Pusteln entstehen. Der Leidensdruck der Patienten ist oft erheblich, und die schulmedizinischen Behandlungsformen sind mitunter nicht so wirksam, wie von den Patienten erhofft.

Wahrscheinlich wirksam*

Zinkpräparate sind die einzige komplementäre Therapieform, die in klinischen Studien positive Ergebnisse gezeigt hat. Das Schwermetall ist an einer Vielzahl körperlicher Prozesse beteiligt; wie es bei Akne hilft, ist bislang aber nicht völlig geklärt. Fest steht jedoch, dass die Aknepickel sowohl auf die orale als auch auf die äußerliche Behandlung mit Zink ansprechen.

Wirksamkeit vermutet, aber ungeklärt

- Basilikum *(Ocimum basilicum*, Wirksamkeit vergleichbar mit dem konventionellen Präparat Benzylperoxid, aber ungenügende Datenlage)
- Biofeedback
- Gugulipid (Harz der Pflanze *Commiphora mukul*, Wirksamkeit vergleichbar mit Tetrazyklinen, aber ungenügende Datenlage)
- Hefepräparate
- Teebaumöl
- Thai-Basilikum *(Ocimum gratissimum)*
- diverse ayurvedische Kräutermittel (ermutigende Studienergebnisse bei Hautläsionen für das Präparat Sunder Vati, aber ungenügende Datenlage)

Wirkungslos oder schädlich

keine

Risiken

Eine Überdosierung bei der oralen Therapie mit Zinkpräparaten kann zu Übelkeit und anderen Nebenwirkungen im Verdauungstrakt führen, zu Blutarmut und zu Störungen des Immunsystems.

FAZIT

Derzeit lässt sich nur eine oral oder äußerlich anzuwendende Zinktherapie empfehlen. Viele Experten ordnen eine solche Behandlung inzwischen nicht mehr als eine komplementäre, sondern als eine konventionelle Therapie ein.

ALZHEIMER

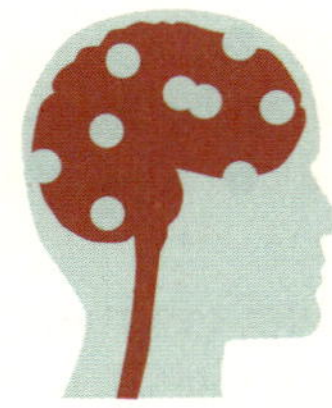

Diese Form der Demenz ist eine mit zunehmendem Alter auftretende degenerative Erkrankung des Gehirns. Die Ursachen der Alzheimerschen Krankheit sind bis heute nicht völlig verstanden. Die Betroffenen büßen im Verlauf von Monaten oder

Wahrscheinlich wirksam

Ginkgo biloba kann, wie zahlreiche neuere Studien zeigen, den geistigen Verfall deutlich verlangsamen. In der chinesischen Medizin werden Extrakte aus dieser Pflanze bereits seit Jahrhunderten eingesetzt. Völlig verhindert werden kann die Degeneration des Gehirns allerdings nicht. Aber eine Behandlung mit Ginkgo bedeutet für einen Patienten mehr Lebensjahre bei besser Lebensqualität.

Wirksamkeit vermutet, aber ungeklärt

- Akupunktur (könnte die Symptome mildern, aber ungenügende Datenlage)
- Aromatherapie (könnte das Wohlbefinden erhöhen, aber ungenügende Datenlage)
- Fischöl

FAZIT

Alzheimer ist eine Erkrankung, die nur mittel *Ginkgo biloba* kann den geisti anderes Komplementärverfahren hat

*) Erläuterung des Bewertungssystems auf Seite 98

Jahren ihre kognitiven Funktionen ein. Ein erstes Anzeichen ist häufig eine ungewöhnliche Verschlechterung des Kurzzeitgedächtnisses, später kommt es zum kompletten Verlust der Persönlichkeit, und der Patient wird zum Pflegefall. Die Schulmedizin kann diesen Prozess mit ihren Mitteln nur sehr begrenzt aufhalten.

- *Huperzia serrata* (südostasiatischer Bärlapp)
- Massage
- Melisse *(Melissa officinalis*, könnte die Gehirnfunktion verbessern, aber ungenügende Datenlage)
- Musiktherapie
- Salbei *(Salvia)*
- Therapeutic Touch (Handauflegen)
- Vitamin E

Wirkungslos oder schädlich

- Elektrostimulation
- Ginseng

Risiken

Ginkgo biloba stand lange unter dem Verdacht, die Blutungsneigung gefährlich zu erhöhen. Das hat sich in aussagekräftigen klinischen Studien jedoch nicht bestätigt. Elektrostimulation und Ginseng können bei Alzheimer mehr Schaden als Nutzen anrichten.

schwer aufzuhalten ist. Das Pflanzen-
gen Verfall zumindest verzögern. Kein
sich bislang als wirksam erwiesen.

ANGINA PECTORIS

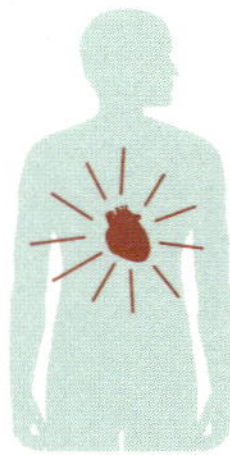

Bei einer Angina Pectoris kommt es zu einem Engegefühl im Brustbereich. Häufig ist die Erkrankung mit Angstgefühlen kombiniert sowie mit vom Herzen ausgehenden Schmerzen, die in die linke Schulter, den linken Arm oder in den Kiefer-Bereich ausstrahlen. Ursache ist ein Sauerstoffmangel im Herzmuskel, der durch eine Verengung der Herzkranzgefäße verursacht wird. Eine Angina Pectoris muss stets ernst genommen werden, denn sie ist häufig Vorbote eines Herzinfarkts. Daher sollte auf jeden Fall zunächst ein Arzt aufgesucht werden. Erst wenn der eine Therapie eingeleitet hat, können auch komplementärmedizinische Verfahren in Betracht kommen.

Wahrscheinlich wirksam

Entspannungstechniken können eine konventionelle Therapie unterstützen. Sie verringern die Nervosität, verbessern die Belastbarkeit und reduzieren die Schmerzen. **Akupunktur**, so lassen einige Studien vermuten, kann Ähnliches erreichen, insbesondere eine Schmerzlinderung.

Wirksamkeit vermutet, aber ungeklärt

- Abana (ayurvedisches Mittel)
- Granatapfelextrakte
- Homöopathie
- *Terminalia arjuna* (ayurvedische Pflanze)

Wirkungslos oder schädlich

- Fischöl-Kapseln. Können bei der Vorbeugung koronarer Herzerkrankungen eingesetzt werden – haben therapeutisch jedoch keine Wirkung.
- Die Chelattherapie (Infusionen mit einer chemischen Substanz, die Kalzium-Moleküle im Blut einfangen soll) wird zwar häufig empfohlen, ist laut aussagekräftiger Studien aber wirkungslos; vielfach wird vor zum Teil schweren Nebenwirkungen gewarnt.

Risiken

Das Hauptrisiko besteht darin, dass komplementärmedizinische Verfahren anstelle von bewiesenermaßen effektiven schulmedizinischen Therapien eingesetzt werden. Davon ist in jedem Fall dringend abzuraten.

FAZIT

Als Ergänzung konventioneller Therapien sind Entspannungstechniken und vielleicht auch Akupunktur in Betracht zu ziehen. Die Grunderkrankung sollte jedoch stets zuvor von einem erfahrenen Mediziner abgeklärt worden sein.

ANGSTZUSTÄNDE

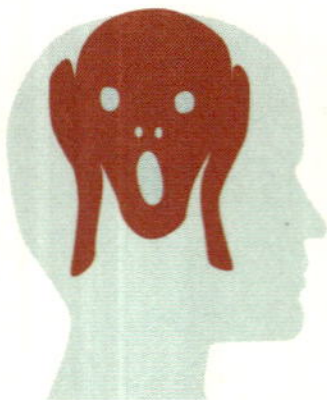

Angst ist eine völlig normale Empfindung; wenn sie jedoch das Leben eines Menschen dominiert, kann eine Störung vorliegen, die behandelt werden sollte. In solchen Fällen können Angstzustände eine ganze Palette körperlicher Symptome hervorrufen. Obwohl die konventionelle Medizin eine Reihe von wirksamen Behandlungsformen anbietet, suchen viele Patienten nach alternativen Therapien.

Wahrscheinlich wirksam

Massage, **Musiktherapie** sowie verschiedene **Entspannungstechniken** haben ihre Wirksamkeit durch Studien belegt. Eine Massage entspannt neben der Muskulatur auch den Geist, was Angstzustände zumindest kurzfristig aufheben kann. Beruhigende Musik zu hören, selber zu musizieren oder zu meditieren – all das lenkt von Ängsten ab und kann sie effektiv lindern. Das gilt auch für die „Progressive Muskelrelaxation" nach Jacobson.
Die Wirkung von **Akupunktur** ist in diesem Zusammenhang weniger gut belegt. Sie führt zwar zu einer tiefen Entspannung, macht aber müde. Für Angstzustände ist dies ein wünschenswerter Effekt; gefährlich werden kann dies für Patienten, die nach der Behandlung Auto fahren müssen. Eine **Aromatherapie** geht meist einher mit einer sanften, oberflächlichen Massage, die angenehm und entspannend ist. Ob aber die speziellen Öle der Aromatherapeuten tatsächlich eine entspannende Wirkung haben, ist fraglich. Eine **Hypnose** kann besonders bei Phobien hilfreich sein.

Wirksamkeit vermutet, aber ungeklärt

- Atemübungen
- Autogenes Training
- Biofeedback
- Fußreflexzonentherapie
- Gingko *(Ginkgo biloba)*
- Kamille *(Matricaria recutita)*
- Melisse *(Melissa oficinalis)*
- Reiki
- Tai-Chi
- Therapeutic Touch (Handauflegen)
- Yoga

Wirkungslos oder schädlich

- Bach-Blütentherapie
- Baldrian *(Valeriana)*
- Chiropraktik
- Homöopathika
- Kava-Kava

Risiken

Das aus dem pazifischen Raum stammende Kava-Kava (Rauschpfeffer) ist erwiesenermaßen wirksam, entsprechende Präparate wurden jedoch wegen vermuteter Leberschädigung vom Markt genommen.

FAZIT

Einige komplementäre Verfahren können bei Angstzuständen helfen, wenn sie sinnvoll eingesetzt werden. Die Erkrankung sollte jedoch immer medizinisch abgeklärt, eine Therapie mit einem Arzt oder Psychologen abgestimmt werden.

ARTHROSE

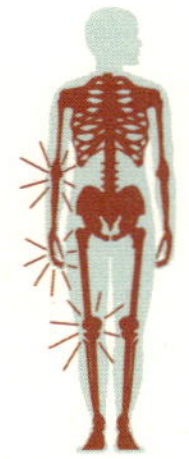

Der landläufig auch als Rheuma oder Arthritis bezeichneten Erkrankung liegt eine Abnutzung von Gelenkknorpeln zugrunde. Besonders häufig betroffen sind Hüft- und Kniegelenke, weil sie das gesamte Körpergewicht tragen müssen und daher stark beansprucht sind. Typi-

Wahrscheinlich wirksam

Pflanzliche Medikamente verschiedenster Art können die Schmerzen lindern und so die Gelenkfunktion verbessern: Phytodolor (Pflanzenmixtur aus Eschenrinde, Zitterpappelrinde und -blättern, Echtem Goldrutenkraut), Fette aus Avocado und Soja (sogenannte Unsaponifiables; dt.: nicht verseifbare Stoffe), Teufelskralle *(Harpagophytum procumbens)* sowie SKI 306X, eine Mischung aus drei Heilpflanzen. Auch für **Akupunktur**, **Hydrotherapie** und für **Glucosamin/Chondroitin-Kapseln** liegen positive Studien vor.

Wirksamkeit vermutet, aber ungeklärt

- Arnika *(Arnica montana)*
- Arthritis Relief Plus, ein pflanzliches Mittel (äußerlich)
- Capsaicin, aus Chili (äußerlich)
- Chiropraktik
- Gitadyl (Präparat aus Kamille, Espe, Schafgarbe)

FAZIT

Vor allem das Mittel Phytodolor und
ptome einer Arthrose effektiv zu lin
tiv oder konventionell – kann das Fort

sche Krankheitsanzeichen sind Schmerzen und Knacken im Gelenk sowie eine Einschränkung der Funktion. Nachdem erste Symptome aufgetreten sind, kommt es meist zu einer langsamen Zunahme der Beschwerden. Am Ende hilft oft nur noch ein künstliches Gelenk. Entsprechend groß ist die Nachfrage nach komplementären Methoden.

- Große Brennnessel *(Urtica dioica)*
- Homöopathika
- Hundsrose *(Rosa canina)*
- Hyben vital (Hagebuttenpräparat)
- Ingwer *(Zingiber officinale)*
- Massage
- Musiktherapie
- Tai-Chi
- Weidenrindenextrakt *(Salix spp.)*
- Weihrauch *(Boswellia serrata)*
- Yoga

Wirkungslos oder schädlich

- Bromelain (Enzym aus der Ananas)
- Eazmov (ayurvedische Kräutermixtur)
- Tipi (Tee aus dem Kermesbeerengewächs *Petiveria alliacea)*
- Vitamin E

Risiken

Beim Einsatz von Phytodolor müssen allergische Reaktionen und Wechselwirkungen mit anderen Medikamenten in Betracht gezogen werden.

eine Akupunktur vermögen die Sym-
dern. Doch keine Therapie – ob alterna-
schreiten der Erkrankung aufhalten.

ASTHMA

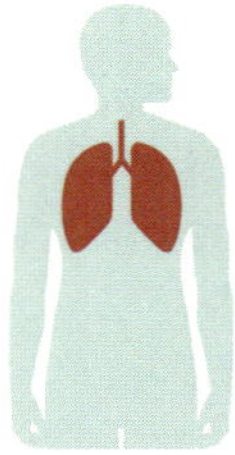

Dieser weitverbreiteten Erkrankung der Atemwege liegt eine zeitweise Einengung der Bronchien zugrunde, was zu Atemnot führt, vor allem zu einer Behinderung des Ausatmens. Ursache ist meist eine allergische Reaktion auf Inhaltsstoffe in der Atemluft. Kinder sind häufig betroffen, allerdings legen sich die Symptome mit zunehmendem Alter oft. In schweren Fällen ist Asthma lebensgefährlich – mit modernen Medikamenten jedoch meist gut unter Kontrolle zu bringen. Sie haben aber häufig spürbare Nebenwirkungen. Daher ist die Mehrzahl der Patienten sehr an alternativen Behandlungsmethoden interessiert.

Wahrscheinlich wirksam

Biofeedback ist effektiv – das zumindest zeigen klinische Studien recht eindeutig, auch wenn es bislang erst wenige gibt. Bei dieser Behandlung geht es meist darum, unwillkürliche Abläufe wie etwa das Atmen der willkürlichen Kontrolle zu unterwerfen. Insbesondere Asthmatiker, die Biofeedback praktizieren, kommen anschließend meist mit weniger Medikamenten aus.

Atemtechniken verschiedenster Art (z. B. die Buteyko-Methode) können ebenfalls die Atemnot bei Asthma lindern.

Wirksamkeit vermutet, aber ungeklärt

- Akupunktur
- Fischöl
- Hypnotherapie
- Magnesium
- Massage
- Meditation
- Propolis (Kittharz aus dem Bienenstock)
- Vitamin C
- Yoga

Wirkungslos oder schädlich

- Chiropraktik
- Fußreflexzonenmassage
- Geistheilung
- Homöopathika
- Selen

Risiken

Jede als ausschließliche Alternative zur Schulmedizin angewendete komplementärmedizinische Maßnahme ist in schweren Fällen von Asthma gefährlich.

FAZIT

Asthma ist eine sehr ernste und mitunter nicht heilbare Erkrankung. Es ist daher wichtig, die konventionelle medikamentöse Therapie zu befolgen; die gut belegten komplementären Verfahren sollten dabei nur als Unterstützung dienen.

BLASENENTZÜNDUNG

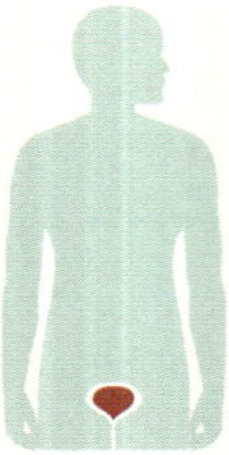

Eine häufige Erkrankung, die auch auf andere Teile der ableitenden Harnwege wie etwa die Harnröhre oder die Niere übergreifen kann. Aufgrund ihrer Anatomie leiden Frauen häufiger als Männer an solchen Problemen, oft kommt es zu wiederholten Rückfällen. Die Ursache sind meist bakterielle Infektionen. Zu den typischen Symptomen gehören Harndrang, Schmerz oder Brennen beim Wasserlassen und eine unvollständige Entleerung der Blase.

Wahrscheinlich wirksam

Johannisbeersaft oder **-extrakt** verringert bei regelmäßiger Anwendung die Wahrscheinlichkeit von Rückfällen. Die Inhaltsstoffe der Pflanze erschweren vermutlich die Anhaftung von Bakterien an die Blasenschleimhaut. Besonders bedrohlich sind Blasenentzündungen für Querschnittsgelähmte – und ausgerechnet bei ihnen aber scheinen Johannisbeersaft und -extrakt keine Wirkung zu zeigen.

Wirksamkeit vermutet, aber ungeklärt

- Akupunktur (ermutigende Studienergebnisse für Frauen, aber ungenügende Datenlage)
- Angocin Anti-Infekt (pflanzliches Präparat mit Kapuzinerkresse und Meerrettich, aber ungenügende Datenlage)
- Zishen Tongli Jiaonang (chinesisches Pflanzenpräparat, aber ungenügende Datenlage)

Wirkungslos oder schädlich

keine

Risiken

Johannisbeersaft oder -extrakt sind nicht mit nennenswerten Risiken verbunden. Diabetiker sollten aber den hohen Zuckergehalt des Saftes in Betracht ziehen.

FAZIT

Blasenentzündungen sind lästig und langwierig. Der Genuss von Johannisbeersaft kann zumindest die Häufigkeit von Rückfällen vermindern.

BLUTHOCHDRUCK

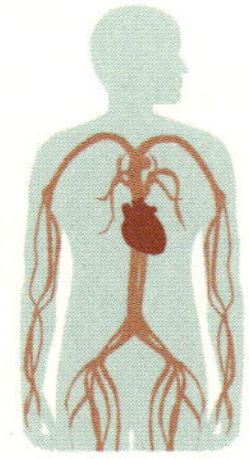

Von Hypertonie sind insbesondere ältere Menschen häufig betroffen. Eine konkrete Ursache lässt sich meist nicht finden. Auch wenn der Hochdruck in den meisten Fällen keine Beschwerden verursacht, ist es dennoch dringend ratsam, die Werte zu senken. Denn Hypertonie ist ein wichti-

Wahrscheinlich wirksam

Biofeedback hilft dabei, den Blutdruck auf einem Computerbildschirm akustisch oder optisch wahrnehmbar zu machen. Auf diese Weise lässt er sich mit entsprechendem Training willkürlich beeinflussen. Das Erlernen und Praktizieren der Methode erfordert jedoch einigen Aufwand.

Autogenes Training, Qigong, Tai-Chi, Yoga und **andere Entspannungstechniken** sind weniger gründlich untersucht, aber wahrscheinlich ebenfalls wirksam.

Die **Roselle** *(Hibiscus sabdariffa)* ist eine Heilpflanze mit nachgewiesen blutdrucksenkenden Eigenschaften.

Das **Koenzym Q10** sowie **Fischölpräparate** haben einen ähnlich positiven Effekt, der jedoch meist wenig deutlich ausgeprägt ist.

Wirksamkeit vermutet, aber ungeklärt

- Akupunktur
- Hypnotherapie

FAZIT

Einige effektive Verfahren der Komple
Ihre Wirkung ist jedoch meist deutlich
kamente. Sie sollten daher am besten

ger Risikofaktor für Schlaganfall, Herzinfarkt und andere Herz-Kreislauf-Erkrankungen. Die herkömmliche Therapie besteht aus einer Diät und gegebenenfalls einer Gewichtsabnahme. Bringt das keinen Erfolg, stehen zahlreiche effektive Medikamente zur Verfügung, allerdings haben sie Nebenwirkungen.

- Meditation
- Melatonin
- Phytopharmaka (z. B. Knoblauch, Ginseng, Weißdorn, Granatapfel)
- Probiotika
- Vitamin C
- Vitamin E

Wirkungslos oder schädlich

- Atemtherapie
- Bodenklee *(Trifolium subterraneum)*
- Chiropraktik
- Ginkgo *(Ginkgo biloba)*
- Grünalge *(Chlorella pyrenoidosa)*
- Homöopathika
- Olive *(Olea europea)*
- Sojapräparate

Risiken

Die Hauptgefahr von alternativen Verfahren zur Therapie des Bluthochdrucks liegt darin, dass dieser nicht ausreichend gesenkt wird. Das Risiko für den Patienten bleibt dann womöglich unvermindert hoch.

mentärmedizin stehen zur Verfügung.
geringer als die herkömmlicher Medi-
von einem Arzt überwacht werden.

CHOLESTERIN, ERHÖHTER WERT

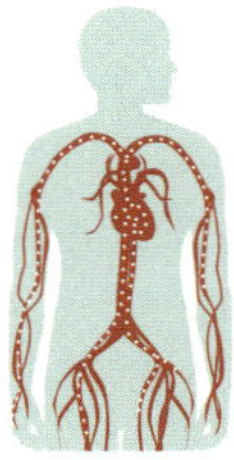

Ein zu hoher Blutfettspiegel ist ein wichtiger Risikofaktor für einen Herzinfarkt oder Schlaganfall. Der einzige sichere Weg zur Diagnose ist ein Bluttest, da sich Beschwerden nicht bemerkbar machen. Zur Normalisierung eines erhöhten Cholesterinwertes sollte zunächst eine Umstellung der Ernährung und speziell ein weitgehender Verzicht auf tierische Fette in Betracht gezogen werden. Bringt das keinen Erfolg, kommt neben der herkömmlichen Therapie mit Medikamenten eine breite Palette komplementärmedizinischer Verfahren infrage.

Wahrscheinlich wirksam

Der gummiartige Ballaststoff **Guar** *(Cyamopsis tetragonolobus)*, gewonnen aus Pflanzensamen, kann insbesondere den Wert des gefährlichen LDL-Cholesterins senken. Ballaststoffe aus **Hafer** sowie **Sojapräparate** haben ähnliche Effekte. Weniger gründlich untersucht sind folgende Präparate und Verfahren, die vorliegenden Daten lassen aber eine Wirksamkeit vermuten: **Artischocke** *(Cynara scolymus)*, **Chitosan** (ein Pulver aus Krebsschalen), **Fischölpräparate**, **Flohsamen** *(Plantago ovata; Psyllium)*, **Schimmelpilz** *(Monascus purpureus)*, **fermentierter Reis/Red Yeast Rice** und **Yoga**. Zudem gibt es zahlreiche Studien über den Verzehr von **Knoblauch**. Die zeigen zwar in der Gesamtschau einen Effekt, der jedoch wahrscheinlich so gering ist, dass er sich bei Patienten nicht bemerkbar macht.

Wirksamkeit vermutet, aber ungeklärt

- Bockshornklee *(Trigonella foenum-graecum)*
- Dai-saiko-to (japanische Kräutermixtur)
- Guggul-Myrrhe *(Commiphora mukul)*
- Konjac-Glucomannan (pflanzl. Ballaststoff)
- Ozontherapie
- Probiotika
- Grüner Tee *(Camellia sinensis)*
- Vitamin E

Wirkungslos oder schädlich

- Koenzym Q10
- Echte Aloe *(Aloe vera)*
- Ginseng *(Panax ginseng)*
- Saiko-ka-ryukotsu-borei-to (japanische Kräutermixtur)

Risiken

Kommen unwirksame Verfahren zum Einsatz, bleiben die gefährlichen Risiken bestehen. Wichtig ist, dass wirksame komplementäre Methoden unter ärztlicher Kontrolle eingesetzt werden – nur so lässt sich feststellen, ob der gewünschte Effekt auch tatsächlich erreicht wird.

FAZIT

Zur Normalisierung eines erhöhten Blutfettspiegels stehen einige wirksame Verfahren der Komplementärmedizin zu Verfügung. Während ihrer Anwendung sollte der Cholesterinwert überwacht werden.

DEPRESSION

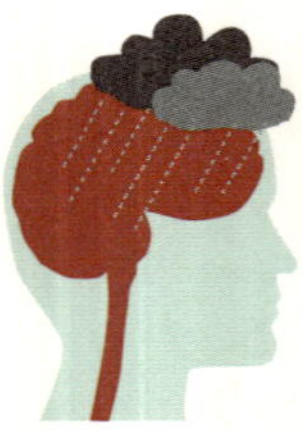

Depressionen sind gekennzeichnet durch längerfristige Traurigkeit, fehlendes Interesse am Umfeld und verminderte Lebensenergie. Je nach Schweregrad können auch vielfältige körperliche Symptome auftreten, wie etwa starke Ermüdung. Eine Diagnose sollte jedoch ein Arzt oder Psychologe stellen, zumal eine Depression eine häufige Ursache für einen Suizid ist. Wer an Depressionen leidet, unterliegt einem hohen Leidensdruck, was sehr häufig zum Wunsch nach Alternativtherapien führt.

Wahrscheinlich wirksam

Johanniskrautpräparate sind bei leichten bis mittelschweren Depressionen ähnlich wirksam wie konventionelle Antidepressiva. Der Pflanzenextrakt wirkt allerdings nicht sofort, sondern muss in ausreichender Dosierung einige Wochen lang eingenommen werden, ehe sich eine Linderung einstellt.
Autogenes Training und **Yoga** sind leicht zu erlernende und kostengünstige Methoden, die laut einiger Studien depressive Verstimmungen aufhellen.
Massage ist nicht nur körperlich angenehm, sondern entspannt auch den Geist und kann auf diese Weise Depressionen lindern. Manche **Entspannungstechniken** haben sich als ähnlich effizient erwiesen wie eine Verhaltenstherapie.

Wirksamkeit vermutet, aber ungeklärt

- Akupunktur/Akupressur
- Aromatherapie
- Fischöl
- Hypnotherapie
- Kaukasischer Natterkopf *(Echium amoenum)*
- Lavendel *(Lavendula angustifolia)*
- Magnetfeldtherapie
- Musiktherapie
- Reiki
- Safran *(Crocus sativus)*
- Stressbewältigung durch Achtsamkeit (Mindfulness)
- Zink

Wirkungslos oder schädlich

- Gingko *(Ginkgo biloba)* ist gemäß klinischen Studien bei Depressionen nicht wirksam.

Risiken

Gering. Bei Johanniskrautpräparaten besteht die Gefahr von Wechselwirkungen mit anderen Medikamenten. Extrakte aus der Traubensilberkerze *(Cimicifuga racemosa)* sind zwar bei depressiven Verstimmungen in der Menopause wirksam, jedoch wurde von Leberschäden berichtet.

FAZIT

Depressionen müssen immer ernst genommen werden und gehören in ärztliche Betreuung. Der Mediziner kann auf eine Reihe hilfreicher komplementärer Verfahren zurückgreifen, die ähnlich wirksam sind wie konventionelle.

DIABETES

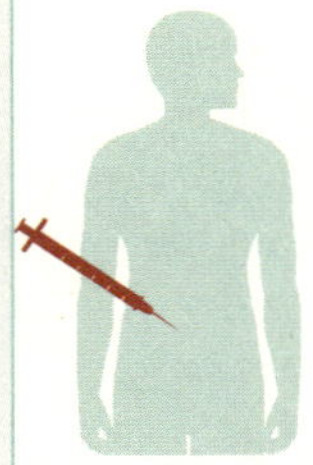

Diese sehr häufige Stoffwechselerkrankung kann aufgrund des zu hohen Zuckerspiegels im Blut zu ernsten Folgeschäden führen. So ist insbesondere das Risiko für kardiovaskuläre Leiden wie Herzinfarkt und Schlaganfall deutlich erhöht. Diabetes Typ I tritt

Wahrscheinlich wirksam

Einige Präparate können ergänzend hilfreich sein: Der gummiartige Ballaststoff **Guar** *(Cyamopsis tetragonolobus)*, gewonnen aus Pflanzensamen, vermag den Cholesterinspiegel zu reduzieren und so das bei Diabeteskranken besonders hohe kardiovaskuläre Risiko zu vermindern. Ballaststoffe aus **Flohsamen** *(Plantago ovata; Psyllium)* können Ähnliches erreichen. Auch einige in der ayurvedischen Medizin häufig eingesetzte Pflanzenheilmittel senken den Zuckerspiegel: **Scharlachranke** *(Coccinia indica)*, ein **Seidenpflanzengewächs** *(Gymnema sylvestre)* und **Zimt** *(Cinnamomum zeylanicum)*.
Fischölpräparate führen zu einer Normalisierung der bei Diabetikern häufig erhöhten Triglyceridwerte im Blut. Ähnliche Effekte sind für **Sojaprodukte** nachgewiesen, die zudem günstige Wirkungen auf das Insulinsystem haben.

FAZIT

Diabetiker müssen ärztlich betreut wer
mentären Behandlungsmöglichkeiten
therapie, sondern immer nur ergänzend

häufig schon in der Jugend auf und muss in der Regel mit Insulin-Injektionen zu den Mahlzeiten behandelt werden. Typ II wurde früher auch als Altersdiabetes bezeichnet und ist meist mittels Gewichtsabnahme oder Medikamenten zu kontrollieren. Doch diese Präparate haben gelegentlich Nebenwirkungen.

Wirksamkeit vermutet, aber ungeklärt

- Biofeedback
- Koenzym Q10
- Fußreflexzonenmassage
- Mandelpilz (*Agaricus subrufescens*)
- Phytopharmaka (z. B. Heidelbeerblätter, Knoblauch, Ginseng, Mariendistel)
- Qigong
- Vitamin E

Wirkungslos oder schädlich

- Atemtherapie
- Magnesium
- Zink

Risiken

Diabetes kann leicht zu akuten und lebensgefährlichen Entgleisungen des Stoffwechsels führen. Der Einsatz von nicht oder nur unzureichend wirksamen Alternativen ist daher gefährlich; es hat bereits Todesfälle gegeben.

den. Auch die wirksamen komple-
sollten niemals anstelle der Standard-
eingesetzt werden.

DICKDARMENTZÜNDUNG, CHRONISCH

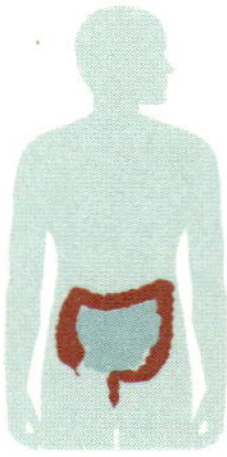

Colitis ulcerosa ist eine oft ernste entzündliche Erkrankung des Dickdarms; sie betrifft Frauen häufiger als Männer. Die genaue Ursache ist nicht bekannt. Zu den Symptomen gehören unter anderem Stuhldrang, Durchfall, blutiger Stuhl und körperliche Abgeschlagenheit. Der Krankheitsverlauf ist geprägt von einem ständigen Auf und Ab. Herkömmliche Therapien reichen von der Gabe von Medikamenten bis hin zur chirurgischen Entfernung des entzündeten Teils des Dickdarms.

Wahrscheinlich wirksam

Fischölkapseln, Probiotika und eine ballaststoffreiche Ernährung mit **Flohsamen** *(Plantago ovata; Psyllium)* können hilfreich sein und sind durch Studien relativ gut belegt. Fischöl enthält Omega-3-Fettsäuren, die direkt in den Entzündungsprozess eingreifen und so die Symptome lindern. Probiotika, die entweder *Bifidobacterium-* oder *Escherichia coli-*Stämme enthalten, können das Entzündungsgeschehen zurückdrängen, wenn der Patient sich ohnehin in einer Besserungsphase befindet. Eine ballaststoffreiche Ernährung lindert die Symptome und verlängert zudem die Besserungsphasen.

Wirksamkeit vermutet, aber ungeklärt

- Akupunktur
- Biofeedback
- Grünalge *(Chlorella pyrenoidosa)*
- Entspannungstechniken
- Folsäure
- Gelbwurz/Kurkuma *(Curcuma longa)*
- Gemeine Nachtkerze *(Oenothera biennis)*
- Saft der Echten Aloe *(Aloe vera)*
- Weizen *(Triticum aestivum)*

Wirkungslos oder schädlich

keine

Risiken

Allergische Reaktionen und Wechselwirkungen mit Medikamenten sollten in Betracht gezogen werden. Chronische Dickdarmentzündung ist eine schwerwiegende Erkrankung, bei deren Behandlung man nicht mit ungeprüften Methoden experimentieren sollte.

FAZIT

Fischöl, Probiotika und Flohsamen können eine konventionelle Behandlung wirkungsvoll unterstützen. Sie sollten jedoch nur unter ärztlicher Kontrolle eingesetzt werden.

ERELTILE DYSFUNKTION

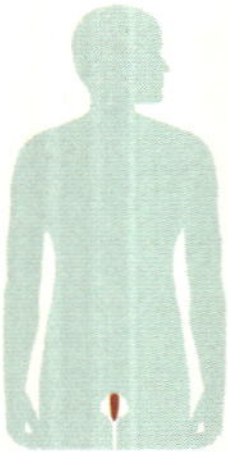

Bei einer erektilen Dysfunktion (Erektionsstörung, „Impotenz") kommt es zu einer nicht ausreichenden Versteifung des Penis, wodurch der Liebesakt unmöglich werden kann. Der Leidensdruck dieser ansonsten trivialen Erkrankung ist mitunter enorm. Im Alter von über 50 Jahren ist etwa die Hälfte aller Männer davon betroffen. Risikofaktoren sind vor allem Diabetes, kardiovaskuläre oder neurologische Erkrankungen wie Alzheimer oder Parkinson, ein hoher Medikamentenkonsum oder Alkoholmissbrauch. Häufig liegen einer erektilen Dysfunktion auch psychologische Probleme zugrunde, die dann einer entsprechenden Therapie bedürfen.

Wahrscheinlich wirksam

Yohimbin ist ein Inhaltsstoff des afrikanischen Yohimbe-Baums *(Pausinystalia yohimbe)*. Er stimuliert das kardiovaskuläre System und kann über diesen Weg eine Erektion erleichtern. Auch **Koreanischer Ginseng/Roter Ginseng** *(Panax ginseng)* kann gemäß einer Reihe wissenschaftlicher Studien aus Korea hilfreich sein.

Wirksamkeit vermutet, aber ungeklärt

- Akupunktur
- Biofeedback
- Hypnotherapie
- Phytotherapeutika aus der Hülsenfrucht *Butea superba* und Ginkgo *(Ginkgo biloba)*

Wirkungslos oder schädlich

keine

Risiken

Durch Yohimbin kann es zu einer Überstimulierung des Herz-Kreislauf-Systems kommen, als Folge davon zu Bluthochdruck und im schlimmsten Fall zu einem Schlaganfall.

FAZIT

Eine herkömmliche Therapie mittels Psychotherapie ist kompliziert, Injektionen in den Schwellkörper oder Hormongaben sind oft mit Nebenwirkungen belastet. Yohimbin und Ginseng kommen unterstützend in Betracht.

ERKÄLTUNGSKRANK

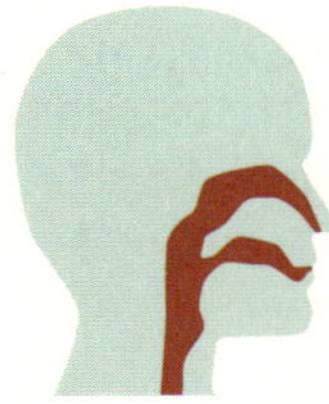

Im Durchschnitt erkrankt jeder Mensch innerhalb von zwei Jahren dreimal an einer Erkältung, einer leicht von Mensch zu Mensch übertragbaren Virusinfektion. Eine Grippe ist ebenfalls eine Viruser-

Wahrscheinlich wirksam

Kalmegh *(Andrographis paniculata)* ist eine ayurvedische Heilpflanze, die in mehreren Studien getestet wurde. Die Ergebnisse zeigen recht einheitlich, dass entsprechende Präparate zur Linderung der Erkältungssymptome beitragen können. Ähnliches belegen zahlreiche Studien mit Echinacin-Präparaten aus dem **Sonnenhut** *(Echinacea purpurea)*. Dieses Mittel kann zudem auch vorbeugend wirken. Bei **Vitamin C** zeigen Studien, dass die Erkältungsdauer damit allenfalls um durchschnittlich acht Stunden verkürzt werden kann. Wer einer Erkältung vorbeugen will, dem hilft nachweislich ein moderates **Ausdauertraining**.

FAZIT

Eine grundlegende Heilwirkung bieten komplementäre Verfahren. Letztere kön Nebenwirkungen von Erkältungskrank

HEITEN

krankung, jedoch ernster zu nehmen und mit einem anderen Krankheitsverlauf. Eine große Zahl von Hausmitteln wird bei Erkältungskrankheiten empfohlen, doch nur wenige sind in klinischen Studien getestet worden, und bei Weitem nicht alle sind hilfreich.

Wirksamkeit vermutet, aber ungeklärt

- diverse Phytotherapeutika wie Knoblauch *(Allium sativum)*, Echte Kamille *(Matricaria recutita)*, Ginseng *(Panax ginseng)*
- Homöopathika
- wechselwarme Duschen

Wirkungslos oder schädlich

- Probiotika
- Sesam *(Sesamum indicum)*
- Vitamin C (zur Prävention)
- Vitamin E
- Zink

Risiken

Echinacin-Präparate wirken, indem sie das Immunsystem stimulieren. Sie sollten aber nicht über einen längeren Zeitraum eingenommen werden, da ein überaktives Immunsystem mitunter auch Schaden anrichten kann, etwa bei Autoimmunerkrankungen.

weder konventionelle noch nen aber die unangenehmen heiten lindern helfen.

GEBURTSSCHMERZEN

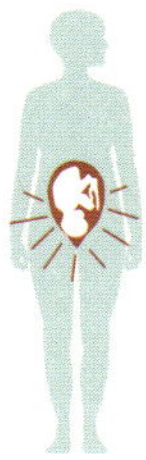

Schmerzen während und nach der Geburt, die durch die Kontraktion des Uterus entstehen, sind heutzutage gut zu behandeln. Das setzt jedoch voraus, dass eine Frau die modernen Schmerztherapien akzeptiert. Viele Frauen möchten jedoch den Geburtsvorgang bewusst erleben und lehnen aus diesem Grund chemische Schmerzmittel ab. Daher sind sie sehr interessiert an komplementären Methoden, die eine natürliche Geburt erleichtern und die Schmerzen lindern können.

Wahrscheinlich wirksam

Eine **Hypnose** während der Geburt reduziert den Bedarf an Schmerzmitteln und vermindert Komplikationen. Eine **Massage** kann ebenfalls die Schmerzen verringern und wird von vielen Frauen als gute psychologische Hilfe empfunden.

Wirksamkeit vermutet, aber ungeklärt

- Akupunktur (vielversprechend als Zusatz zur normalen Schmerztherapie, aber ungenügende Datenlage)
- Aromatherapie
- Biofeedback (widersprüchliche Datenlage)
- Transkutane elektrische Nervenstimulation (TENS)

Wirkungslos oder schädlich

- diverse chinesische Kräutermixturen
- Fußreflexzonentherapie
- Himbeerblätter *(Rubus idaeus)*
- Homöopathika
- Musiktherapie

Risiken

Einige pflanzliche Mittel rufen möglicherweise Wehen hervor; eine Selbstmedikation mit solchen Präparaten kann daher gefährlich sein.

FAZIT

Die moderne Geburtshilfe ist sehr effektiv. Dennoch können einige komplementärmedizinische Verfahren sie sinnvoll ergänzen; diese sollten jedoch nicht als alleinige Alternativen eingesetzt werden.

HEPATITIS

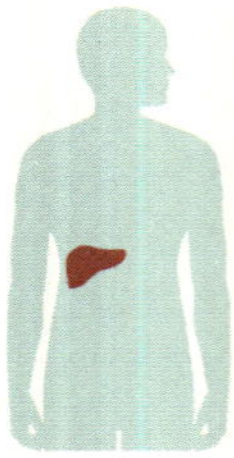

Eine Leberentzündung entsteht meist infolge von Vergiftungen (etwa durch Alkohol) oder Infektionen mit Viren (Hepatitis A, B, C, D oder E). In vielen Fällen kommt es zu einem chronischen Verlauf. Die Symptome sind Gelbsucht (gelbliche Verfärbung der Lederhaut des Auges und der Haut), chronische Abgeschlagenheit, Appetitverlust, Schmerzen im Oberbauch, Gewichtsverlust, Übelkeit und Kopfschmerzen. Gelegentlich kann eine Hepatitis auch symptomfrei verlaufen. Die schulmedizinische Therapie ist oft schwierig und nicht immer effektiv.

Wahrscheinlich wirksam

Vier pflanzliche Mittel haben in klinischen Studien bei einer Virus-Hepatitis vielversprechende Ergebnisse erbracht, obwohl die Datenlage nicht völlig eindeutig ist: **Mariendistel** *(Silybum marianum)*, das **Wolfsmilchgewächs Phyllanthus**, **Sho-saiko-to** (eine japanische Kräutermixtur) sowie der **Schnurbaum Sophora**. All diesen Präparaten werden antivirale Eigenschaften zugeschrieben; bei einer Hepatitis infolge einer Vergiftung sind sie daher nicht wirksam.

Wirksamkeit vermutet, aber ungeklärt

- orale Enzymtherapie
- Süßholz *(Glycyrrhiza glabra)*
- Süßkartoffel *(Ipomoea batatas)*
- Kamalahar (ayurvedisches Kräutermittel, bessert vermutlich Symptome, aber ungenügende Datenlage)
- Rotwurzel-Salbei *(Salvia miltiorrhiza)*
- diverse chinesische Kräutermixturen

Wirkungslos oder schädlich

- Antioxidantien
- Liv 52 (ayurvedisches Kräutermittel, eine Studie ergab eine erhöhte Sterblichkeit)
- Gambir *(Uncaria gambir*, erhebliche Toxizität)

Risiken

Eine Hepatitis ist fast immer eine sehr ernste Erkrankung, die man auf keinen Fall selbst behandeln sollte. Eine ärztliche Betreuung ist unabdingbar.

FAZIT

Der behandelnde Mediziner kann auf einige pflanzliche Mittel zurückgreifen, die insbesondere bei viralen Hepatitiserkrankungen hilfreich sein können. Diese vermögen eine konventionelle Therapie sinnvoll zu ergänzen.

HERZINSUFFIZIENZ,

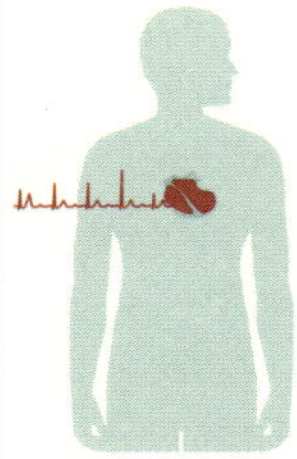

Diesem oft sehr ernsten Leiden liegt eine eingeschränkte Pumpfunktion des Herzens zugrunde. Oft entsteht es als Folge anderer Erkrankungen des Herzens. Je nach Schweregrad führt eine Herzinsuffizienz zu Müdigkeit, Abgeschlagenheit, Atemnot, kör-

Wahrscheinlich wirksam

Weißdornextrakte können die Herzfunktion verbessern und die Symptome lindern – vor allem bei weniger schweren Fällen der Herzinsuffizienz. Für die **Tragantwurzel** *(Astralagus)*, ein Pflanzenmittel aus der chinesischen Medizin, gilt Ähnliches, es ist jedoch weniger gründlich untersucht. Präparate aus **Fingerhut** *(Digitalis)* wurden früher als Standardtherapie bei Herzinsuffizienz eingesetzt. Heute werden statt des pflanzlichen Mittels synthetische Digitalis-Präparate verwendet.

FAZIT

Die nebenwirkungsarmen Weißdornex
Herzinsuffizienz erwiesenermaßen ähn
kamente. Die Therapie der Erkrankung

CHRONISCH

perlicher Schwäche und Schwellungen in den unteren Extremitäten. Da es gut wirksame Medikamente gibt, gehören Patienten mit dieser Erkrankung in die Obhut eines erfahrenen Arztes. Eine Selbstbehandlung kann gefährlich sein.

Wirksamkeit vermutet, aber ungeklärt

- Akupunktur
- Koenzym Q10 (widersprüchliche Studienergebnisse; Studien haben methodische Schwächen)
- Entspannungstechniken
- Ginseng *(Panax ginseng)*
- Meditation (verbessert vermutlich die Lebensqualität, aber ungenügende Datenlage)
- Vitamin D

Wirkungslos oder schädlich

- Vitamin E

Risiken

Bei Weißdorn gering. Komplementärmedizinische Verfahren sollten niemals als alleinige Alternative zu herkömmlichen Therapien eingesetzt werden.

trakte sind bei Frühstadien der lich wirksam wie konventionelle Medi- gehört jedoch in ärztliche Hand.

HEUSCHNUPFEN

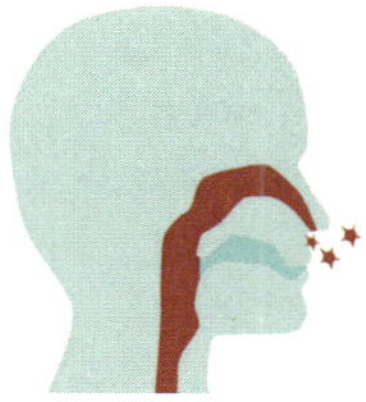

Ursache von Heuschnupfen ist eine allergische Reaktion der Nasenschleimhaut auf Pflanzenpollen. Betroffene reagieren sehr spezifisch auf die Pollen, sobald die entsprechende Pflanze blüht. Typische Anzeichen sind Niesen, tränende Augen und eine laufende Nase. Viele Patienten sind es leid, jedes Jahr von Neuem zum Teil nebenwirkungsreiche Antihistaminika einzunehmen, und probieren daher häufig Alternativen aus.

Wahrscheinlich wirksam

Von der **Pestwurz** *(Petasites hybridus)* stammt ein Pflanzenextrakt, der gemäß mehreren Studien ebenso wirksam ist wie ein Antihistaminikum. Nach allem, was heute bekannt ist, sind die Nebenwirkungen eines qualitativ hochwertigen Pestwurzextraktes gering.

Wirksamkeit vermutet, aber ungeklärt

- Akupunktur (widersprüchliche Studienergebnisse sowohl für die Vorbeugung als auch die Behandlung)
- Große Brennnessel *(Urtica dioica*, lindert vermutlich die Symptome, aber ungenügende Datenlage)
- Guduchi *(Tinospora cordifolia)*
- Homöopathika
- Hypnotherapie
- Vitamin E

Wirkungslos oder schädlich

- Gelée royale
- Weinblätter *(Vitis vinifera)*

Risiken

Die Pestwurz enthält einen leberschädigenden Stoff, der jedoch in Präparaten guter Qualität bei der Herstellung eliminiert wird. Es lohnt sich daher, solche hochwertigen Produkte zu kaufen; sie sind allerdings recht teuer.

FAZIT

Heuschnupfen ist die Allergie, die am häufigsten komplementärmedizinisch behandelt wird. Nachweislich wirksam sind aber nur Präparate mit Pestwurz.

KRAMPFADERN

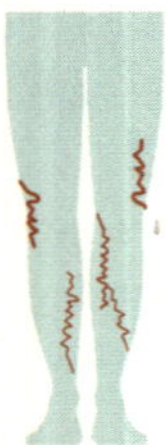

Krampfadern sind das Resultat eines Zustands, den Experten als chronische venöse Insuffizienz bezeichnen: Die Venen, die das Blut aus den Beinen zurück zum Herzen befördern sollen, sind in ihrer Transportfunktion eingeschränkt. Es kommt daher zu einem Rückstau, der in den unschönen Krampfadern sichtbar wird. Das ist mehr als ein kosmetisches Problem: Krampfadern können, unbehandelt, Geschwüre verursachen, mit möglicherweise ernsten Folgen bis hin zu einer Thrombose. Bei der konventionellen Therapie wird meist das Bein bandagiert oder die Vene chirurgisch entfernt. Da beides für die Patienten sehr unangenehm ist, suchen viele nach Alternativen.

Wahrscheinlich wirksam

Eine Reihe von pflanzlichen Mitteln kräftigen die Venen und verbessern so deren Funktion. Die **Rosskastanie** *(Aesculus hippocastanum)* ist am gründlichsten untersucht und hat sich als wirksam erwiesen. Ermutigende Daten liegen auch vor zum **Stechenden Mäusedorn** *(Ruscus aculeatus)* und zum **Indischen Wassernabel** *(Centella asiatica)*. Ferner kann die Venenfunktion durch **Kaltwasseranwendungen** (z. B. Wassertreten oder Duschen) verbessert werden.

Wirksamkeit vermutet, aber ungeklärt

- Echter Buchweizen *(Fagopyrum esculentum)*
- Seekiefer *(Pinus pinaster)*
- Vitamin E
- Weinblätter *(Vitis vinifera*; der Extrakt lindert vermutlich die Symptome und lässt das Bein abschwellen; aber ungenügende Datenlage)

Wirkungslos oder schädlich

- Ginkgo *(Ginkgo biloba)*

Risiken

Viele Patienten halten Krampfadern für ein nicht so bedeutendes Leiden. Da diese jedoch gelegentlich ernste Langzeitfolgen haben können, ist eine frühzeitige Behandlung angeraten.

FAZIT

Einige komplementärmedizinische Verfahren sind wirksam. Sie lindern jedoch lediglich die Symptome wie Schweregefühl oder Schwellung der Beine. Zur Heilung bietet sich letztlich nur ein chirurgischer Eingriff an.

MIGRÄNE

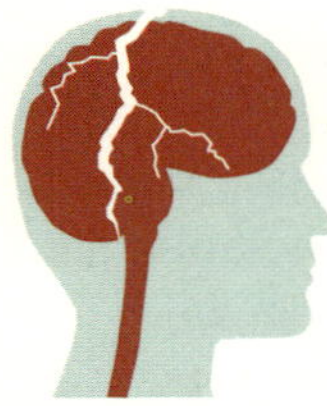

Diese spezielle Form periodischer Kopfschmerzen geht häufig mit einer „Aura“ (Sehstörung) einher, mit Übelkeit, Lichtscheu und Lärmunverträglichkeit. Ein Migräneanfall kann bis zu drei Tagen andauern. Betroffene leiden während dieser Zeit häufig so stark, dass sie unfähig sind,

Wahrscheinlich wirksam

Zur Therapie eines Migräneanfalls gibt es kein alternativmedizinisches Verfahren, das erwiesenermaßen heilt. **Biofeedback** und **Entspannungstechniken** sind jedoch oft nützlich, um vorbeugend die Häufigkeit von Anfällen zu vermindern. Beide Therapieformen lassen sich auch in Kombination einsetzen.

Wirksamkeit vermutet, aber ungeklärt

- Akupunktur
- Koenzym Q10
- Fischölpräparate
- Massage
- Mutterkraut *(Tanacetum parthenium)*
- Pestwurz *(Petasites hybridus)*
- Yoga

FAZIT

Biofeedback kann Migräneattacken der Wirkstoff Propranolol. Auch Ent chend, wenngleich die Datenlage noch

etwas Sinnvolles zu tun.
Die Ursachen der Migräne sind nach wie vor nicht völlig geklärt; man nimmt an, dass auch genetische Faktoren eine Rolle spielen. Oftmals lösen auch bestimmte Reize (z. B. Gerüche oder Lärm) einen Migräneanfall aus. Die konventionelle Therapie ist nicht immer erfolgreich.

Wirkungslos oder schädlich

- Chiropraktische Wirbelsäulenmanipulation
- Homöopathika

Risiken

Starke und lang anhaltende Kopfschmerzen wie bei Migräne sollten stets ärztlich geklärt werden. Eine Selbstbehandlung kann gefährlich sein, weil möglicherweise ernste Ursachen der Schmerzen (etwa ein Gehirntumor) zu spät erkannt werden.

ähnlich wirksam vorbeugen wie
spannungstechniken sind vielverspre-
besser sein könnte.

PROSTATAVERGRÖSSERUNG, GUTARTIG

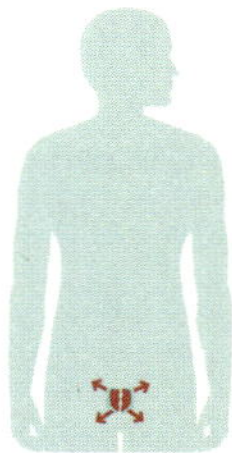

Die Vorsteherdrüse (Prostata) des Mannes vergrößert sich oft mit zunehmendem Alter. Wenn sie den Harnleiter abdrückt, treten Beschwerden auf. Experten sprechen in solchen Fällen von einer gutartigen Prostatahypertrophie. Typische Symptome sind häufiger Harndrang, die Unfähigkeit, die Blase völlig zu leeren, und ein schwacher Urinstrahl – in Extremfällen auch die Unfähigkeit, Wasser zu lassen. Chirurgen raten häufig zur operativen Therapie; dabei kann es jedoch zu gefürchteten Nebenwirkungen wie Inkontinenz und Impotenz kommen. Auch die herkömmlichen Medikamente sind nicht nebenwirkungsfrei. Aufgrund des großen Leidensdrucks suchen viele Betroffene nach alternativen Behandlungsmethoden.

Wahrscheinlich wirksam

Präparate aus der Rinde des **Afrikanischen Stinkholz** *(Prunus africana)* und aus den reifen Früchten der **Sägepalme** *(Serenoa repens)* sind gut erprobte pflanzliche Mittel. Beide wirken gegen die lästigen Symptome – und sie normalisieren messbar den Harnfluss. Einige Untersuchungen zeigen, dass sie ebenso effektiv sind wie herkömmliche Medikamente und dabei weniger Nebenwirkungen haben.
Ähnliches wird Pflanzenmitteln aus der **Großen Brennnessel** *(Urtica dioica)* und aus dem **Pollenextrakt des Roggen** *(Secale cereale)* zugeschrieben, für die es jedoch wenig Studien gibt.

Wirksamkeit vermutet, aber ungeklärt

- Zucchini-Extrakt (*Cucurbita pepo*)

Wirkungslos oder schädlich

keine

Risiken

Eine Vergrößerung der Prostata kann auch ernste Ursachen haben, zum Beispiel eine Krebserkrankung. Daher sollten Symptome niemals selbst behandelt, sondern stets mit einem Arzt geklärt werden.
Achtung: Präparate der Sägepalme können die Blutgerinnung hemmen!

FAZIT

Zur Therapie der gutartigen Prostatavergrößerung stehen mehrere pflanzliche Heilmittel zu Verfügung. Diese sind effektiv und haben wahrscheinlich auch weniger Nebenwirkungen als herkömmliche Behandlungsmethoden

REIZDARMSYNDROM

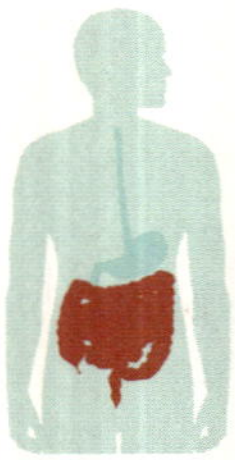

Das Reizdarmsyndrom (irritables Kolon) ist eine sehr häufige Erkrankung, die 15 bis 20 Prozent aller Menschen betrifft. Es handelt sich um ein nichtentzündliches Leiden, für das sich keine konkrete Ursache finden lässt. Symptome sind zum Beispiel krampfartige Schmerzen im Unterbauch, wiederkehrende Durchfälle, Verstopfung und Völlegefühl. Frauen, vor allem im Alter zwischen 24 und 45, sind häufiger betroffen als Männer. Weil viele Ärzte fälschlicherweise davon ausgehen, dass sich die Hilfesuchenden die Symptome nur einbilden, wird der Leidensdruck noch verstärkt.

Wahrscheinlich wirksam

Faserreiche Ballaststoffe wie zum Beispiel **Flohsamen** *(Plantago ovata; Psyllium)* können den Stuhlgang normalisieren und so Erleichterung verschaffen.
Folgende Mittel und Verfahren sind ebenfalls aussichtsreich, aber weniger gründlich untersucht: Individuell verschriebene **chinesische Heilkräuter** nach den Regeln der TCM können Symptome lindern. **Hypnotherapie** führt zur Entspannung und vermag auf diese Weise die Beschwerden zu bessern. **Verkapseltes Pfefferminzöl**, das erst im Darm seine Wirksamkeit entfaltet, lindert die krampfartigen Schmerzen. **Probiotika** mit dem Bakterium *Lactobacillus plantarum* können die Gesamtsymptomatik positiv beeinflussen. Ermutigende Studienergebnisse gibt es auch zu der chinesischen Kräutermixtur **Tong Xie Yao Fang**.

Wirksamkeit vermutet, aber ungeklärt

- Akupunktur
- Biofeedback
- Carmint (eine Kräutermischung)
- Florelax (eine Mixtur aus Kräutern, Hefe und Vitaminen)
- Iberogast (eine Kräutermischung)
- Meditation
- Padma Lax (tibetische Kräutermischung)
- Probiotika
- Verhaltenstherapie
- Yoga

Wirkungslos oder schädlich

- Appital (eine Kräutermischung)
- Asant *(Ferula assafoetida)*
- Ayurvedische Kräutermittel
- Echte Aloe *(Aloe vera)*
- Erdrauch *(Fumaria officinalis)*
- Fußreflexzonenmassage
- Javanische Gelbwurz *(Curcuma xanthorrhiza)*

Risiken

Bei einer Überdosierung von Ballaststoffen drohen Blähungen und Durchfall. Chinesische Kräutermittel sind gelegentlich mit giftigen Schwermetallen belastet.

FAZIT

Das Reizdarmsyndrom ist häufig schwer zu behandeln. Einige komplementäre Verfahren eignen sich aber gut als Ergänzung zur konventionellen Therapie mit Medikamenten.

REIZMAGEN

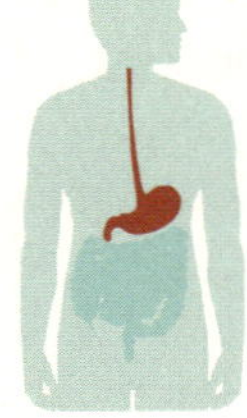

Ein Reizmagen ruft unspezifische Beschwerden wie Sodbrennen, Nahrungsunverträglichkeiten, Übelkeit, Aufstoßen und Magenschmerzen hervor. Am deutlichsten treten die Symptome nach dem Essen auf. Eine ärztliche Untersuchung erbringt

Wahrscheinlich wirksam

Pflanzenextrakte wie zum Beispiel das Präparat Enteroplant, die **Pfefferminze** *(Mentha x piperita)* und **Kümmel** *(Carum carvi)* enthalten, können die Beschwerden nachweislich mildern. Weniger gründlich untersucht sind Extrakte aus der **Artischocke** *(Cynara scolymus)* – aber die vorliegenden Daten sind ermutigend.

FAZIT

Der Reizmagen ist ein ebenso häufiges pflanzliche Mittel können die Beschwer ventionelle Medikamente.

meist keine eindeutige Ursache. Viele Mediziner nehmen eine solche Erkrankung daher nicht ernst – und die Betroffenen wenden sich häufig der Alternativmedizin zu.

Wirksamkeit vermutet, aber ungeklärt

- Akupunktur
- Gelbwurz/Kurkuma *(Curcuma longa)*
- Hange-koboku-to (japanisches Kräutermittel, lindert womöglich die Symptome, aber ungenügende Datenlage)
- Homöopathie
- Paprika *(Capsicum annuum*, lindert womöglich die Symptome, aber ungenügende Datenlage)

Wirkungslos oder schädlich

- Fischölpräparate

Risiken

Unspezifische Magenbeschwerden können ernste Ursachen haben, zum Beispiel eine Krebserkrankung. Eine Eigenbehandlung ohne ärztliche Abklärung der Beschwerden ist daher gefährlich. Das Risiko allergischer Reaktionen durch Minze und Kümmel ist gering.

wie lästiges Problem. Einige
den ähnlich effektiv mildern wie kon-

RHEUMATOIDE ARTHRITIS

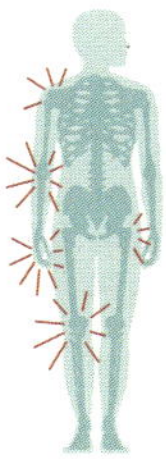

Dieser auch „Arthritis“ oder „Rheuma“ genannten Erkrankung liegt eine Entzündung der inneren Gelenkhaut mit ungeklärter Ursache zugrunde. Die Folgen: eine Schwellung, eine Rötung und Schmerzen im Gelenk. Typisch ist die „Morgensteifigkeit“. Am häufigsten betroffen sind die Finger- und Handgelenke. Der Krankheitsverlauf ist durch ein ständiges Auf und Ab gekennzeichnet, wobei es zu einer allmählichen Verschlimmerung der Beschwerden kommt. Da die herkömmlichen Medikamente nur die Symptome bekämpfen und häufig Nebenwirkungen mit sich bringen, sind Patienten sehr an komplementären Verfahren interessiert.

Wahrscheinlich wirksam

Fischölpräparate enthalten Omega-3-Fettsäuren, die nachweislich die entzündlichen Prozesse abschwächen. Das führt zu einer Minderung der Beschwerden, die es vielen Patienten ermöglicht, die verschriebenen Medikamente zu reduzieren. **Phytodolor**, ein Präparat aus mehreren Heilkräutern, lindert die Schmerzen. Weniger gut untersucht sind diverse **Entspannungstechniken**, **Wasseranwendungen** (Hydrotherapie) und **Tai-Chi** – die vorliegenden Daten sind jedoch ermutigend.

Wirksamkeit vermutet, aber ungeklärt

- Glucosamin (Aminozucker)
- Grünlippmuschel *(Perna canaliculus)*
- Homöopathika
- Hypnotherapie
- Katzenkralle *(Uncaria tomentosa)*
- Knoblauch *(Allium sativum)*
- Magnetfeldtherapie
- Sativex (ein Cannabis-Präparat)
- Schaublatt *(Rodgersia aesculifolia)*
- Tong Luo Kai Bi (chinesisches Kräutermittel)

Wirkungslos oder schädlich

- Akupunktur
- Mutterkraut *(Tanacetum parthenium)*
- Probiotika mit *Lactobacillus rhaminosus*
- Weidenrinde *(Salix spp.)*
- Weihrauch *(Boswellia serrata)*
- diverse ayurvedische Kräutermixturen

Risiken

Ein häufig angepriesenes und möglicherweise sogar effektives Mittel ist ein Extrakt aus dem Spindelbaumgewächs *Tripterygium wilfordii*. Allerdings hat es erhebliche Nebenwirkungen, etwa eine Leberschädigung.

FAZIT

Zahlreiche alternative Verfahren sind klinisch getestet worden – die wenigsten davon sind hilfreich. Am besten ist die Wirkung von Omega-3-Fettsäuren belegt. Sie sollten aber stets nur als Ergänzung der herkömmlichen Therapie dienen.

RÜCKENSCHMERZEN

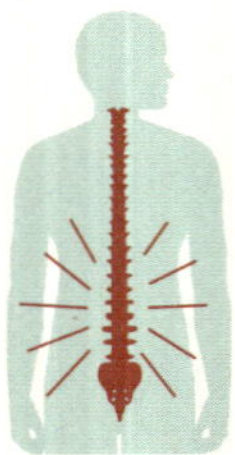

Rückenschmerz ist eines der am weitesten verbreiteten Leiden; er kann eine Vielzahl von Ursachen haben, die sich aber oft nicht konkret ermitteln lassen. Über 90 Prozent der Schmerzepisoden klingen innerhalb von zwei bis drei Wochen wieder ab – mit oder ohne Therapie. Ernst wird es, wenn die Symptome über längere Zeit andauern. Solche chronischen Zustände sind extrem belastend und verursachen enorme Kosten für das Gesundheitswesen. Enttäuscht von der konventionellen Medizin, fragen Patienten bei diesem Leiden besonders häufig nach alternativen Verfahren.

Wahrscheinlich wirksam

Zur **Akupunktur** gibt es zahlreiche Studien. Ihre Ergebnisse sind nicht einheitlich, aber die besten Untersuchungen sprechen dafür, dass die Akupunktur insbesondere chronischen Rückenschmerz zu lindern vermag. **Chiropraktische** und **osteopathische Techniken** können ebenfalls helfen, aber auch hier sind die vorliegenden Studiendaten nicht frei von Widersprüchen. Mit einer herkömmlichen **Massage** lassen sich die muskulären Verspannungen, die mit Rückenschmerzen einhergehen und sie sogar verursachen können, effektiv lockern. Ähnliches gilt für **Entspannungstechniken** verschiedener Art, zum Beispiel die **Progressive Muskelrelaxation** nach Jacobson. Auch werden bei Rückenschmerzen viele Heilpflanzen empfohlen. Gute Studien gibt es für **Capsaicin**, das, in Salbe aufgetragen, lindernde Wärme erzeugt, für **Teufelskrallepräparate** *(Harpagophytum procumbens)* und für **Weidenrindenextrakte**, die als Tablette eingenommen werden.

Wirksamkeit vermutet, aber ungeklärt

- Alexander-Technik (Körpertherapie zur Haltungsverbesserung)
- Biofeedback
- Echter Beinwell *(Symphytum officinale)*, äußerlich
- Musiktherapie
- Ohrreflexzonentherapie
- Yoga

Wirkungslos oder schädlich

Bettruhe und sogenannte Wirbelsäulentraktionen sind nicht unbedingt alternative Behandlungsformen, sie verschlechtern jedoch erwiesenermaßen den Verlauf von Rückenschmerzen.

Risiken

Erhebliche Risiken gibt es bei Wirbelsäulenmanipulationen. Insbesondere Eingriffe an der Halswirbelsäule können zu ernsten Zwischenfällen führen, bis hin zum Schlaganfall.

FAZIT

Einige alternative Verfahren können bei Rückenschmerzen effektiv helfen. Das ist insbesondere deshalb von großer Bedeutung, weil die konventionelle Therapie in diesen Fällen häufig nur wenig auszurichten vermag.

SCHLAFSTÖRUNGEN

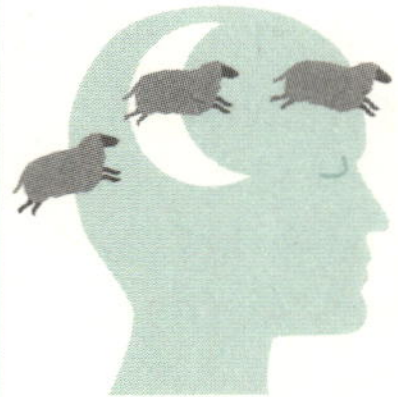

Ein- oder Durchschlafstörungen kommen sehr häufig vor, gerade bei älteren Menschen. Sogenannte primäre Schlafstörungen, all jene, die nicht durch eine Erkrankung wie etwa eine schmerzende Schulter ausgelöst werden, sind oft die Folge eines ungesunden, hektischen

Wahrscheinlich wirksam

Melatoninpräparate verbessern das Einschlafvermögen, was vor allem bei älteren Menschen durch Studien gut belegt ist. In Deutschland sind solche Mittel jedoch nicht als Medikament zugelassen (Melatonin ist ein in der Zirbeldrüse produziertes Hormon, das den Tag-Nacht-Rhythmus des Menschen reguliert). Diverse **Entspannungstechniken** vermindern den Alltagsstress und können auf diese Weise den Schlaf verbessern. Besonders gut geeignet ist das leicht erlernbare **Autogene Training**. Die **Hypnotherapie** ist ebenfalls wirksam. Lange erprobt und ohne Suchtgefahr sind auch pflanzliche Schlafmittel aus **Echtem Baldrian** *(Valeriana officinalis)*.

Wirksamkeit vermutet, aber ungeklärt

- Akupunktur
- Aromatherapie
- Biofeedback

FAZIT

Da Schlafstörungen mitunter auch erns
können, sollten sie stets ärztlich abge
Echter Baldrian, Entspannungstechni

Lebensstils. Als chronisch gelten Schlafstörungen, wenn sie über einen Zeitraum von mehr als einem Monat in drei oder mehr Nächten pro Woche auftauchen. Falls eine Umstellung der Gewohnheiten nicht gelingt, stehen zahlreiche konventionelle Schlafmittel zur Verfügung. Die haben jedoch allesamt Nebenwirkungen.

- Echter Hopfen *(Humulus lupulus)*
- Massage
- Musiktherapie
- Yoga

Wirkungslos oder schädlich

keine

Risiken

Melatonin ist in Deutschland nicht erhältlich, weil keine Gewissheit darüber besteht, ob der Langzeiteinsatz dieses körpereigenen Stoffs schädliche Folgen hat. Kava-Kava/Rauschpfeffer *(Piper methysticum)* ist ebenfalls ein wirksames pflanzliches Beruhigungsmittel, auch bei durch Ängste ausgelösten Schlafstörungen. Es wurde jedoch in Deutschland und anderen Ländern vom Markt genommen, weil es im Verdacht steht, Leberschäden zu verursachen.

te Erkrankungen zugrunde liegen klärt werden. Ist das erfolgt, können ken und Hypnose wirksam helfen.

SCHUPPENFLECHTE

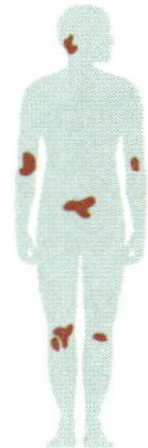

Die Schuppenflechte (Psoriasis) ist eine chronisch entzündliche Hauterkrankung, die durch erhabene, rötliche Hautflecken gekennzeichnet ist, oft an den Extremitäten und am Kopf. Das häufigste Symptom ist ein intensiver Juckreiz der schuppenden Hauterscheinungen. Gelegentlich kommt es auch zum Befall der Gelenke, mit Beschwerden, die einer Arthritis ähneln. Die Ursache der Erkrankung ist ungeklärt, eine erbliche Komponente ist anzunehmen.

Wahrscheinlich wirksam

Äußerlich aufgetragene **Capsaicin-Präparate** können den Juckreiz und die Hautrötung deutlich lindern. Ähnliches gilt für **Fischölkapseln**, die das Entzündungsgeschehen vermindern.

Wirksamkeit vermutet, aber ungeklärt

- Avocadoöl *(Persea americana)*
- Echte Aloe *(Aloe vera)*
- Homöopathika (Hinweise auf Wirksamkeit der Gewöhnlichen Mahonie – *Mahonia aquifolium* –, aber keine Bestätigung)
- Hypnotherapie

Wirkungslos oder schädlich

- Akupunktur (kein Unterschied zu Placebo)
- Balneotherapie (Behandlung mit Heilquellwasser)
- Omega-6-Fettsäuren
- Kukuinuss-/Lichtnussbaumöl *(Aleurites moluccana)*

Risiken

Die Risiken der wirksamen komplementärmedizinischen Verfahren sind gering – allenfalls könnten allergische Reaktionen auf die Omega-3-Fettsäuren in Fischölkapseln auftreten.

FAZIT

Capsaicin und Fischölpräparate lohnen einen Versuch. Es ist jedoch nicht zu erwarten, dass die Symptome völlig unter Kontrolle zu bringen sind. Die Mittel sollten daher nur ergänzend zu einer konventionellen Therapie eingesetzt werden.

TINNITUS

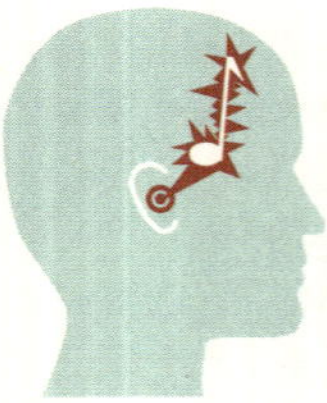

Hört ein Mensch Geräusche, die keine äußere Ursache haben, handelt es sich um einen Tinnitus. Meist macht der sich durch hohe Pfeiftöne bemerkbar, die extrem lästig sind und die Betroffenen zur Verzweiflung treiben können. Die Ursache ist nicht völlig geklärt; möglicherweise liegt dem Leiden eine Durchblutungsstörung des Innenohrs zugrunde. Die herkömmliche Therapie ist häufig nicht oder nur teilweise erfolgreich. Viele Patienten suchen daher nach Alternativen.

Wahrscheinlich wirksam

Die Mehrzahl der zu Verfügung stehenden Studien spricht dafür, dass eine **Hypnotherapie** erfolgreich ist. Die Lautstärke der wahrgenommenen Geräusche wird durch eine solche Behandlung vermindert.

Wirksamkeit vermutet, aber ungeklärt

- Akupunktur (einige Studien sind negativ ausgefallen, einige jüngere Untersuchungen kommen jedoch zu ermutigenden Ergebnissen)
- Biofeedback (ungenügende Datenlage, methodische Mängel der Studien)
- Ginkgo *(Ginkgo biloba)*

Wirkungslos oder schädlich

- Homöopathika
- Melatonin
- Verhaltenstherapie
- Yoga
- Zinkpräparate

Alle hier aufgeführten Verfahren und Präparate wirken nicht besser als ein Placebo.

Risiken

Nennenswerte Risiken der Hypnotherapie sind nicht bekannt, daher fällt die Risiko-Nutzen-Abwägung positiv aus.

FAZIT

Ein Tinnitus ist meist lästig, aber selten gefährlich. Die konventionelle Therapie ist nicht immer erfolgreich, und eine Hypnotherapie daher zur Linderung der Beschwerden zumindest einen Versuch wert.

VERSTOPFUNG

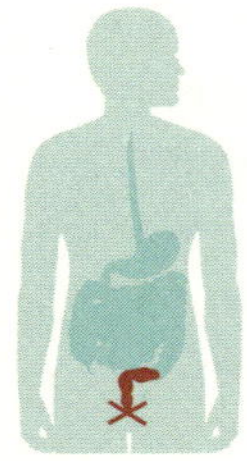

Verstopfung ist eine extrem häufige Beschwerde, vor allem bei Frauen. Ihr können in seltenen Fällen ernste Erkrankungen zugrunde liegen. Bewegungsarmut und falsche Ernährung sind mögliche Ursachen des Leidens, die durch eine Umstellung der Lebens-

Wahrscheinlich wirksam

Nahrungsergänzungsmittel, die Ballaststoffe von **Flohsamen** *(Plantago ovata; Psyllium)* oder andere Faserstoffe enthalten, regulieren den Stuhlgang effektiv. **Massagen** der Bauchdecke bringen die Darmbewegung in Gang und haben auf diese Weise einen positiven Effekt. Ähnliches lässt sich mit **Biofeedback** erreichen; die meisten Studien zeigen positive Ergebnisse, doch ihre wissenschaftliche Qualität ist nicht immer überzeugend.

Wirksamkeit vermutet, aber ungeklärt

- Akupunktur
- Ayurvedische Medizin
- Kräutertees
- Meditation (vielversprechende Daten vorhanden, aber noch keine Bestätigung)

FAZIT

Einige Verfahren sind als Ergänzung Verstopfung gut geeignet. Flohsamen der konventionellen Behandlung eine

gewohnheiten zu beheben oder zu lindern sind. Die herkömmliche Medizin kennt zahlreiche Mittel gegen Verstopfung – sie haben jedoch meist Nebenwirkungen. So ist es verständlich, dass viele Betroffene natürliche Heilweisen bevorzugen.

- Padma Lax (tibetische Kräutermischung)
- Probiotika
- Saft der Echten Aloe (*Aloe vera*)

Wirkungslos oder schädlich

- Fußreflexzonenmassage

Risiken

Es ist immer ratsam, vom Arzt abklären zu lassen, ob eine chronische Verstopfung möglicherweise das Symptom einer ernsten Grunderkrankung ist. Ballast- und Faserstoffe sollten immer mit genügend Flüssigkeit eingenommen werden.

zur herkömmlichen Therapie der sind im Hinblick auf Langzeitrisiken ernsthafte Alternative.

WECHSELJAHRSBESCHWERDEN

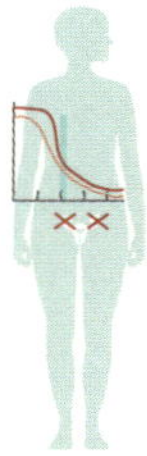

Die Menopause folgt den Jahren der Fruchtbarkeit und setzt bei Frauen meist im Alter zwischen 45 und 55 Jahren ein. Sie ist keine Erkrankung, bringt jedoch häufig Beschwerden wie Hitzewallungen, Konzentrationsschwäche, depressive Verstimmung, Libido-Verlust oder Schlafstörungen mit sich. Die Hormonersatztherapie lindert diese Symptome effektiv; sie ist jedoch in Verruf gekommen, da sie das Risiko für Krebs- und kardiovaskuläre Erkrankungen geringfügig erhöht. Viele Frauen lehnen sie daher ab und bevorzugen komplementärmedizinische Verfahren; insbesondere pflanzliche Mittel sind sehr beliebt.

Wahrscheinlich wirksam

Ginkgo *(Ginkgo biloba)* mindert nachweislich die Konzentrationsschwäche in der Menopause.
Rotklee *(Trifolium pratense)* reduziert die Häufigkeit von Hitzewallungen; auch **Entspannungstechniken** helfen dabei.
Das **Echte Johanniskraut** *(Hypericum perforatum)* hellt die Stimmungslage in den Wechseljahren auf.

Wirksamkeit vermutet, aber ungeklärt

- Akupunktur
- Fenchel *(Foeniculum vulgare)*
- Osteopathie
- Phytoöstrogene
- Sojaprodukte
- Vitamin E

Wirkungslos oder schädlich

- Dong Quai/Chin. Angelika *(Angelica sinensis)*
- Ginseng *(Panax ginseng)*
- Gemeine Nachtkerze *(Oenothera biennis)*
- Kudzu *(Pueraria lobata)*
- Wilde Yams *(Dioscorea villosa)*

Risiken

Die Traubensilberkerze *(Cimicifuga racemosa)* ist ein effektives Mittel gegen Hitzewallungen; es steht jedoch im Verdacht, Leberschäden zu verursachen. Gleiches gilt auch für Kava-Kava/Rauschpfeffer *(Piper methysticum)*, das die Angstzustände effektiv vermindert.

FAZIT

Die Nachfrage nach Alternativpräparaten gegen die Symptome der Menopause ist groß. Einige komplementäre Verfahren sind wahrscheinlich wirksam – im Vergleich zur Hormontherapie wirken sie jedoch deutlich schwächer.

DER »BEIPACKZETTEL«

VON EDZARD ERNST, UNIVERSITÄT EXETER

Bewertet wurden in der Übersicht nur jene Verfahren und Präparate, die bereits wissenschaftlich untersucht worden sind. Jene, auf die Patienten mitunter zurückgreifen, für die es aber keine wissenschaftlichen Studien gibt, fanden keine Erwähnung. Die aufgeführten Verfahren und Präparate geben das Spektrum der Komplementärmedizin wieder, von wirksam bis unwirksam, von harmlos bis schädlich. Daher ist es nicht einfach, ein leicht nachzuvollziehendes und wissenschaftlich solides Bewertungsschema zu entwickeln. Das hier gewählte Ampelsystem ermöglicht es, einen raschen Zugang zu den entscheidenden Informationen zu finden.

BEWERTUNGSSCHEMA

Wahrscheinlich wirksam

Als „wahrscheinlich wirksam" gelten jene Verfahren und Präparate, bei denen gute wissenschaftliche Studien, die eine Wirksamkeit nahelegen, in ausreichender Zahl vorhanden sind.

Wirksamkeit vermutet, aber ungeklärt

Die hier aufgeführten Verfahren und Präparate sind ebenfalls in klinischen Studien geprüft worden; deren Ergebnisse waren aber nicht eindeutig. Das heißt, es gab positive und negative Ergebnisse. Mitunter war auch die wissenschaftliche Qualität der Studie nicht ausreichend. Allerdings ist ein Fehlen überzeugender Beweise für eine Methode nicht gleichbedeutend mit deren Unwirksamkeit.

Wirkungslos oder schädlich

In dem Fall liegen zwar Studien zu den aufgeführten Verfahren oder Präparaten vor; diese sprechen jedoch entweder gegen eine Wirksamkeit oder sie lassen erhebliche Nebenwirkungen vermuten.

Risiken

Generell geht die Bewertung vom Prinzip größtmöglicher Vorsicht aus, das heißt: Eine Therapie wird grundsätzlich nicht als risikofrei betrachtet, es sei denn, dies wird durch wissenschaftliche Ergebnisse untermauert.

BEGRIFFSGEBRAUCH

Die Bezeichnungen Alternativmedizin und Komplementärmedizin werden oft als Synonyme gebraucht. Ich bevorzuge letzteren Begriff, weil er deutlich macht, dass es fast immer um Behandlungsformen geht, die die konventionelle Medizin ergänzen (komplementär = ergänzend).

QUELLEN

Um derartige Bewertungen durchzuführen, ist es nötig, die Daten- und Studienlage im Detail zu kennen. Für diese Übersicht wurde auf elektronische Datenbanken (z. B. Medline, Embase, Cochrane), diverse Fachzeitschriften, aber auch auf Unterlagen zurückgegriffen, die in den vergangenen 15 Jahren an meinem Lehrstuhl zusammengetragen worden sind.

STUDIENLAGE

Entgegen einer weitverbreiteten und von vielen Befürwortern der Alternativmedizin vertretenen Meinung lassen sich alle komplementären Therapien mittels kontrollierter klinischer Studien überprüfen; derzeit werden rund 500 pro Jahr publiziert. Klinische Studien haben jedoch häufig widersprüchliche Ergebnisse – nicht nur im Bereich der Komplementärmedizin. Die beste Aussage zur Wirksamkeit einer bestimmten Therapie liefert daher ein systematischer Überblick aller klinischen Studien zu einer Therapie. Die Cochrane Library enthält etwa 100 derartige Arbeiten, deren Ergebnisse in die Bewertungen eingeflossen sind.

WICHTIGER HINWEIS

Alle Aussagen in diesem Heftteil wurden sorgfältig recherchiert und geprüft. Dennoch sollten sie nicht als Therapieempfehlungen aufgefasst werden. Insbesondere können sie in keinem Fall die individuelle ärztliche Beratung, Diagnose und gegebenenfalls Therapie ersetzen. Unser Rat ist es, stets einen fachkundigen Arzt zu konsultieren und jede Behandlung ausführlich zu diskutieren, bevor eine therapeutische Entscheidung getroffen wird. □

Edzard Ernst, 60, hat 1993 im englischen Exeter den weltweit ersten Lehrstuhl für Komplementärmedizin aufgebaut. Zuvor war er als Mediziner an Kliniken in München, London, Hannover und Wien tätig.

DIE SALBEI-GÄRT

Elaine Perry ist Neurochemikerin an der Universität Newcastle und hegt eine blühende Apotheke. Sie sucht nach Medikamenten gegen den tödlichen Hirnverfall. Ihr Favorit: ein jahrhundertealtes Heilkraut

Wie auf Wolken kann man in Elaine Perrys Garten gehen – etwa wenn die Füße in weichen Polstern aus Kamille versinken. Aber auch spirituell wecken die Duftwolken, die jeder Schritt aufwirbelt, eine wundersame Leichtigkeit. Das Betreten ist ausdrücklich erwünscht, sagt die Neurochemikerin von der englischen Universität Newcastle. „Dann wachsen die Pflanzenausläufer in die Breite und nehmen Unkräutern das Licht."

Die heitere Stimmung, die sich beim Begehen von *Chamaemelum nobilis* einstellt, ist jedenfalls „klinisch geprüft". So steht es neben dem Duftrasen auf einem ausladenden Schild.

Mit der Größe der Tafeln hat die 64-Jährige lange experimentiert. Sie sind so etwas wie ein Markenzeichen ihres Medikamentengartens, des westlich von Newcastle gelegenen „Dilston Physic Garden". Die blühende Apotheke mit mehr als 600 Heilpflanzen knüpft an eine alte europäische Tradition an. Jahrhundertelang haben Mediziner potente Gewächse kultiviert und Patienten mit selbst hergestellten Tinkturen, Ölen, Pulvern und anderen Produkten aus Pflanzenteilen behandelt. Wirkungen und Dosierungen wurden von Generation zu Generation weitergereicht und aufgezeichnet. Doch nur wenige Schriften sind bis heute erhalten geblieben – und fast vollständig verloren gegangen ist das Vertrauen in die Heilkraft von Pflanzen.

In der 4000 Quadratmeter großen Anlage soll es nachwachsen. Daher steht „Dilston Physic Garden" im Sommer zweimal pro Woche Besuchern offen. Und daher auch die Tafeln. Wie ausführliche Beipackzettel klären sie darüber auf, was die Autoren alter Kräuterfolianten einst den Gewächsen zuschrieben, und – die Paarung dürfte ein Novum sein – was jüngste Studien in Labor und Klinik über neu entdeckte Pflanzeninhaltsstoffe und

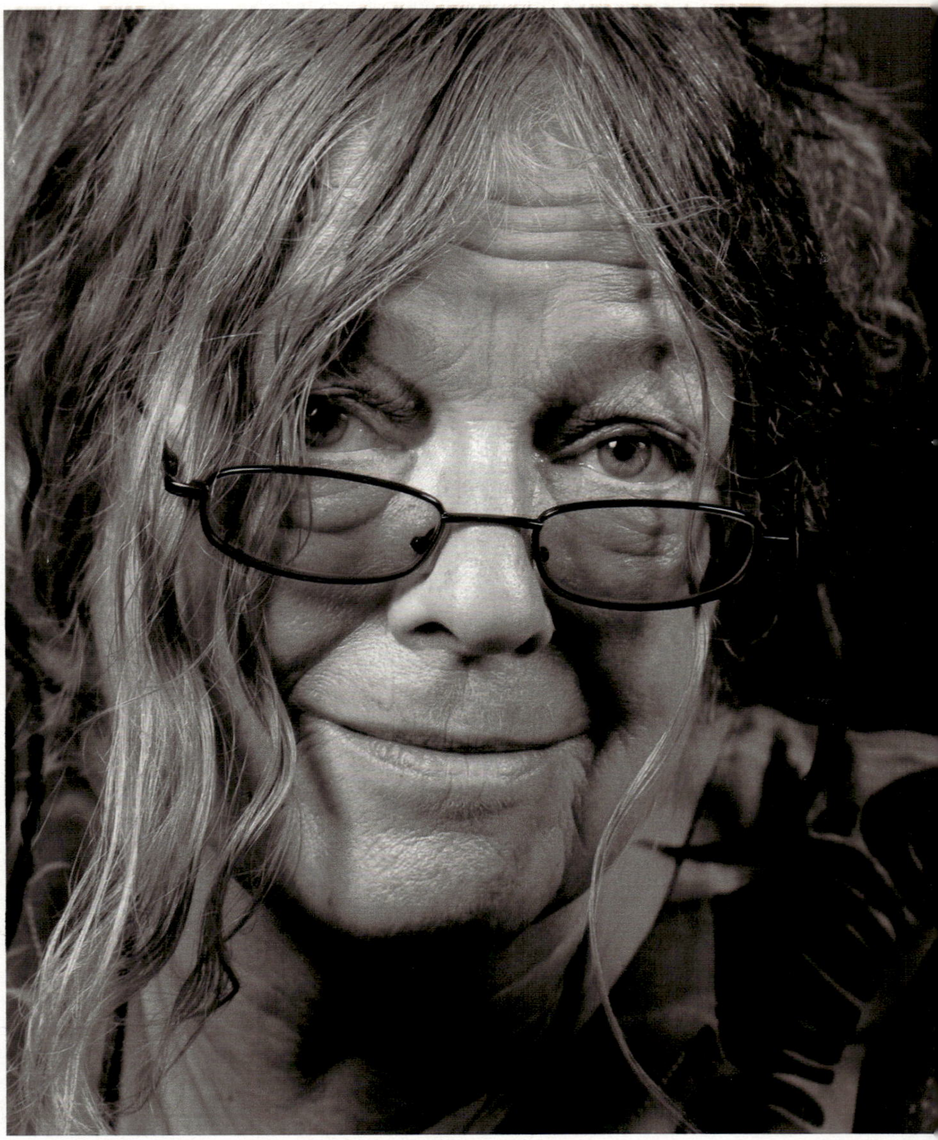

»Warum sollten Pflanzen nicht Demenz-Symptome zum Verschwinden bringen?«
Elaine Perry

NERIN

VON UTA HENSCHEL

Wirkungen melden. Ohne Scheu vor chemischem Kauderwelsch geben die Texte bekannt, wie Heilerwissen bei rigorosen Tests mit den modernen Instrumentarien der Forschung abschneidet.

Elaine Perry, die Frau, die sich zutraut, die geschiedenen Welten traditioneller Pflanzenheilkunde und neuzeitlicher Pharmakologie miteinander zu versöhnen, dürfte wie wenige für diese Aufgabe gerüstet sein. Vor 30 Jahren hat sie als eine der Ersten entschlüsselt, was den Gedächtnisverlust bei Alzheimerkranken mitverursacht: der Schwund des Gehirnbotenstoffs Acetylcholin. Dieser Durchbruch hat den Pharmakologen ein Schnittmuster für die erste Generation synthetischer Drogen geliefert.

Allerdings lindern diese Medikamente lediglich die Beschwerden. Sie heilen nicht. Obendrein birgt die Einnahme Risiken. „Da immer mehr Menschen damit rechnen müssen, beim ersten Anzeichen von Gedächtnisschwäche und drohender Demenz bis zum Ende ihres Lebens Arzneien zu schlucken, sind die Nebenwirkungen keine Bagatelle", sagt die Neurochemikerin und steigt ein paar Stufen hinab zu ihrer Kräutersammlung. Ganz anders, betont sie, verhalte es sich mit *Ginkgo biloba*. „Die Blätter des zweitältesten Baumes im Universum bremsen den geistigen Verfall mindestens so effektiv wie die modernen Medikamente – bei nur geringen Nebenwirkungen."

Ähnliches verspricht das Küchenkraut, von dem Perry ein paar hell bepelzte Blättchen abzupft. Nicht zufällig ist sie neben einer Gruppe von 20 Arten der Gattung Salbei stehen geblieben. Der VIP-Klub ihres Gartens am Sonnenhang über dem Tyne-Fluss ist die Keimzelle für vieles, was sich seit Beginn der 1990er Jahre im Beruf und im Leben der Forscherin verändert hat.

Damals hatte sie eine schwere Krankheit überstanden. In der Folgezeit fand sie den Alltagstrott ihrer Disziplin fade, nahm in Mexiko an einem Symposium zum Thema Bewusstsein teil. Ein Wendepunkt in ihrem Leben: Sie entdeckte die Macht der Pflanzen – wenn auch zunächst nur in einem Referat, dem sie lauschte.

Fassungslos vernahm sie, dass manche Gewächse vorübergehend die typischen Merkmale kognitiver Erkrankungen hervorrufen, weil sie den Transmitter Acetylcholin hemmen. „Was lag näher als der Umkehrschluss? Warum sollte es nicht auch Pflanzen geben, die den Botenstoff des Gehirns *anregen* können und Demenz-Symptome zum Verschwinden bringen?" Eine elektrisierende Idee.

Eine schwere Krankheit wurde zum Wendepunkt in Perrys Leben – und ließ sie die Macht der Pflanzen entdecken

Zurück in Newcastle, ging alles ziemlich schnell. Elaine Perry stellte eine Medizinhistorikerin ein, die in der überlieferten Heilerliteratur nach Mitteln gegen Vergesslichkeit fahndete. Und alsbald war ein Kandidat gefunden: *Salvia officinalis*. Gleich beim ersten Test in Perrys Labor bestätigte sich, was der Arzt John Hill 1755 notiert hatte: „Salbei verlangsamt den Verfall der späten Jahre und erhält, was dem Verstand noch wertvoller ist als das Leben selbst: unser Gedächtnis." Tatsächlich stimulieren aktive Chemikalien im Küchensalbei Neurotransmitter des Gehirns – und damit auch das Erinnerungsvermögen.

Seither steht für Perry fest: Sie hat es gleichsam mit einer Goldmine therapeutischer Moleküle aus der Chlorophyllküche zu tun, mit denen die grünen Organismen sich gegen Fressfeinde und Krankheitserreger wehren. Doch ist sie darüber nicht zum Kräuterweib geworden.

Im Gegenteil: Elaine Perry hat an der Universität Newcastle ein Forschungszentrum für Pflanzenmedizin gegründet. Gewächse mit jahrhundertealtem Leumund als kognitive Wohltäter, etwa die Melisse, werden dort zunächst kontrolliert gezüchtet und dann nach allen Regeln moderner Laborkunst analysiert.

Die Forscher in Perrys Gruppe prüfen, wie beispielsweise Gehirngewebe oder Zellkulturen auf die Pflanzenextrakte reagieren, ob wichtige Rezeptoren aktiviert und entzündungsauslösende Substanzen unterdrückt werden – alles Effekte, die besonders bei der Bekämpfung der Alzheimer-Symptome wünschenswert sind.

Ferner werden die Extrakte in ihre chemischen Bausteine zerlegt, damit sich feststellen lässt, wie jeder einzelne wirkt. Vieles spricht allerdings dafür, dass die unzähligen Inhaltsstoffe einer Pflanze aufeinander abgestimmt sind und erst im Konzert ihre volle Kraft entfalten.

„Wir gehen mit äußerster Disziplin vor", betont Elaine Perry. „So wie es die Regeln der pharmakologischen Forschung bestimmen." Mit einer Fülle von wissenschaftlichen Veröffentlichungen hat die Gruppe um Perry unter Beweis gestellt, dass Substanzen des Salbei, der Melisse und sogar der Tee-Pflanze (*Camellia sinensis*) die Merkfähigkeit von Probanden deutlich verbessern.

Fallen weitere Tests positiv aus, hofft Perry, eine gemeinnützige Organisation wie die Alzheimer-Stiftung zu gewinnen, um den entscheidenden nächsten Schritt zu finanzieren: groß angelegte Studien mit Hunderten Patienten. Um so ihren Traum wahr werden zu lassen: ein Pflanzenmittel gegen eine tödliche Krankheit.

Dann wird sie sicher auch den Text auf dem einen oder anderen Gartenschild ergänzen: „Klinisch geprüft". □

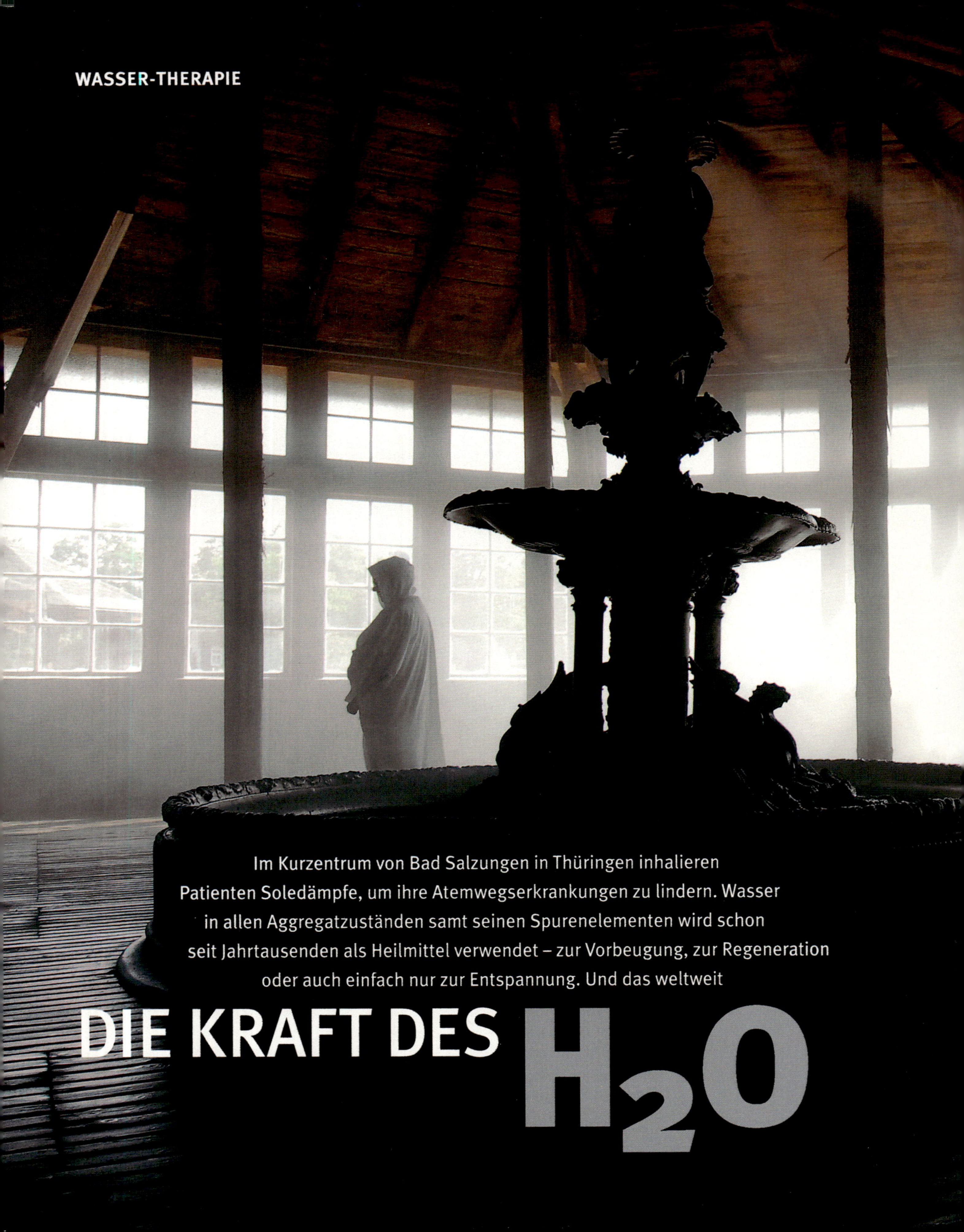

Im Kurzentrum von Bad Salzungen in Thüringen inhalieren Patienten Soledämpfe, um ihre Atemwegserkrankungen zu lindern. Wasser in allen Aggregatzuständen samt seinen Spurenelementen wird schon seit Jahrtausenden als Heilmittel verwendet – zur Vorbeugung, zur Regeneration oder auch einfach nur zur Entspannung. Und das weltweit

DIE KRAFT DES H_2O

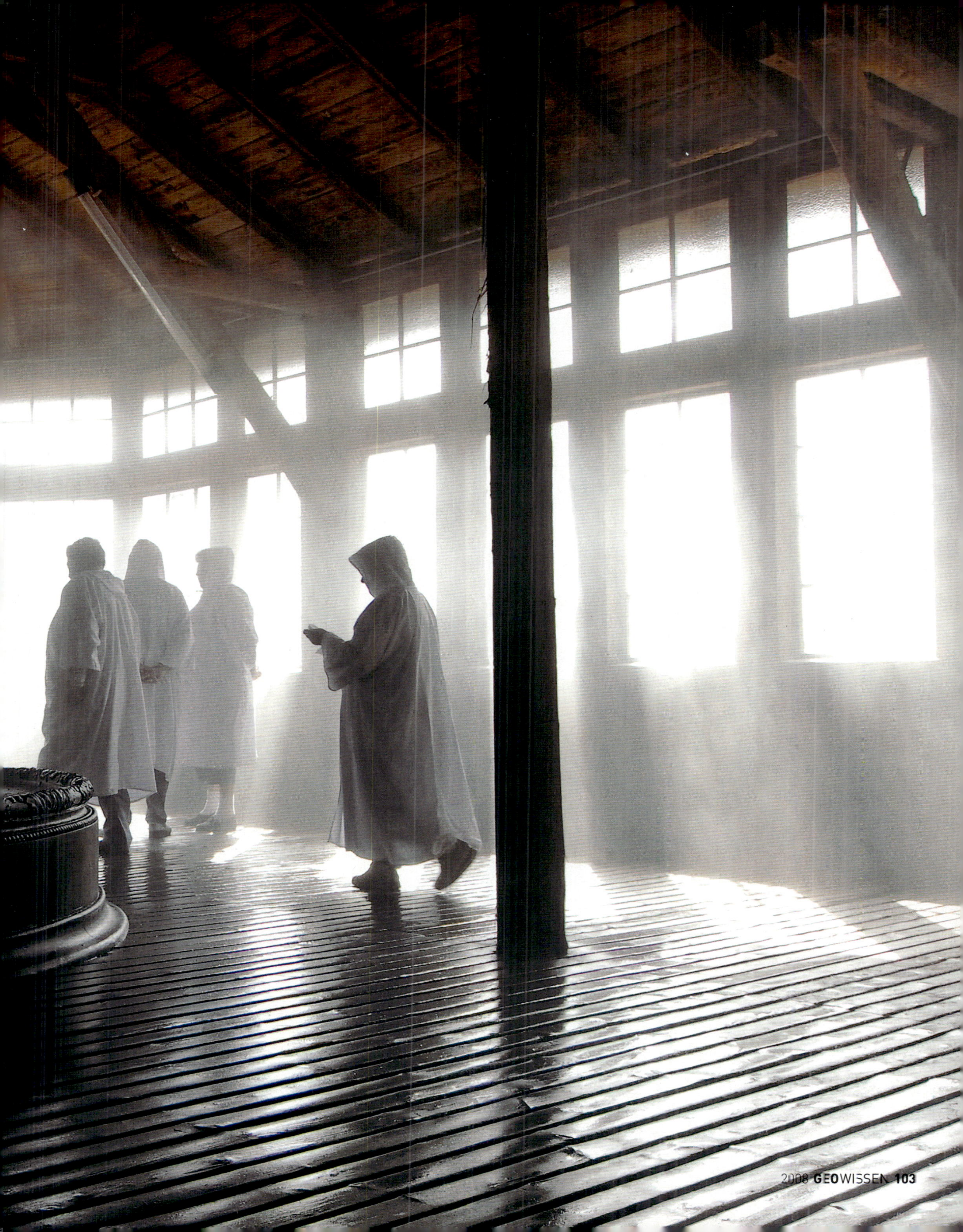

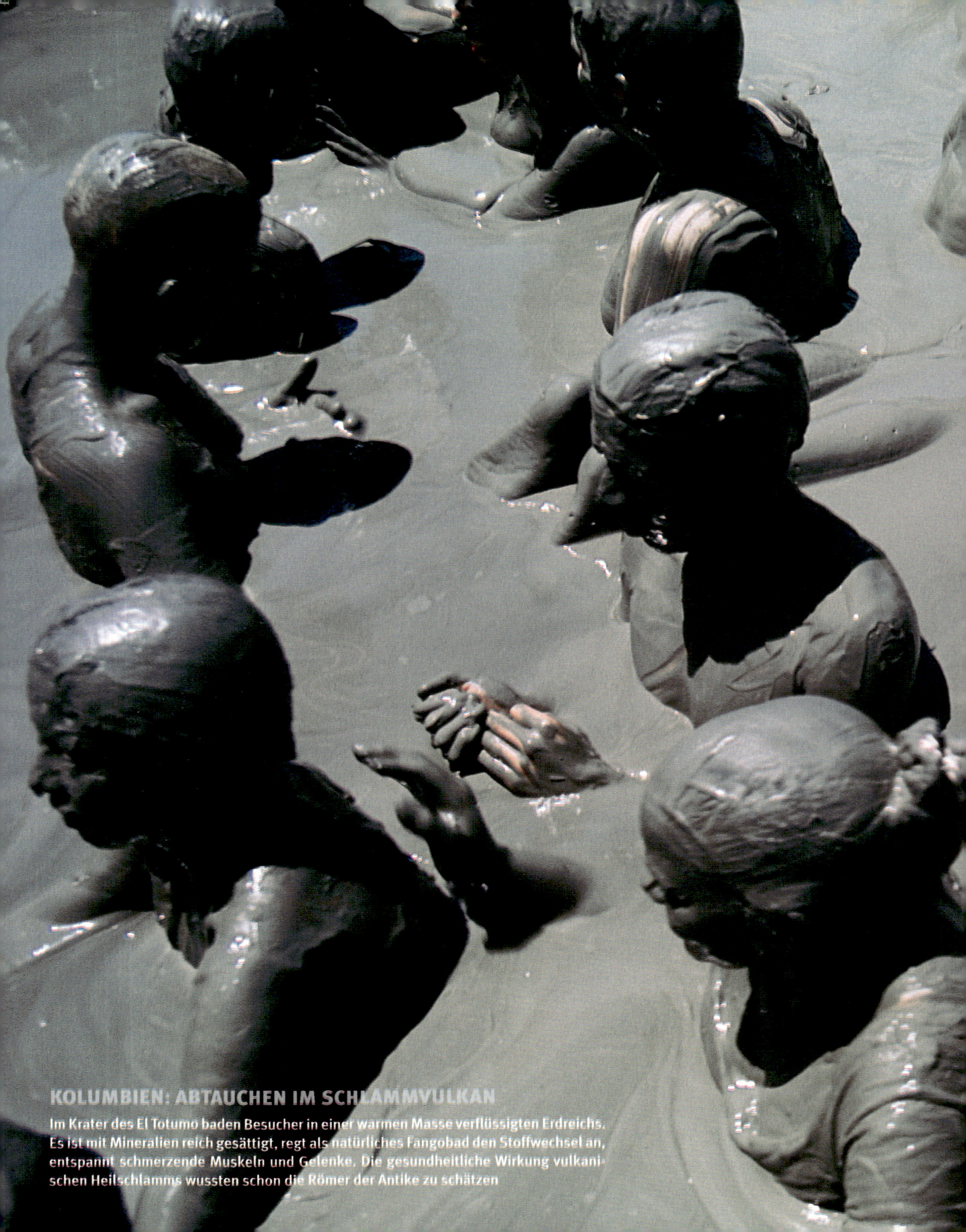

KOLUMBIEN: ABTAUCHEN IM SCHLAMMVULKAN

Im Krater des El Totumo baden Besucher in einer warmen Masse verflüssigten Erdreichs. Es ist mit Mineralien reich gesättigt, regt als natürliches Fangobad den Stoffwechsel an, entspannt schmerzende Muskeln und Gelenke. Die gesundheitliche Wirkung vulkanischen Heilschlamms wussten schon die Römer der Antike zu schätzen

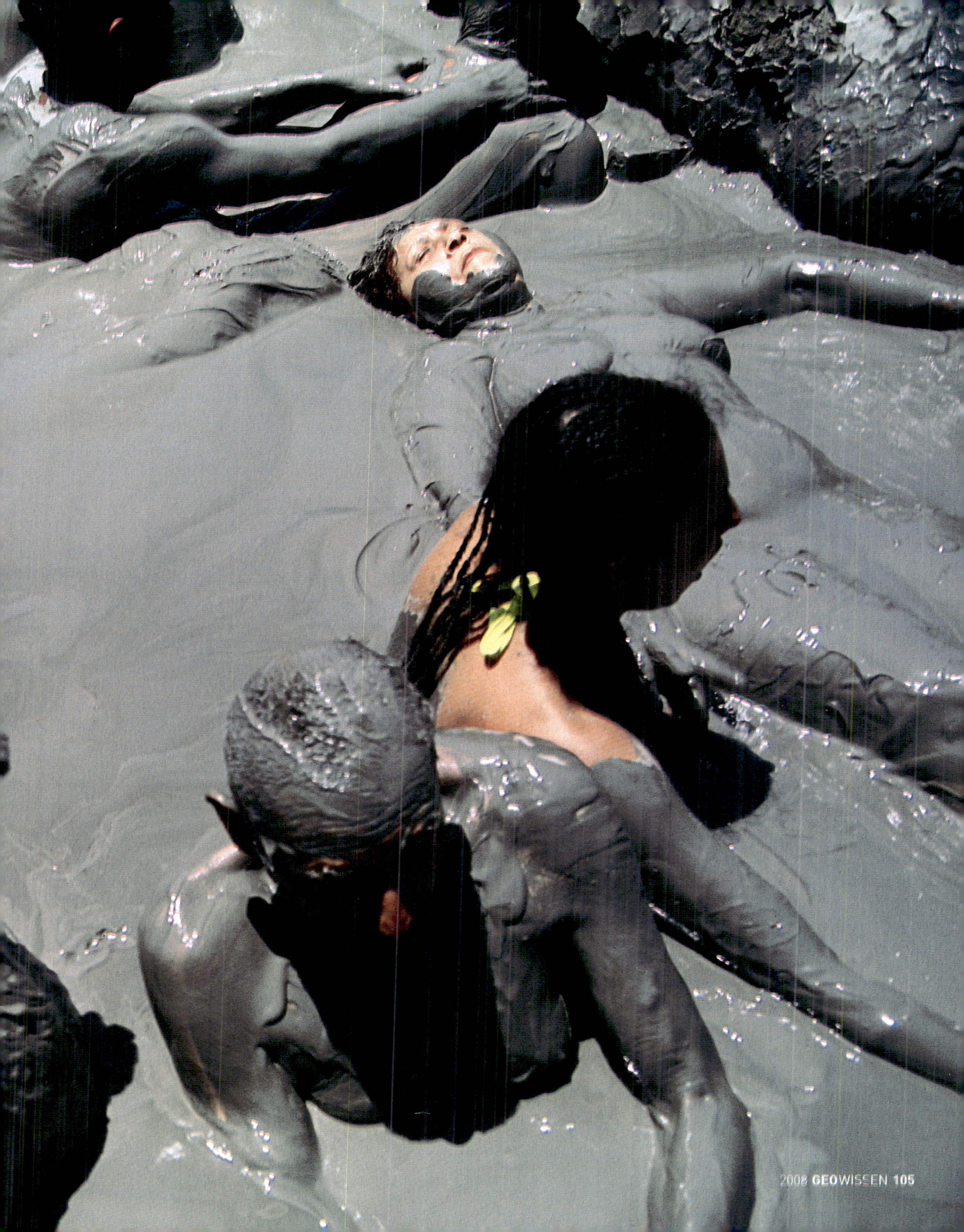

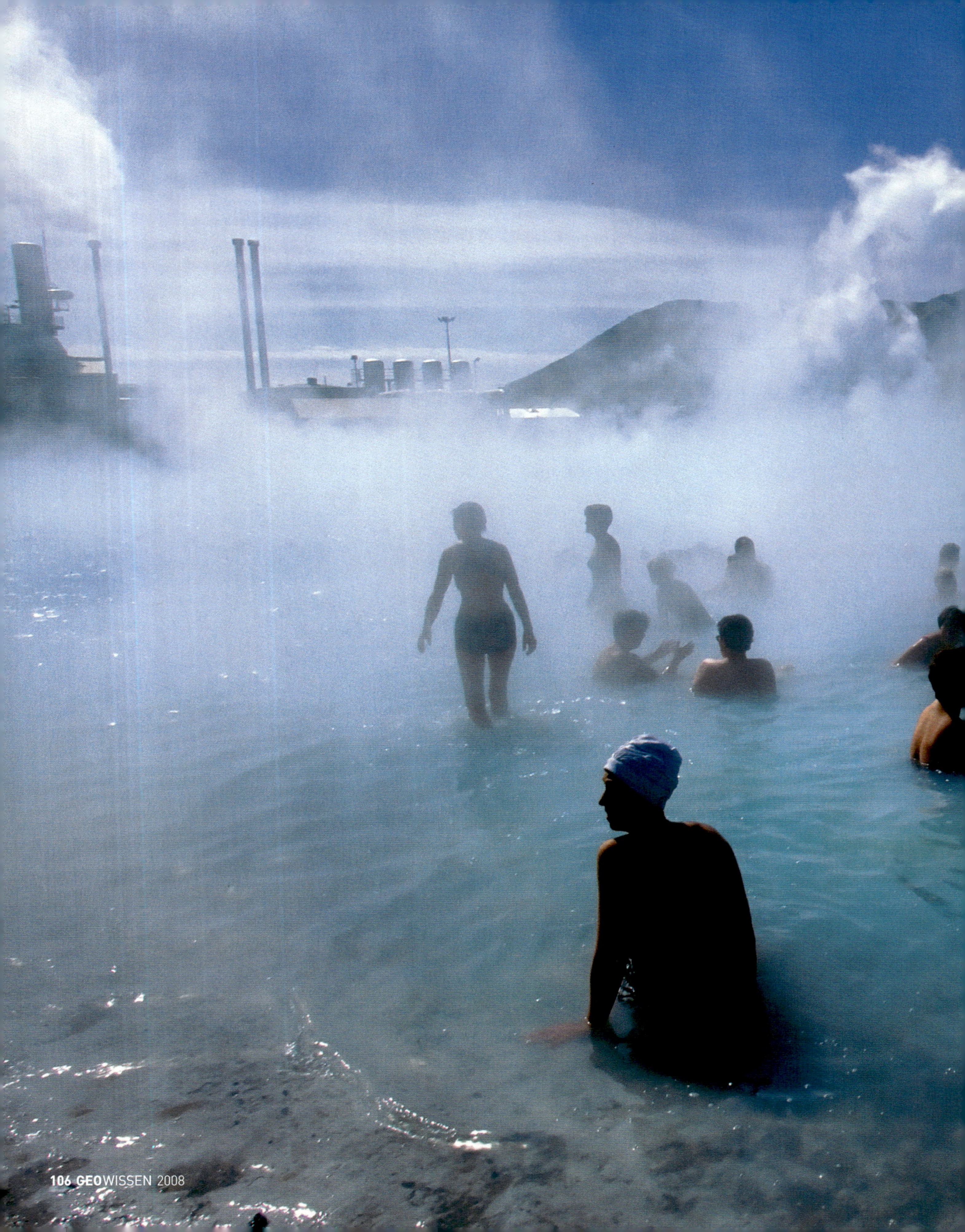

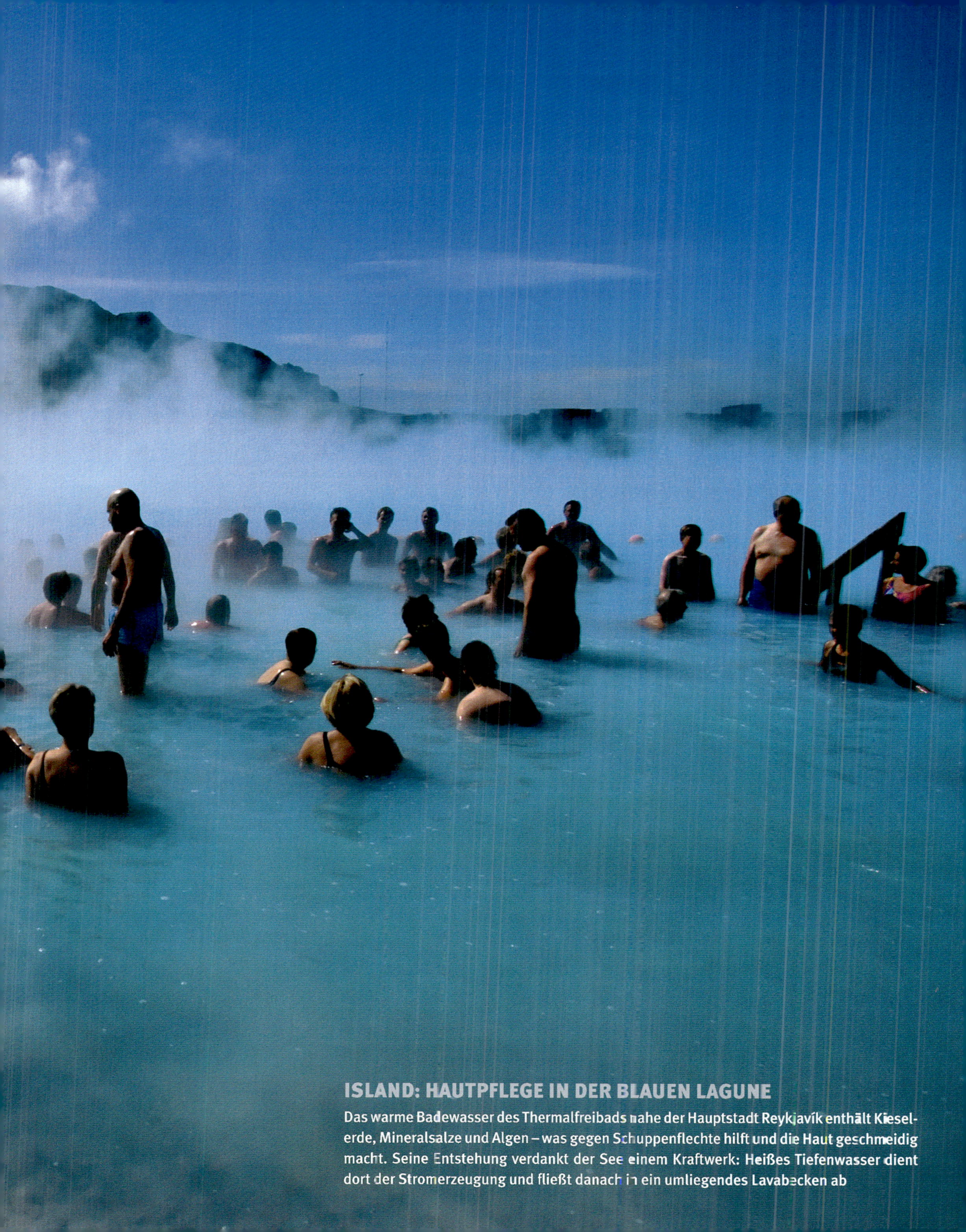

ISLAND: HAUTPFLEGE IN DER BLAUEN LAGUNE

Das warme Badewasser des Thermalfreibads nahe der Hauptstadt Reykjavík enthält Kieselerde, Mineralsalze und Algen – was gegen Schuppenflechte hilft und die Haut geschmeidig macht. Seine Entstehung verdankt der See einem Kraftwerk: Heißes Tiefenwasser dient dort der Stromerzeugung und fließt danach in ein umliegendes Lavabecken ab

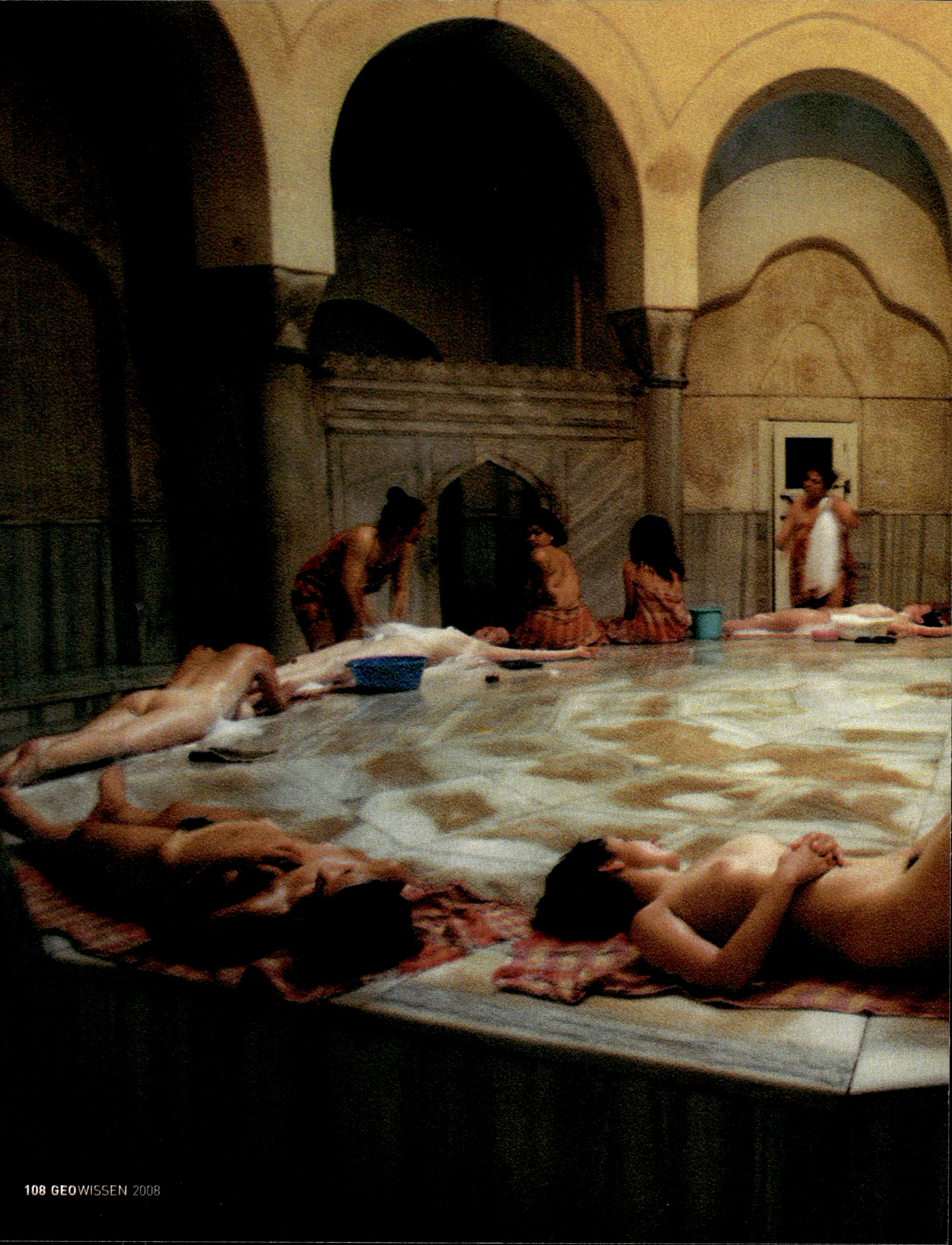

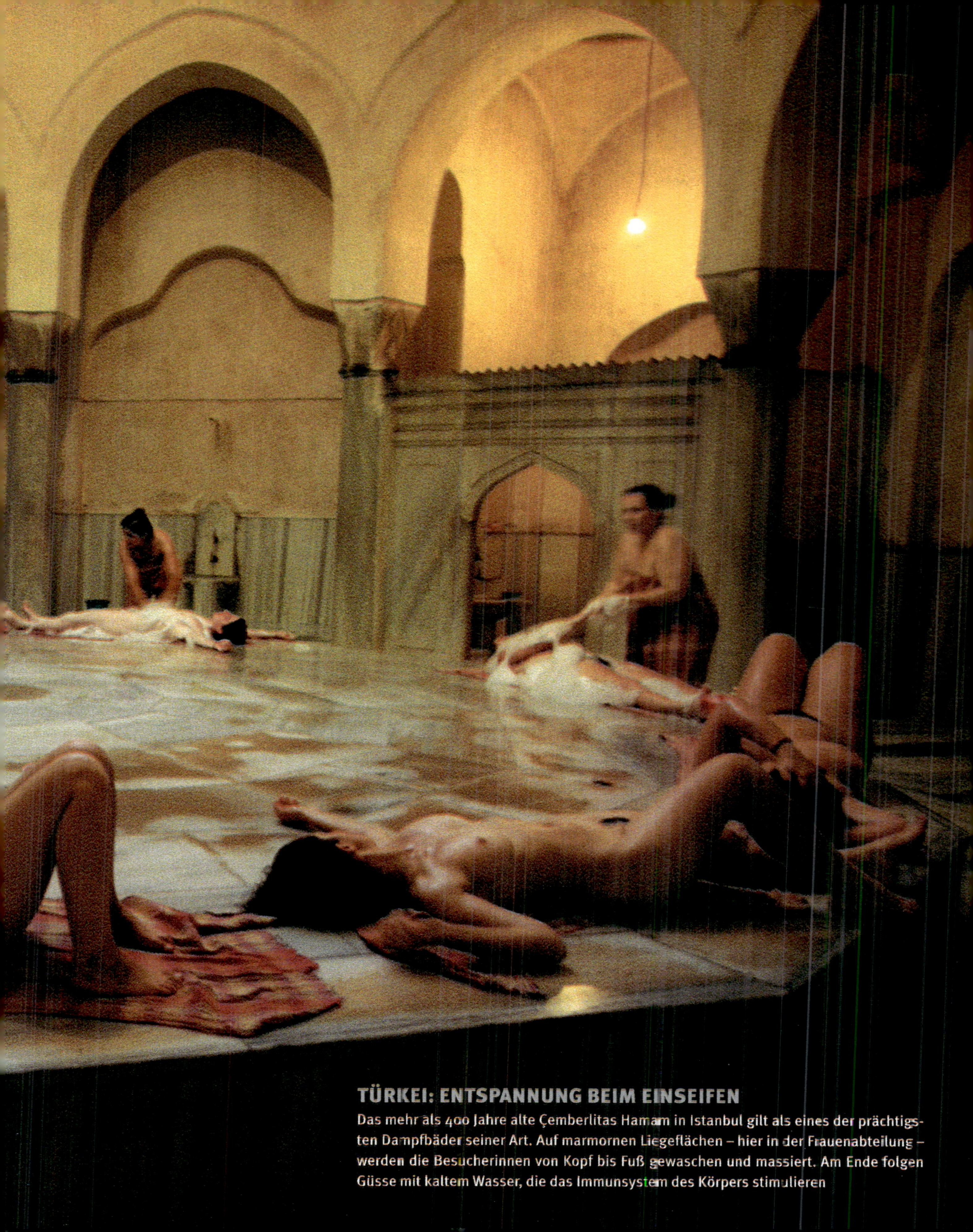

TÜRKEI: ENTSPANNUNG BEIM EINSEIFEN
Das mehr als 400 Jahre alte Çemberlitas Hamam in Istanbul gilt als eines der prächtigsten Dampfbäder seiner Art. Auf marmornen Liegeflächen – hier in der Frauenabteilung – werden die Besucherinnen von Kopf bis Fuß gewaschen und massiert. Am Ende folgen Güsse mit kaltem Wasser, die das Immunsystem des Körpers stimulieren

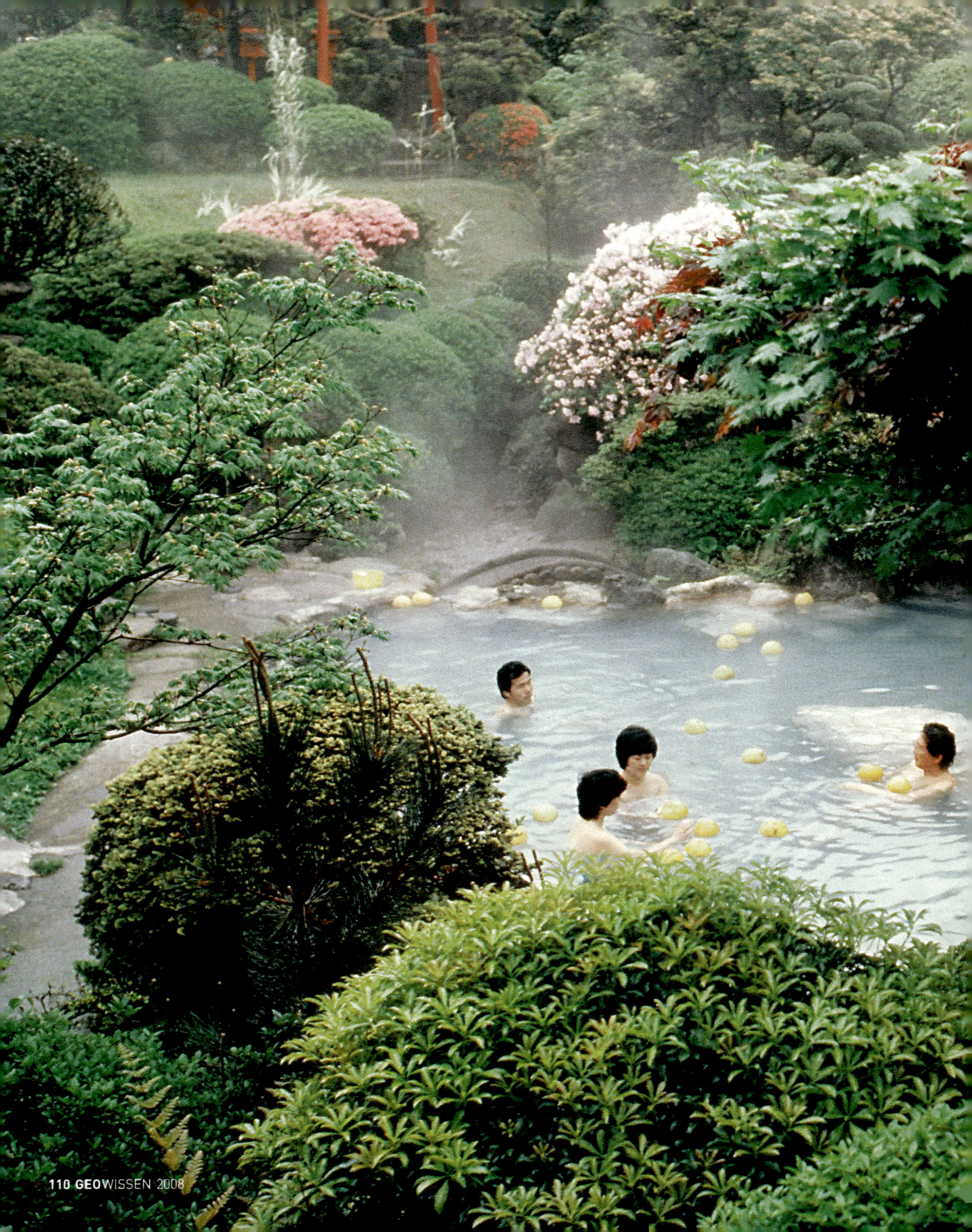

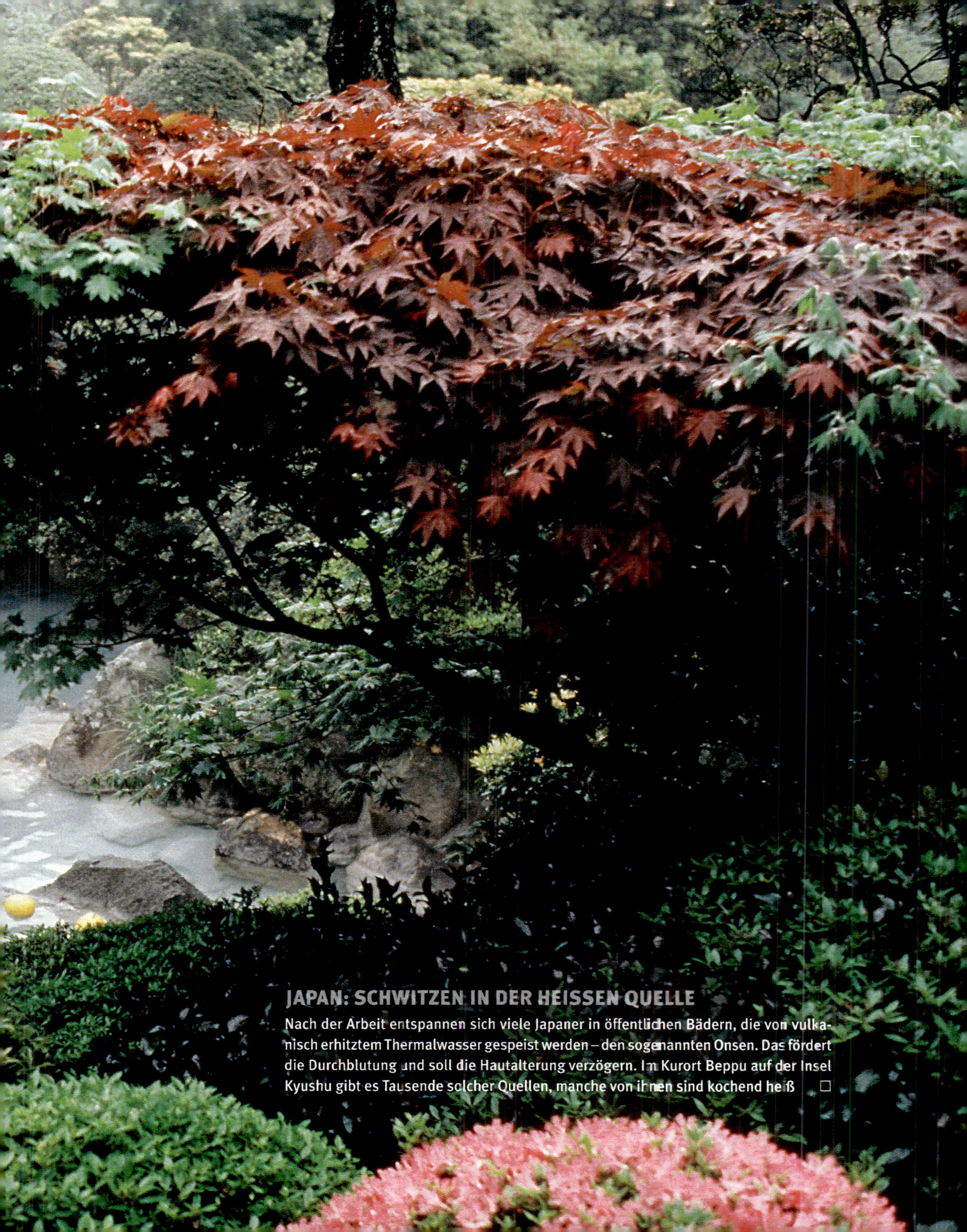

JAPAN: SCHWITZEN IN DER HEISSEN QUELLE

Nach der Arbeit entspannen sich viele Japaner in öffentlichen Bädern, die von vulkanisch erhitztem Thermalwasser gespeist werden – den sogenannten Onsen. Das fördert die Durchblutung und soll die Hautalterung verzögern. Im Kurort Beppu auf der Insel Kyushu gibt es Tausende solcher Quellen, manche von ihnen sind kochend heiß □

Die Hirnströme pendeln sich in Trance allmählich in einem Bereich zwischen Schlafen und Wachsein ein

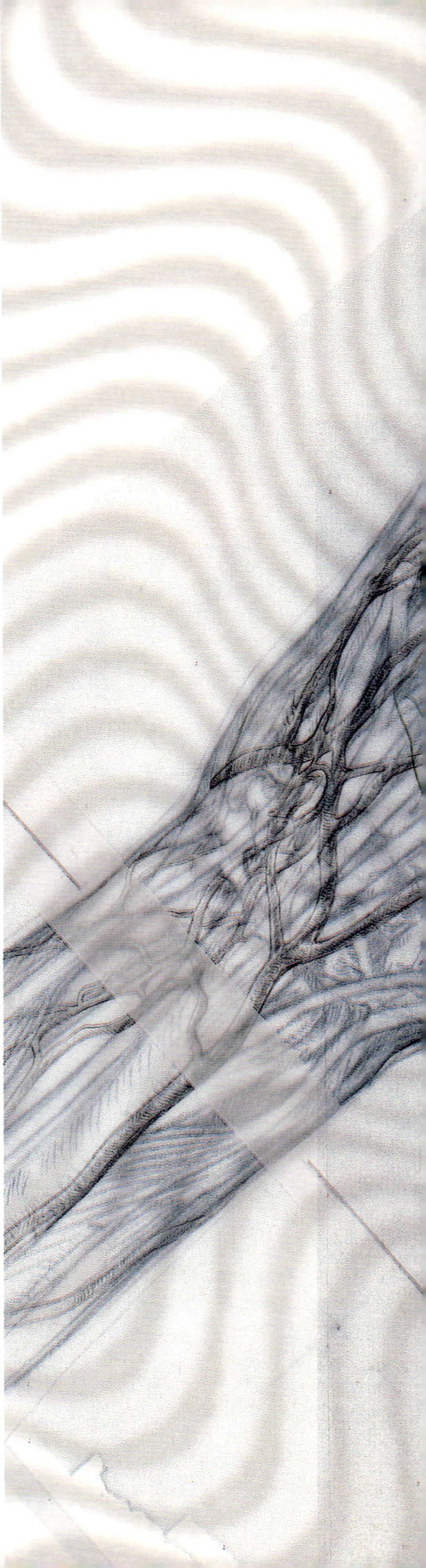

HYPNOSE

SCHNEIDEN OHNE ZU LEIDEN

Der Akt, Menschen in Trance zu versetzen, hatte lange Zeit den Ruch des Unseriösen, erinnerte an den wahnsinnigen Dr. Mabuse, an Bühnenmagier und Spiritisten. Doch inzwischen hat sich diese Art der Versenkung zu einem wichtigen medizinischen Hilfsmittel entwickelt: bei Operationen, in der Flugangst-Therapie, bei Depressionen – und beim Zahnarzt

VON UTE EBERLE (TEXT) UND NIKLAUS HEEB (ILLUSTRATION)

„Du entspannst dich und lässt den Atem fließen." Mit melodischer Stimme redet die Assistentin auf die Patientin im Zahnarztstuhl vor ihr ein und streichelt der Frau sanft über den Arm.

Gleichzeitig ist die Stimme des Zahnarztes zu vernehmen: „Dein Mund ist wie eine Wohnung, die renoviert wird", brummelt Albrecht Schmierer. Er erzählt von Handwerkern und Bauschutt, während seine Assistentin weiter ihren Singsang von „tief in den Bauch atmen" und „den Schmerz hinausrieseln lassen" vorträgt.

Die doppelte Beschallung hat System. „Wenn zwei gleichzeitig reden, überlädt das den Patienten", sagt Schmierer. „Er kann nicht beiden zuhören, und zieht sich in sich selbst zurück. So leitet man oft am schnellsten eine Trance ein."

Tatsächlich schließt die Frau im Zahnarztstuhl kurz darauf die Augen und wirkt auf einmal ganz ruhig.

Marion Koch ist 52 Jahre alt, Rezeptionistin in einem Rehabilitationszentrum und – wie sie selbst sagt – sehr schmerzempfindlich. Dennoch rührt sie sich nicht, als Schmierer wenig später den Bohrer startet und sechs Amalgamfüllungen aus ihren Zähnen gräbt.

Der gesamte Oberkiefer soll an diesem Morgen saniert und teilüberkront

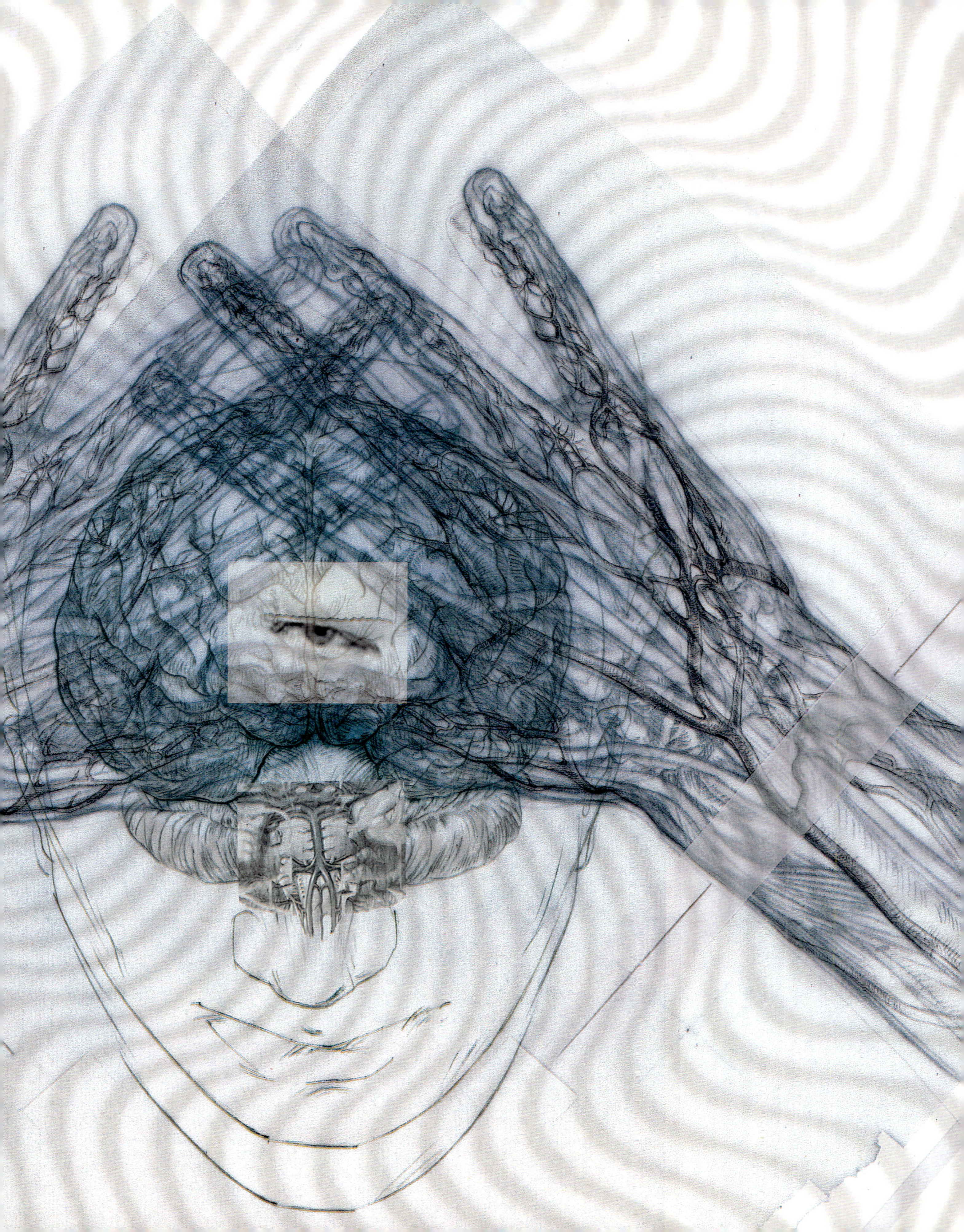

Selbst Weisheitszähne können Ärzte heutzutage ohne jede Narkose ziehen – wenn ein Patient sich tief entspannt in Trance befindet

werden. Zwei der alten Plomben sitzen derart tief, dass Schmierer aufpassen muss, mit dem Bohrer nicht die Zahnnerven zu treffen.

Ohne mit seinem Gemurmel aufzuhören, beugt der Mediziner sich tief über den Mund seiner Patientin, zerrt am Kiefer, um einen besseren Ansatzwinkel zu finden. Auch als er mit den Knien aus Versehen gegen die Liege stößt, bleibt Marion Koch entspannt.

Sie hält die Hände im Schoß, gleichmäßig hebt und senkt sich ihre Bauchdecke. Sie reagiert weder auf das Kreischen des Bohrers noch auf den von der Reibungshitze verursachten beißenden Geruch, der von ihren Zähnen aufsteigt. Eine Betäubung hat sie nicht bekommen.

Auch vor einigen Monaten nicht, als sie sich unter Hypnose vier Weisheitszähne ziehen ließ. Rein aus Neugier verzichtete sie auf jede Art einer Anästhesie. In Trance merkte sie zwar, wie der Arzt das Zahnfleisch aufschnitt, wie er die Wurzeln freilegte und die Zähne aus dem Kiefer hebelte. Doch selbst das fügte ihr kaum Schmerzen zu.

FORSCHER HABEN GEMESSEN, was im Körper eines Menschen vorgeht, der in Hypnose fällt. Der Atem verlangsamt sich, der Herzschlag wird ruhiger, der Blutdruck sinkt, und die Hirnströme pendeln sich zwischen Wachsein und Schlafen ein.

Dennoch bekommt der Patient mit, was um ihn herum geschieht. Marion Koch erzählt, dass sie sogar Handzeichen geben konnte, damit ihr der Speichel abgesaugt wird, dass sie den Bohrer sehr wohl hörte und spürte – aber das alles machte ihr nichts aus.

Es klingt wie Hokuspokus. Und tatsächlich hat die Hypnose einen bemerkenswert schlechten Ruf. „Als ich vor gut 20 Jahren damit anfing, haben sich die Leute gewissermaßen noch bekreuzigt", sagt Albrecht Schmierer.

Bis heute denken viele Menschen bei Hypnose vor allem an alte Filme, in denen spitzbärtige Bösewichte Uhren pendeln und Unschuldige einen Mord ausführen lassen. Oder an Showhypnosen, bei denen gestandene Männer auf der Bühne gackern wie ein Huhn.

Eine Hypnose, verbunden mit Beruhigungsmitteln, kann in vielen Fällen eine Vollnarkose überflüssig machen

Doch abseits dieser Klischees hat sich die Methode in den vergangenen Jahren als wirkungsmächtiges medizinisches Hilfsmittel einen Namen gemacht. Allein in Deutschland gibt es mittlerweile vier Fachgesellschaften für Hypnose. Ihre gut 2000 Mitglieder sind keine esoterischen Quacksalber, sondern Zahnärzte, Allgemeinmediziner oder Onkologen, die Hunderte von Fortbildungsstunden investiert haben, um Hypnose zu lernen. Dennoch können sie die Nachfrage kaum decken.

Der Trancezustand hat sich in den unterschiedlichsten Situationen als hilfreich erwiesen: bei leukämiekranken Kindern etwa, denen Knochenmark entnommen werden muss. Bei Flugängstlichen, die in Trance mental üben, einen Jet zu besteigen. Und bei Depressiven, deren Unterbewusstsein Therapeuten mit Positivem füttern.

Sportler nutzen Hypnose, um sich Siegesgewissheit einzureden, Brandopfer, um Verbandswechsel zu ertragen, Chemotherapie-Patienten, um Übelkeit zu bekämpfen, Fortpflanzungswillige zur Steigerung ihrer Empfängnisbereitschaft und Schwangere, weil sie Angst und Schmerz bei der Geburt eindämmen wollen.

An der Universitätsklinik im belgischen Lüttich wenden Mediziner häufig eine Kombination aus Hypnose und Beruhigungsmitteln an, um Patienten eine Vollnarkose zu ersparen.

Etwa dreimal pro Woche baut die Anästhesistin Marie Elisabeth Faymonville einen CD-Spieler im Operationssaal auf, stellt sanfte Musik an, gibt dem Patienten eine Lokalanästhesie, zudem per Tropf ein leichtes Sedativ, und versenkt ihn in Trance.

Während Faymonville ruhig über eine Landschaftsbeobachtung erzählt, schneiden die Chirurgen der Klinik durch Haut und Fleisch, operieren Schilddrüsen, liften Gesichter oder brechen Nasen, um sie formschön wieder zusammenzusetzen. Selbst Gebärmütter und Tumoren wurden mithilfe dieser „Hypno-Sedierung" bereits erfolgreich entfernt.

GELEGENTLICH KOMMT ES sogar vor, dass Patienten auf alle chemischen Mittel verzichten. So konnten britische Fernsehzuschauer im April 2006 live verfolgen, wie sich ein 36-Jähriger an einem Leistenbruch operieren ließ.

Weil der Mann sowohl eine Vollnarkose als auch eine lokale Betäubung ablehnte, saß statt eines Anästhesisten ein Hypnotherapeut neben ihm im Operationssaal. „Tiefer und tiefer", beschwor er, „tiefer und tiefer gehst du in Trance."

Für die Fernsehübertragung teilten die Techniker den Bildschirm in zwei Hälften. Links waren die Hände des Chirurgen zu sehen. Die Zuschauer konnten verfolgen, wie dieser nach dem Skalpell griff, den Bauch aufschnitt und blutverschmiertes Gedärm herauszog. Auf der rechten Bildschirmhälfte war das entspannte Gesicht des Patienten

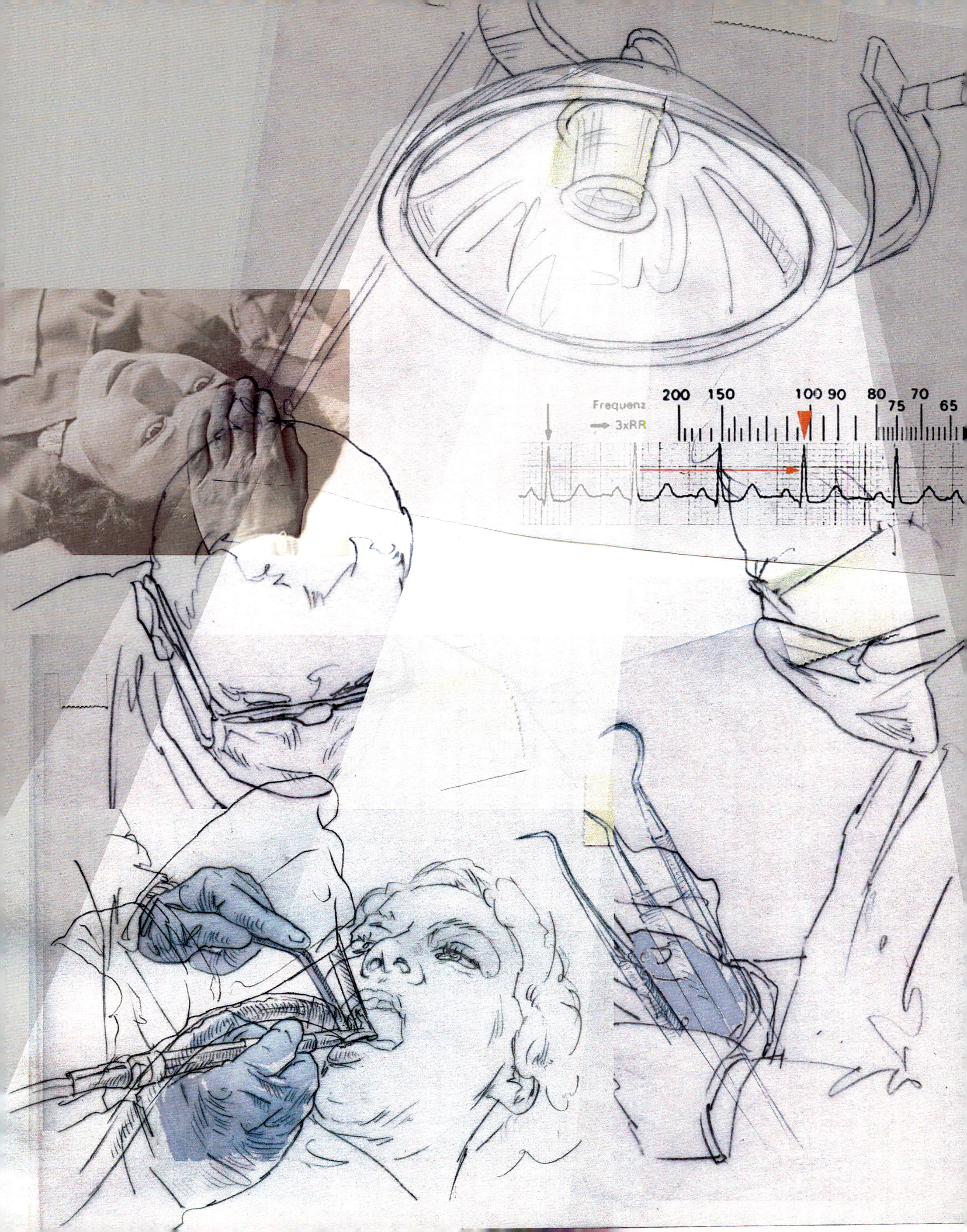
Frequenz
3xRR
200 150 100 90 80 70 75 65

Unter Hypnose fokussiert sich die Aufmerksamkeit, etwa auf einen Punkt im Raum, die Umwelt verschwimmt, und der Hypnotisierte geht auf eine mentale Reise

zu erkennen. Die Betäubung per Hypnose funktionierte offensichtlich.

Aber wie ist das zu erklären?

„Die mentale Aufmerksamkeit verengt sich, so wie der Fokus einer Tele-Linse im Vergleich zu einem Weitwinkelobjektiv", sagt der amerikanische Psychiater David Spiegel von der Stanford University, der den hypnotischen Trancezustand untersucht hat.

Viele Menschen erlebten einen ähnlichen Effekt im Alltag, erläutert Marie Elisabeth Faymonville: „Sind Sie schon einmal Auto gefahren und konnten sich hinterher nicht erinnern, was Sie unterwegs gesehen haben? Genau das ist es." In solchen Momenten würden Details der Umwelt nicht mehr bewusst wahrgenommen – das sei auch das Charakteristikum einer Trance.

Hypnotiseure helfen dieser natürlichen Neigung lediglich nach, indem sie den Patienten etwa bitten, sich auf einen Finger oder einen Punkt im Raum zu konzentrieren, bis die Welt um ihn verschwimmt. Anschließend begleiten sie ihn mit Worten auf eine mentale Vorstellungsreise.

ERFAHRUNGEN ZUFOLGE kann sich fast jeder Mensch hypnotisieren lassen. Nur bei etwa jedem Zehnten gelingt dies nicht oder nur unzureichend – selbst wenn er sich einen Erfolg wünscht. Ebenfalls zehn Prozent der Menschen treten bei einer Hypnose besonders tief weg. Die Veranlagung dazu ist wahrscheinlich vererbt.

Wie nützlich der mentale Ausnahmezustand für medizinische Zwecke ist, wussten bereits Heiler der Antike, etwa im alten Ägypten. Doch erst dank moderner Technik können Wissenschaftler verfolgen, was genau dabei im Kopf vor sich geht.

Forscher am Krankenhaus Lüttich haben die Hirnscans von Personen untersucht, die in einem funktionellen Magnetresonanztomografen (fMRT) lagen, während ein Radiologe einen schmerzhaft heißen Laserstrahl auf eine Hautstelle richtete. In der Hand hielten die Freiwilligen einen Knopf – sobald sie ihn drückten, schaltete der Forscher den Laser ab.

Neurologen wissen, welche Prozesse unter solchen Umständen im Körper ablaufen: Die Rezeptoren der Haut registrieren die Hitze und senden entsprechende Signale über die Wirbelsäule zum Gehirn. Elektrische Impulse und chemische Botenstoffe verteilen diese dort in verschiedene Hirnareale. Auf dem MRT-Monitor in Lüttich ließ sich all das auch gut verfolgen. Großflächig leuchteten Gehirnzentren auf, es entstand ein „Netzwerk des Schmerzes". Erst diese Hirnaktivität macht einem bewusst, dass etwas wehtut.

Ein anderes Bild aber bot sich, sobald die Freiwilligen hypnotisiert waren. Dann blieben die Zentren im Gehirn lange ruhig, das Schmerznetzwerk baute sich allenfalls langsam auf, und die Probanden drückten den Stoppknopf erst bei deutlich stärkeren Hitzereizen.

In gewisser Weise ist eine Hypnose damit das Gegenteil des Phantomschmerzes, den Amputierte in verlorenen Gliedern zu spüren glauben. In solchen Fällen reagiert das Gehirn, als ob es Signale von Rezeptoren empfängt, die in Wirklichkeit nicht mehr existieren, und interpretiert sie als Pein. In der Hypnose dagegen sind die Signale echt, und sie kommen auch an. Doch vermag es das Gehirn nicht, diese als Schmerz zu identifizieren.

Dafür spielen wahrscheinlich zwei Hirnareale eine wichtige Rolle, die zum Gyrus cinguli gehören, einer Struktur des limbischen Systems: Eines sorgt für eine Ausschüttung körpereigener Opiate, das andere verändert die Bewertung des Schmerzreizes.

In Trance kann dem Gehirn eingeredet werden, es sehe beim Anblick von Schwarz-Weiß-Fotos Farben

UM DEN EFFEKT noch zu verstärken, versichern Hypnotiseure ihren Patienten gern, sie trügen einen „schützenden Handschuh" oder fühlten sich „taub". Denn die Erfahrung zeigt, dass Menschen in Trance empfänglich sind für Suggestion, selbst wenn diese unlogisch ist.

Wie sehr das Gehirn bereit ist, sich auf vorgegaukelte Realitäten einzulassen, hat ein Experiment an der Harvard University bewiesen. Der Psychologe Stephen Kosslyn zeigte Probanden, die in einem Positronen-Emissions-Tomografen (PET) lagen, Schwarz-Weiß- und Farbfotos. Bei den Schwarz-Weiß-Bildern wurden die Probanden aufgefordert, sich eine Farbe vorzustellen. Die Imagination führte zu deutlich weniger Aktivität in den Farberkennungszentren des Gehirns als das Betrachten einer realen Farbe.

Dann wurden die Personen hypnotisiert und der Versuch wiederholt. Mit einem Unterschied: Statt sich eine Farbe vorzustellen, wurde ihnen vom Hypnotiseur eine Farbe eingeflüstert. Nun feuerten beim Anblick des Schwarz-Weiß-Fotos exakt die gleichen Hirnregionen wie zuvor bei dem farbigen Bild.

Mit anderen Worten: Wurde dem Gehirn unter Hypnose eine Farbe eingeredet, dann sah es sie – und konnte, anders als bei der Imagination, nicht zwischen Realität und Suggestion unterscheiden. Wie Hypnose das bewirkt,

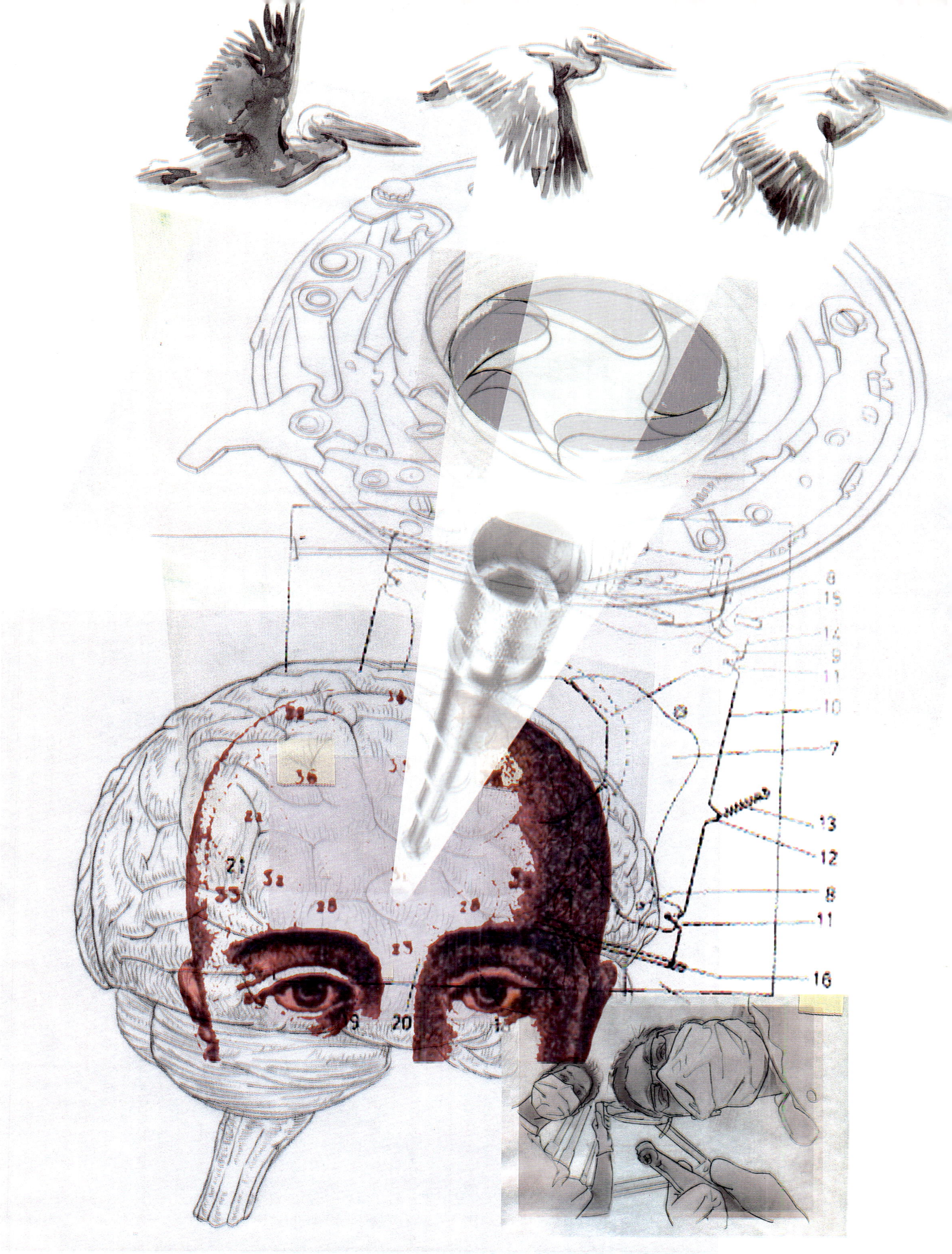
6
15
14
9
11
10
7
13
12
8
11
16
20

Niemand kann unter Hypnose dazu gezwungen werden, Dinge zu tun, die er im Wachzustand ablehnt

weiß bisher niemand genau. Womöglich wird durch eine Versenkung die rechte Gehirnhälfte stärker angesprochen, die für Suggestionen empfänglicher ist. Was sich dabei im Kopf abspielt, beeinflusst offenbar weit mehr als nur das Schmerzempfinden.

Das University Hospital of South Manchester in Großbritannien etwa behandelt jedes Jahr Hunderte von Menschen, die an einem „Reizdarm" leiden, einem chronischen Syndrom, das Betroffene mit dem unberechenbaren Wechsel zwischen Verstopfung und Durchfallattacken quält.

In Fällen, bei denen jede andere Therapie versagt, setzen die Ärzte Hypnose ein. In Trance lernen die Kranken, sich ihren Verdauungstrakt als Fluss vorzustellen, dessen Wasserlauf sie mental beschleunigen oder abbremsen können. Bei mehr als zwei von drei Patienten gehen die typischen Symptome dann auch im Alltag drastisch zurück, und beim größten Teil hält der Effekt auch fünf Jahre später noch an. Diese Erfolge führten dazu, dass das Krankenhaus eine eigene Hypnoseabteilung eingerichtet hat.

MEHR ZUM THEMA:

www.hypnose.de
Ein Portal mit Links zu allen Hypnosegesellschaften im deutschsprachigen Ausland

dgh-hypnose.de/con/home
Deutsche Gesellschaft für Hypnose und Hypnotherapie

www.dgzh.de
Deutsche Gesellschaft für Zahnärztliche Hypnose

www.hypnose-kikh.de
Klingenberger Institut für Klinische Hypnose. Auf der Internetseite findet sich u. a. eine umfangreiche historische Publikationsliste zum Thema

EINE TRANCE GREIFT offenbar in verschiedene fundamentale Körperprozesse ein. So kann sie den Blutfluss verändern, die Hormonkonzentration, den Stoffwechsel und sogar die Immunreaktion. Bei Studien an der Harvard University in Boston zeigte sich, dass Knöchelbrüche schneller heilen und Wunden sich rascher schließen, wenn Patienten gelernt hatten, immer mal wieder den Heilungsprozess im Zustand der Versenkung zu visualisieren.

Und Schweizer Heuschnupfen-Patienten litten messbar weniger an juckenden Augen und tropfender Nase, nachdem sie sich mittels einer speziellen Atemtechnik und Eigensuggestion selbst in Trance versetzten.

Eine Untersuchung an deutschen Krankenhäusern ergab, dass Schwangere, die sich mit Hypnose auf ihre Entbindung vorbereiten, deutlich weniger Frühgeburten erleiden und sich schneller wieder leistungsfähig fühlen als andere junge Mütter.

„Ein hypnotisierter Patient ist einfach stabiler", sagt Elvira Lang, Radiologin am Beth Israel Deaconess Medical Center in Boston. Die Medizinerin hat Hunderte Kranke begutachtet, denen verstopfte Adern geöffnet, Nierenkatheter gesetzt, Biopsien entnommen wurden, oder die anderen Eingriffen ausgesetzt waren.

Das Ergebnis: Patienten, die sich für eine Hypnose entschieden hatten, empfanden weniger Angst, sie benötigten weniger Schmerzmittel, erlitten weniger Komplikationen und waren schneller wieder fit. Das spart pro Eingriff oft mehrere Hundert Dollar, wie Studien zeigen.

Zumindest in Deutschland muss eine medizinische Trance bislang aus eigener Tasche bezahlt werden. Obwohl das Gutachtergremium „Wissenschaftlicher Beirat Psychotherapie" Hypnosebehandlungen für ausgewählte Indikationen anerkannt hat, übernehmen die Kassen bisher nur im Einzelfall die Kosten. Diese liegen meist bei 80 bis 150 Euro pro Sitzung.

ENTGEGEN DER ANNAHME vieler Laien behält der Hypnotisierte auch im Trancezustand stets die Kontrolle und kann jederzeit aus eigenem Willen in die Wirklichkeit zurückkehren. Dennoch warnen die Fachgesellschaften davor, leichtfertig mit der Trance zu experimentieren. Immer wieder melden sich bei ihnen Menschen, die nach einer Showhypnose unter Nebenwirkungen wie Kopfschmerzen, Verwirrungszuständen oder dem Aufbrechen alter Traumata leiden.

„Es gibt noch immer viele unseriöse Trittbrettfahrer, und die sind für den Patienten nicht immer leicht zu erkennen", so die Psychologin Helga Hüsken-Janßen von der Deutschen Gesellschaft für Hypnose und Hypnotherapie. Sie rät, darauf zu achten, ob es sich beim Hypnosetherapeuten um einen niedergelassenen Arzt oder Zahnarzt handelt. Auf den Internetseiten der Fachgesellschaften lässt sich prüfen, ob er zertifiziert ist.

Einig sind sich die Experten allerdings darin, dass niemand gezwungen werden könne, unter Hypnose Dinge zu tun, die er nicht wolle. Die Zahnarztpatientin Marion Koch drückt das so aus: „Man hat eine Art Hypnosebeobachter im Kopf, der entscheidet, wie weit man gehen will." □

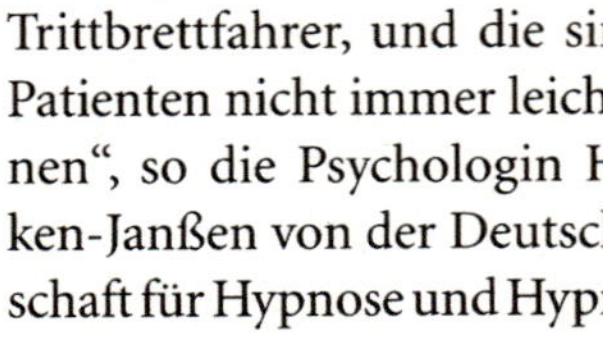

Ute Eberle, 37, lebt im niederländischen Leiden und will es beim nächsten Zahnarzttermin einmal selbst mit einer Hypnose statt einer Betäubungsspritze probieren. Der Illustrator und Diplom-Biologe **Niklaus Heeb**, 43, lehrt an der Zürcher Hochschule der Künste.

REGENWALD-MEDIZIN

DER FREUND DER SCHA

Helmut Wiedenfeld verbringt auf der Suche nach Heilpflanzen jedes Jahr mehrere Monate im mexikanischen Regenwald. Die Hoffnung des Pharmazeuten: ein Arzneimittel gegen Diabetes zu entwickeln

Woran erkennt man einen guten Schamanen? Helmut Wiedenfeld erzählt dazu gern eine kleine Geschichte: Als er Ende der 1990er Jahre in einem Dorf im mexikanischen Regenwald eintraf, liefen Männer auf ihn zu, um ihm getrocknete Pflanzen, scharf riechende Tinkturen und undefinierbare Räucherware aufzudrängen. Einer der vermeintlichen Heilkundigen pikte ihn mit einem Schlangenzahn in die Stirn und murmelte seltsame Formeln, ein anderer behauptete, er könne Diabetes mit Handauflegen heilen.

„Was solche Scharlatane anzubieten haben, kann man gleich vergessen", sagt Wiedenfeld. „Indianische Heiler sind zurückhaltend, und man muss erst einmal ihr Vertrauen gewinnen." Das ist dem Pflanzenchemiker der Universität Bonn in seiner bald 20-jährigen Praxis als Ethnopharmazeut oft gelungen. Doch anders als mancher Fachkollege ist Helmut Wiedenfeld kein Alt-Hippie, der am liebsten im Kreise von Schamanen halluzinogene Kakteen verspeist.

Er setzt vielmehr auf die Laboranalyse pflanzlicher Wirkstoffe und auf klinische Studien. Jedes Jahr verbringt er mehrere Monate bei Heilern im mexikanischen Regenwald, beschäftigt sich mit Rezepten aus der Volksmedizin. Der Forscher lebt dann mit seinem Fachkollegen Adolfo Andrade Cetto von der Nationaluniversität Mexiko-Stadt in Strohhütten ohne sanitäre Anlagen, bei 40 Grad Celsius und mehr als 80 Prozent Luftfeuchtigkeit. Nachts krabbeln Vogelspinnen über das Gesicht; zu essen gibt es Bohnen, Tortilla, über offenem Feuer gebratenen Leguan.

Wiedenfelds Ziel: ein Medikament gegen die Zuckerkrankheit zu entwickeln. Mexiko bietet ihm für diesen Zweck ein aufschlussreiches Forschungsfeld. Insbesondere unter den Indios ist die Zahl der Zuckerkranken in den vergangenen Jah-

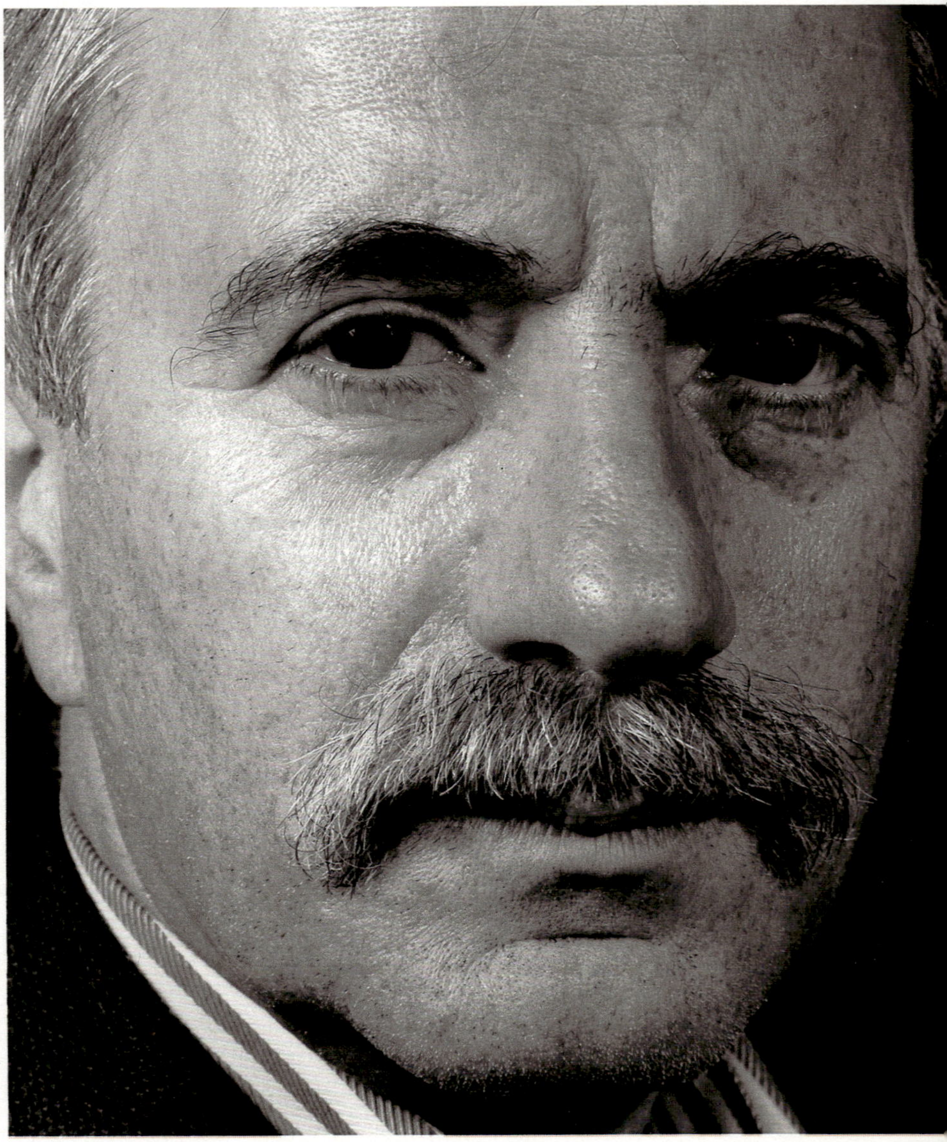

»Indianische Heiler sind zurückhaltend, man muss erst einmal ihr Vertrauen gewinnen«
Helmut Wiedenfeld

MANEN

VON TILL HEIN

ren stark gestiegen – sie sind genetisch nicht eingestellt auf die kalorienreiche Ernährung, die der westliche Einfluss mit sich bringt. Viele werden übergewichtig und entwickeln Diabetes.

Traditionelle Heiler in den Indio-Dörfern erkennen Zuckerkranke mithilfe ihrer Zunge. „Wenn ein Patient über starken Durst, ständigen Harndrang, Gewichtsverlust und Müdigkeit klagt, kostet der Schamane seinen Urin“, erklärt Wiedenfeld. „Und wenn der Geschmack süßlich ist, weiß er Bescheid.“

Mehr als 100 Pflanzen setzen Medizinmänner gegen die Erkrankung ein, etwa die Wurzel des Elemuy-Baums oder die Rinde des Acosmium-Baums. Vielleicht, so Wiedenfeld, findet sich darin ein Wirkstoff, der den weltweit rund 180 Millionen Diabetikern helfen könnte – mit möglichst wenigen Nebenwirkungen. Denn herkömmliche, synthetisch hergestellte Medikamente können zu Ödemen, Veränderungen des Blutbilds oder neurologischen Störungen führen.

Dutzende Pflanzen aus Mexiko haben Wiedenfeld und sein Team bereits analysiert. Viele wirken, wenn überhaupt, nur bei schamanischen Zeremonien, beruhen also auf Placebo-Effekten.

Bei einem Stammesfest bekam Wiedenfeld Schweinskopf in Chiliöl serviert. Das Gehirn löffelte er aus dem Schädel

Eine der Ausnahmen sind die Blätter des Ameisenbaums *Cecropia obtusifolia*. Die Pflanze wird bis zu 20 Meter hoch, hat saftige, dunkelgrüne Blätter, die als Aufguss gegen Diabetes helfen. Das haben drei mexikanische Volksstämme unabhängig voneinander entdeckt.

Wiedenfeld hat die Wirkstoffe der Pflanzen bereits an Hunderten zuckerkranken Ratten getestet – mit Erfolg. Kurz vor der Veröffentlichung steht eine Studie mit 21 Probanden: Sieben Personen erhielten einen Cecropia-Extrakt, sieben weitere ein handelsübliches synthetisches Medikament, und eine dritte Gruppe ein Placebo. Cecropia senkte – im Gegensatz zum Placebo – den Blutzuckerspiegel der Patienten und hielt ihn über Wochen hinweg in einem unbedenklichen Bereich. Und vor allem: Der Wirkstoff stand hinter dem etablierten Pharmapräparat nicht zurück.

Auch Nebenwirkungen scheinen sich in Grenzen zu halten. Lediglich leichte Magen-Darm-Verstimmungen traten bei einigen Probanden auf. Der nächste Schritt auf dem Weg zu einem Medikament wären umfangreichere Studien mit etwa 200 Versuchspersonen. Ein großer deutscher Pharmakonzern hat sich eine Zeit lang dafür interessiert, ein Cecropia-Präparat bis zur Marktreife zu entwickeln. Doch der finanzielle Aufwand von bis zu 100 Millionen Euro für die weitere Erforschung schreckte das Unternehmen schließlich ab.

Ohnehin haben die großen Hoffnungen aus den 1990er Jahren auf die „Medikamentenschatzkammer Regenwald“ einen Dämpfer erhalten. Zu oft haben sich Pflanzeninhaltsstoffe als nicht hilfreich erwiesen. Aber es gab auch Erfolge, etwa beim Wirkstoff Vincristin aus den Blättern des Madagaskar-Immergrüns. Die Substanz – sie wird inzwischen synthetisch nachgebaut – hat die Überlebenschancen von Kindern mit Leukämie von 20 auf 80 Prozent erhöht.

Auch wenn er Ethnopharmazeut ist: Wiedenfeld hält es nicht für entscheidend, ob ein wirksames Präparat am Ende die natürliche Substanz enthält oder im Pharmalabor synthetisiert wird. Wichtig ist, dass es hilft.

Anders sehen das die indianischen Entdecker der Heilkraft der Pflanze: Wenn sich eine Substanz künstlich herstellen lässt, gehen sie oft leer aus. „Das aber darf nicht sein“, sagt Helmut Wiedenfeld. „Falls sich ein Einzelwirkstoff gegen Diabetes patentieren lässt, müssten die Indios am Umsatz prozentual beteiligt werden.“ Wenn zur Herstellung des Medikaments die Pflanze selbst benötigt werde, könnte der Anbau in der Herkunftsregion erfolgen und auf diese Weise Arbeitsplätze geschaffen werden.

Bei Cecropia haben Wiedenfeld und sein Team in den Blättern bereits zwei Substanzen isoliert, die für die Heilkraft eine zentrale Rolle spielen: Isoorientin und Chlorogensäure. Ohne diese beiden Stoffe blieb der Aufguss – zumindest bei Ratten – wirkungslos.

Der Forscher setzt noch auf eine andere Regenwaldpflanze: die lianenartige Cocolmeca Südmexikos, aus deren großen Wurzelknollen roter Saft trieft, wenn man sie aufhackt. Ein Indio-Medizinmann hat ihn auf ihre Heilkräfte aufmerksam gemacht. In ersten Versuchen haben die Cocolmeca-Wirkstoffe den Blutzuckerspiegel diabeteskranker Ratten sogar deutlich schneller gesenkt als jene der Cecropia – und der Effekt hielt länger an. „Wir stehen da jedoch noch ganz am Anfang“, sagt Wiedenfeld.

In wenigen Wochen wird der Ethnopharmakologe wieder nach Mexiko aufbrechen. Auf ein Erlebnis während seines letzten Besuchs würde er diesmal gern verzichten: Im Bundesstaat Guerrero bekam er auf einem Dorffest im Regenwald Schweinskopf in Chiliöl serviert. Dabei wird das Gehirn direkt aus dem Schädel gelöffelt. „Zum Glück gab es jede Menge selbst gebrannten Mezcal dazu“, sagt Wiedenfeld. Ein probates Mittel gegen Übelkeit – und auch eine Art Pflanzenmedikament: Der 40-prozentige Schnaps wird aus Agaven gewonnen. □

WO OMA RECHT HATTE

Hühnersuppe, Wadenwickel und andere Rezepte haben eine lange Tradition. Doch helfen sie wirklich? GEO WISSEN stellt zehn bekannte Hausmittel vor, für deren Wirkung es eine wissenschaftliche Erklärung gibt – oder zumindest einen reichhaltigen ärztlichen Erfahrungsschatz

VON KIRSTEN BRODDE

Wie einfach ist es doch bei Fieber, ein temperatursenkendes Mittel aus dem Arzneischrank zu holen, es zu schlucken und abzuwarten. Wie aufwendig dagegen ein Quarkwickel: Das Tuch muss dick, aber gleichmäßig mit Quark bestrichen und dann auf einer Wärmflasche erhitzt werden. Schließlich wird es auf die Brust des Kranken gelegt und mit weiteren Tüchern fixiert. Alle 15 Minuten ist diese Prozedur zu wiederholen, bis das Fieber nachlässt.

Oft sind solche Handlungsanweisungen von Generation zu Generation weitergegeben worden – in dem Wissen um die Heilkraft natürlicher Reize wie Kälte und Wärme oder um die Wirkung von Pflanzen.

Hinzu kommt das Zeremoniell, das mit dem Zubereiten von Tees, dem Einlassen von Bädern oder der Vorbereitung eines Wickels einhergeht. Es zeigt dem Kranken, dass man ihn schätzt und sich um ihn kümmert – was wiederum die körpereigenen Selbstheilungskräfte anregt.

Doch welchen Stellenwert haben Hausmittel in einer Zeit, in der die Schulmedizin für fast alle Leiden eine verlässliche Arznei parat zu haben scheint? Offenbar einen bedeutenden: „Die Nachfrage der Patienten nach Hausmitteln ist groß“, sagt Michael Teut, Ärztlicher Leiter der Ambulanz für Prävention und Integrative Medizin am Universitätsklinikum Charité in Berlin.

Teut geht davon aus, dass viele der bekannten Hausmittel wirkungsvoll sind und dem Gesundheitssystem zudem Kosten ersparen können – allein schon dann, wenn sie einen Arztbesuch vermeiden helfen. Bei leichten Erkrankungen wie einer Erkältung, Halsschmerzen oder Muskelverspannung kann auch ein Schulmediziner oft nur zum Abwarten raten und den Patienten nach einigen Tagen wieder einbestellen. Oder er verschreibt einen Hustensaft, obwohl die Wirksamkeit vieler Mittel nicht nachgewiesen ist.

Ob in der Arztpraxis, der Ambulanz oder in Kliniken – viele Mediziner setzen heute auf bewährte Hausmittel. Im anthroposophisch orientierten Gemeinschaftskrankenhaus Herdecke kurieren Kinderärzte fiebrige Lungenentzündungen mit Quark- und Senfwickeln sowie mit Inhalationen von Kamille- oder Thymiandämpfen. Dies könne manchmal sogar die Gabe von Antibiotika ersetzen, betont Alfred Längler, Leitender Arzt der Abteilung für Kinder- und Jugendmedizin.

Die Bilanz des erfahrenen Praktikers ist positiv: In seinem Buch „Hausmittel in der modernen Medizin“ präsentiert Längler mehr als 50 Anwendungen, die er für einen Versuch wert hält.

An der Charité-Ambulanz in Berlin behandeln Ärzte Patienten, die an einem Reizdarm leiden, mit Indischem Flohsamen und Kamillentee; Kniegelenksarthrosen lindern sie mit Weidenrindenextrakt, Blutegeln oder Kohlwickeln.

Die wissenschaftliche Datenlage ist indes oft dürftig, wie der Ambulanzleiter Michael Teut einräumt. Erstaunlich ist das nicht, denn welcher Pharmahersteller sollte ein Interesse daran haben herauszufinden, ob etwa Zwiebelsäckchen gegen Ohrenschmerzen wirken?

Aber müssen sich die traditionellen Verfahren überhaupt an den strengen Anforderungen klinischer Studien messen lassen? Für Alfred Längler ist die jahrelange therapeutische Erfahrung Wirksamkeitsbeweis genug – und einer wissenschaftlichen Erkenntnis ebenbürtig.

Sowohl Längler wie Teut sind davon überzeugt, dass es sich lohnt, das Wissen über Hausmittel zu verbreiten, vor allem an jene, die keine kundige Großmutter im Hause haben. In Herdecke schulen Mediziner Eltern, damit die sich am Krankenbett der Kinder weniger hilflos fühlen. Die Berliner Charité bietet sogar ein breites Programm an, mit Kursen etwa zur Zusammenstellung einer „grünen Hausapotheke“. Beliebt sind insbesondere die Kräuterspaziergänge, bei denen die Zutaten für Hausmittel selbst gesammelt werden.

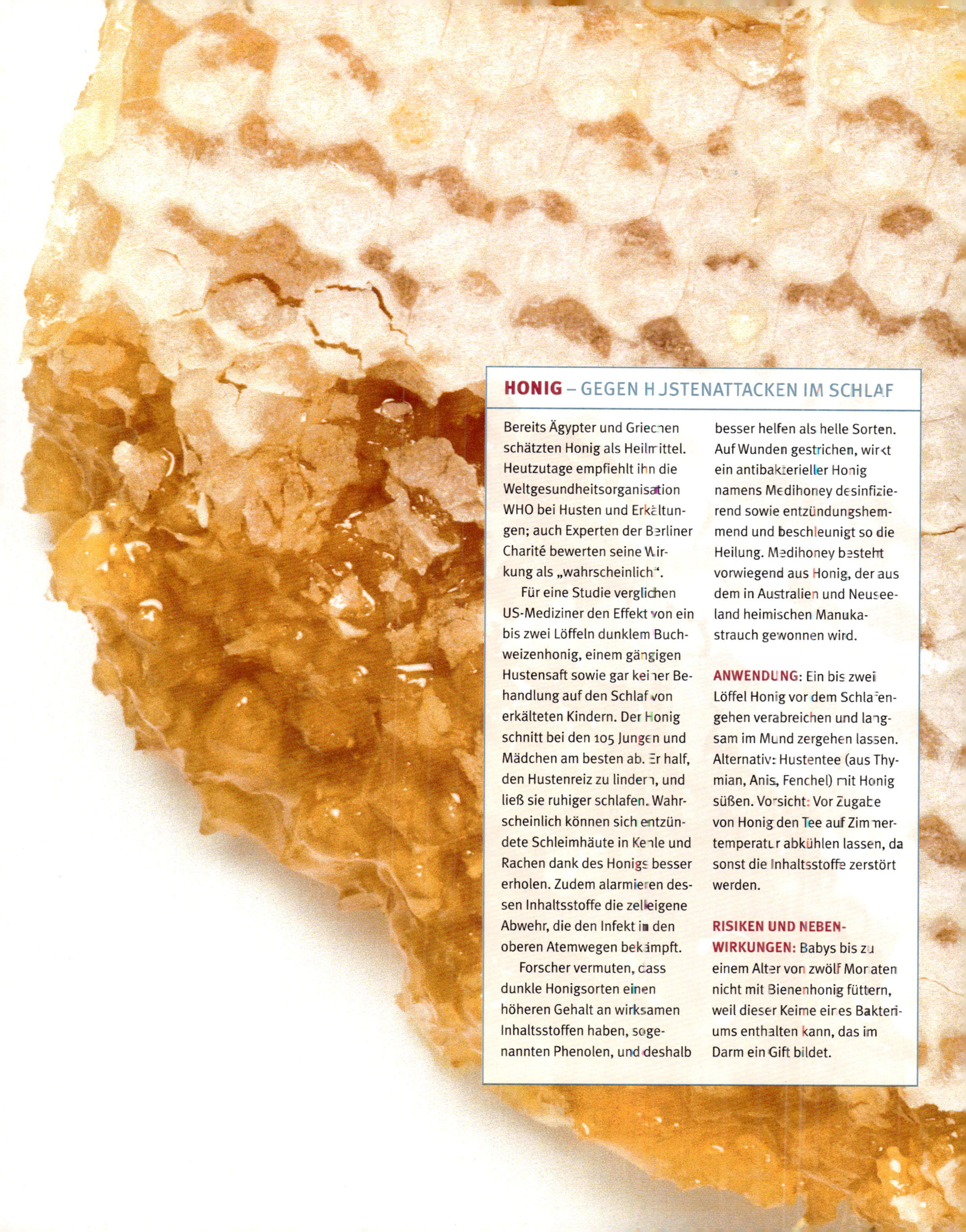

HONIG – GEGEN HUSTENATTACKEN IM SCHLAF

Bereits Ägypter und Griechen schätzten Honig als Heilmittel. Heutzutage empfiehlt ihn die Weltgesundheitsorganisation WHO bei Husten und Erkältungen; auch Experten der Berliner Charité bewerten seine Wirkung als „wahrscheinlich".

Für eine Studie verglichen US-Mediziner den Effekt von ein bis zwei Löffeln dunklem Buchweizenhonig, einem gängigen Hustensaft sowie gar keiner Behandlung auf den Schlaf von erkälteten Kindern. Der Honig schnitt bei den 105 Jungen und Mädchen am besten ab. Er half, den Hustenreiz zu lindern, und ließ sie ruhiger schlafen. Wahrscheinlich können sich entzündete Schleimhäute in Kehle und Rachen dank des Honigs besser erholen. Zudem alarmieren dessen Inhaltsstoffe die zelleigene Abwehr, die den Infekt im den oberen Atemwegen bekämpft.

Forscher vermuten, dass dunkle Honigsorten einen höheren Gehalt an wirksamen Inhaltsstoffen haben, sogenannten Phenolen, und deshalb besser helfen als helle Sorten. Auf Wunden gestrichen, wirkt ein antibakterieller Honig namens Medihoney desinfizierend sowie entzündungshemmend und beschleunigt so die Heilung. Medihoney besteht vorwiegend aus Honig, der aus dem in Australien und Neuseeland heimischen Manukastrauch gewonnen wird.

ANWENDUNG: Ein bis zwei Löffel Honig vor dem Schlafengehen verabreichen und langsam im Mund zergehen lassen. Alternativ: Hustentee (aus Thymian, Anis, Fenchel) mit Honig süßen. Vorsicht: Vor Zugabe von Honig den Tee auf Zimmertemperatur abkühlen lassen, da sonst die Inhaltsstoffe zerstört werden.

RISIKEN UND NEBENWIRKUNGEN: Babys bis zu einem Alter von zwölf Monaten nicht mit Bienenhonig füttern, weil dieser Keime eines Bakteriums enthalten kann, das im Darm ein Gift bildet.

FLOHSAMEN – DAMIT ES BESSER RUTSCHT

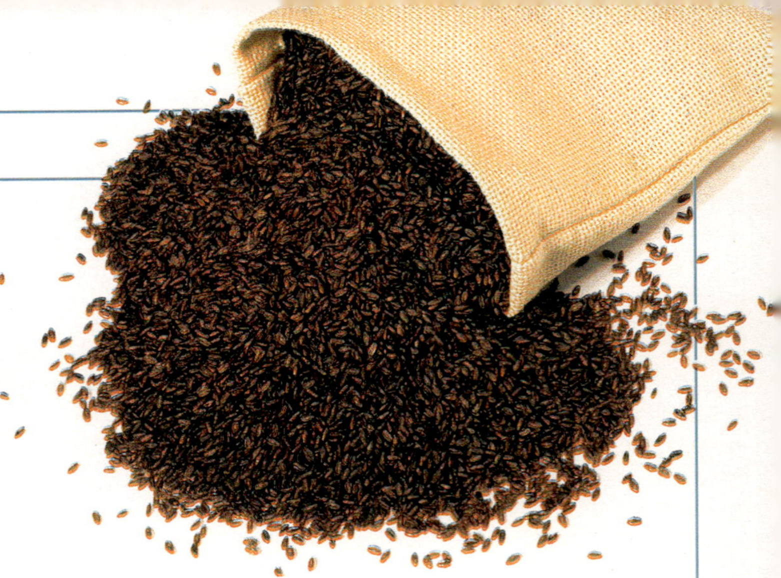

Die Schalen der Flohsamen enthalten Schleimstoffe, die in Verbindung mit Wasser stark quellen. Das führt zu einem größeren Stuhlvolumen und einem Dehnungsreiz, der die Verdauung anregt. Flohsamen können auf diese Weise bei Verstopfung abführend wirken, aber auch bei Durchfall entwässern. Außerdem vermögen sie Reizdarm-Beschwerden zu lindern.

Die Wirkung des einjährigen Krauts ist inzwischen durch diverse Studien gut belegt. Auch medizinische Fachgesellschaften mehrerer Länder empfehlen die Einnahme von Flohsamen gegen anhaltende Verstopfung, die Europäische Arzneimittelagentur bewertet sie ebenfalls als wirksam.

Möglicherweise können Flohsamen noch viel mehr als nur eine Verstopfung beheben. Verschiedene gut dokumentierte Studien zeigen, dass deren Inhaltsstoffe eine erhebliche Absenkung des Cholesterinspiegels erwarten lassen. 2006 erwies sich zudem bei Tierversuchen an Ratten, dass die Samenschalen einen zu hohen Anstieg des Blutzuckerspiegels verhindern können. Und laut der amerikanischen Arzneimittelzulassungsbehörde FDA ist die Einnahme der Flohsamen-Art *Psyllium* mit einem verminderten Risiko für koronare Herzkrankheiten verbunden.

ANWENDUNG: Bei Verstopfung ein- bis dreimal täglich ein bis zwei Teelöffel der unzerkleinerten Samen oder einen halben Teelöffel der gepulverten Samenschalen in einem Glas Wasser vorquellen lassen. Mit weiterer Flüssigkeit einnehmen. Die Wirkung setzt allmählich ein. Über den Tag verteilt mindestens zwei Liter Flüssigkeit zusätzlich trinken.

RISIKEN UND NEBENWIRKUNGEN: Nicht geeignet für Kinder unter zwölf Jahren. Möglich sind Blähungen und Völlegefühl. Wird nicht genug getrunken, droht Darmverschluss.

GEWÜRZNELKE – UND DER ZAHNSCHMERZ SCHWINDET

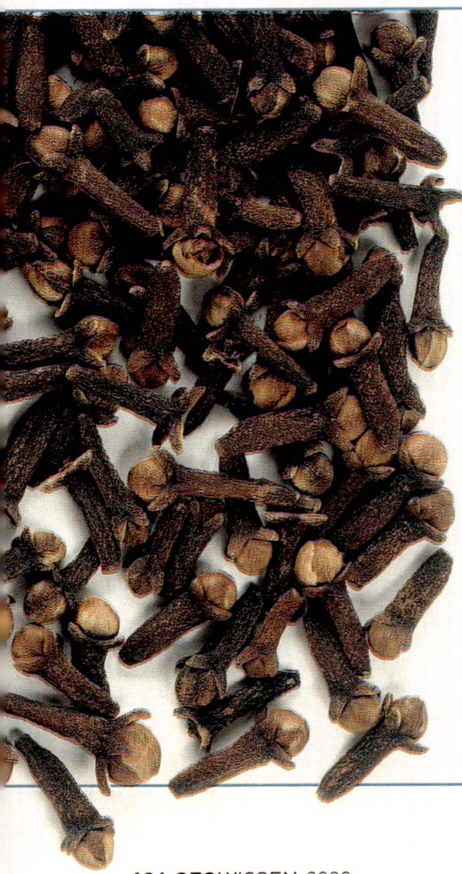

Gewürznelken lassen sich lutschen oder zwischen die Zähne stecken – und dämpfen so den Zahnschmerz. Chemische Analysen zeigen, dass die getrockneten Blütenknospen 36 wirksame Inhaltsstoffe haben, von denen das ölige Eugenol der wichtigste ist. Es hat sowohl örtlich betäubende als auch antibakterielle Wirkung und wurde früher häufig in Zahnfüllungen gemischt. Eugenol wirkt bereits innerhalb von zwei bis sieben Minuten und ist gut verträglich.

2006 veröffentlichten kuwaitische Zahnmediziner eine Studie, die Nelkenöl, das Lokalanästhetikum Benzocain sowie ein Placebo in ihrer Betäubungskraft verglich. 73 Probanden, die eine Spritze in den Mund bekommen sollten, wurde entweder ein Nelkenöl-Gel, ein Benzocain-Gel oder Vaseline auf die vorgesehene Einstichstelle aufgetragen. Während die Vaseline versagte, erwies sich das Nelkenöl als ebenso wirksam wie Benzocain. Da das pflanzliche Öl günstig und überall erhältlich ist, lobten es die kuwaitischen Zahnmediziner als wertvolle Alternative zu chemischen Mitteln.

Bei einer Anwendungsbeobachtung erwies sich Nelkenöl auch als hilfreich gegen Kopfschmerz: Bei 19 Patienten mit chronischen, migräneartigen Schmerzen konnte eine Linderung bis hin zur Schmerzfreiheit erzielt werden.

ANWENDUNG: Gewürznelken kauen oder lutschen. Wirksamer ist Nelkenöl aus der Apotheke. Es wird mit einem Wattestäbchen auf den betroffenen Zahn getupft.

RISIKEN UND NEBENWIRKUNGEN: leichtes Brennen, kann die empfindliche Mundschleimhaut reizen. Nur als Erstmaßnahme, danach zum Zahnarzt gehen.

HEUSACK – LÄSST DIE SCHMERZEN ABKLINGEN

Ein wärmender Heusack ist ein traditionelles Mittel bei Beschwerden am Bewegungsapparat, bei Nacken- oder Rückenschmerzen sowie Rheuma – als nebenwirkungsarme Alternative zu chemischen Schmerzmitteln. Durch die Erhitzung des Heusacks werden flüchtige Stoffe der Wiesenblumen und Gräser wie Trespe und Lolch freigesetzt. Ätherische Öle und Cumarine sollen die Durchblutung der Haut fördern und Muskelverspannungen lockern.

Anwendungsbeobachtungen und Befragungen bestätigen den lindernden Effekt. So bei 274 Rheuma-Patienten, die während einer Kneipp-Kur in Bad Wörishofen mindestens einmal einen Heusack aufgelegt bekamen. Über die Hälfte der Kranken beurteilten den Therapieerfolg als „sehr gut", weil Schmerzen in Knien oder Hüfte nachließen.

Auch die Ärzte attestierten den Erfolg der Behandlung. Im Vergleich zu kneippschen Wassergüssen schnitt der Heusack bei den Patienten deutlich besser ab.

2006 ergab eine Überblicksstudie mit mehr als 1000 Patienten, dass Wärme aus ganz unterschiedlichen Quellen Rückenschmerzen lindern konnte, auch wenn der Effekt nicht allzu lange anhielt. Eine Kombination mit Gymnastik steigerte die Wirkung.

ANWENDUNG: Ein mit Heublumen gefüllter Baumwollbeutel aus Apotheke oder Reformhaus wird über Wasserdampf auf etwa 60 Grad Celsius erwärmt, auf die schmerzende Stelle gelegt und mit einem Tuch abgedeckt. Heublumen können zwei- bis dreimal wieder erwärmt werden.

RISIKEN UND NEBENWIRKUNGEN: Den Heusack nicht zu heiß auflegen – ein Patient der Studie in Bad Wörishofen erlitt eine Verbrennung dritten Grades. Nicht bei offenen Hautverletzungen anwenden.

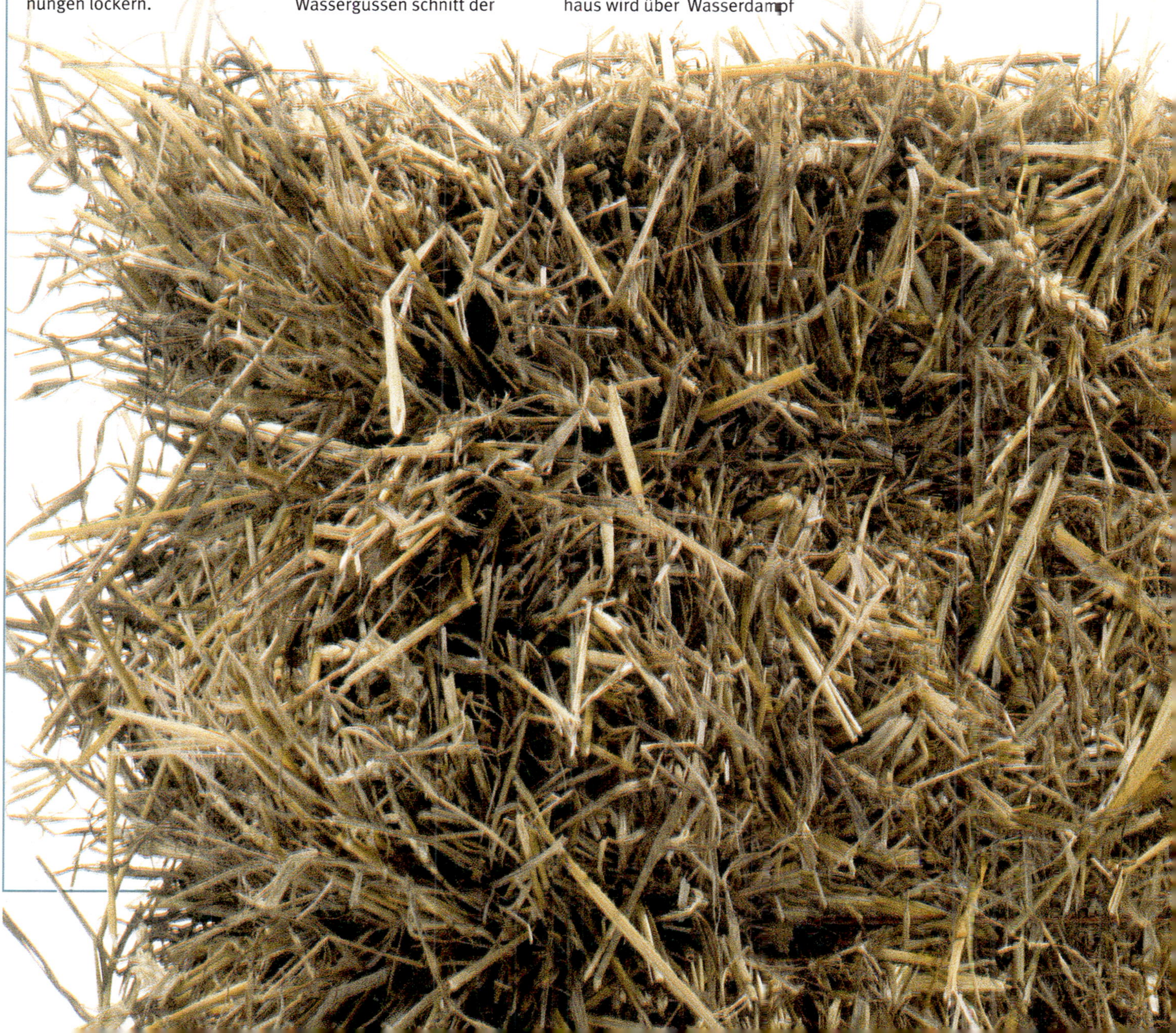

HÜHNERSUPPE – BEKÄMPFT ERKÄLTUNGSSYMPTOME

Ob Hühnersuppe zu Recht als eines der wichtigsten Hausmittel gegen Erkältung gilt, wollten Wissenschaftler vom Nebraska Medical Center in Omaha klären. Sie bereiteten eine Suppe nach einem alten Familienrezept zu (Kochzeit acht Stunden) und untersuchten deren Wirkung mit Labortests.

Ergebnis: Die Hühnersuppe hemmt die Bewegungsfähigkeit bestimmter weißer Blutkörperchen deutlich. Diese sogenannten Neutrophile rufen Erkältungssymptome wie gerötete oder geschwollene Schleimhäute und die damit verbundenen Schmerzen hervor. Zudem, so die Forscher, könne das Schlürfen der heißen Flüssigkeit dazu beitragen, dass die Nase wieder frei wird. Das Zeremoniell des Zubereitens und Essens sei ebenfalls ein wichtiger Faktor für die Wirksamkeit.

Um herauszufinden, ob die positiven Ergebnisse auf das spezielle Familienrezept beschränkt sind, kauften die Wissenschaftler in einem Supermarkt 13 verschiedene Fertig-Hühnersuppen und untersuchten auch die. Fünf von ihnen waren wirkungsvoller als das Familienrezept, acht weniger hilfreich. Das Fazit zogen die Forscher in dem Beitrag „Chicken Soup Inhibits Neutrophil Chemotaxis In Vitro" für das Wissenschaftsmagazin „Chest": Hühnersuppe könne eine ganze Reihe von günstigen Effekten bei Erkälteten haben. Man wisse aber nicht, ob nun das Hühnerfleisch, ein spezielles Gemüse oder ein Gewürz den entzündungshemmenden Effekt mit sich bringe – oder womöglich das Zusammenwirken aller Bestandteile.

In der Erfahrungsmedizin wird Hühnersuppe schon seit vielen Jahrhunderten geschätzt – bezeichnend ist ihr Spitzname in der jüdischen Küche: „Jewish Penicillin".

ANWENDUNG: Wichtig ist laut den US-Forschern, das Huhn mindestens zwei Stunden lang köcheln zu lassen – was genau damit erreicht werden soll, ist allerdings nicht bekannt.

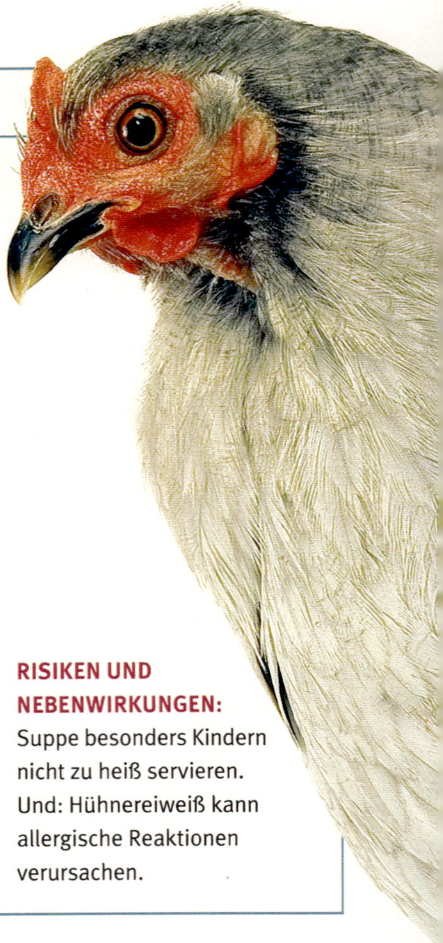

RISIKEN UND NEBENWIRKUNGEN: Suppe besonders Kindern nicht zu heiß servieren. Und: Hühnereiweiß kann allergische Reaktionen verursachen.

LAVENDELBAD – SANFT IN DEN SCHLAF FINDEN

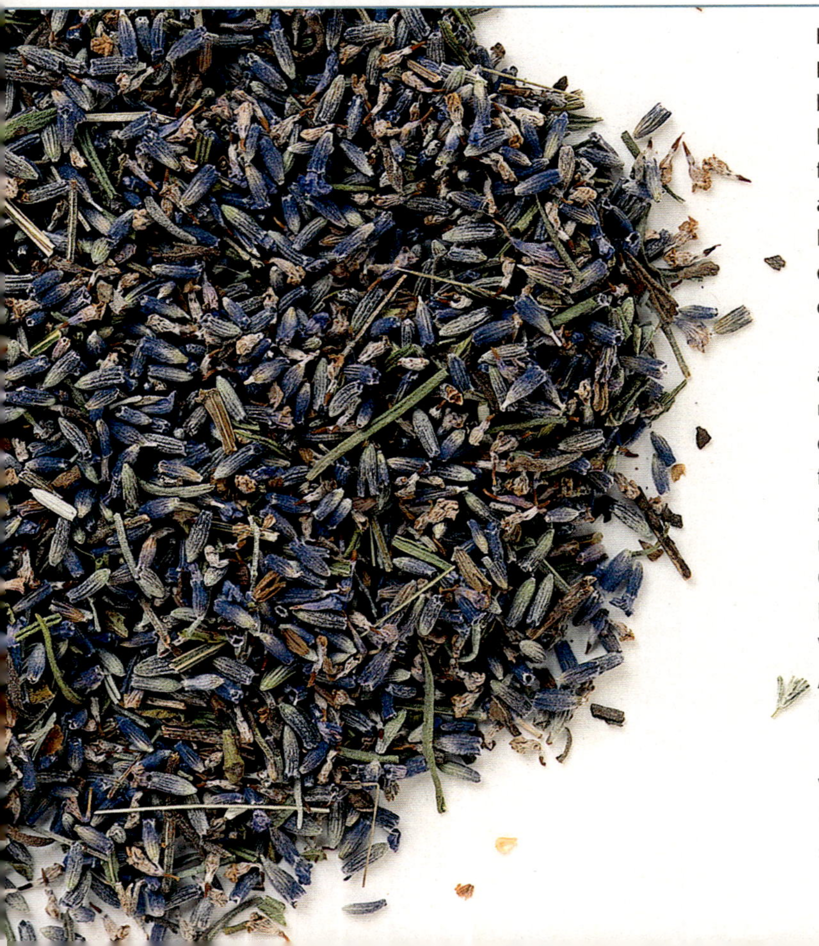

Extrakte aus den Blüten des Lavendelstrauchs gelten als beruhigend. Die „Kommission E", ein Expertengremium des früheren Bundesgesundheitsamtes und zuständig für die Prüfung der Pflanzenmedizin, empfiehlt Lavendel unter anderem bei Unruhezuständen.

Die Wirkung sollen die ätherischen Öle Linalylacetat und Linalool hervorrufen. Werden diese in warmem Wasser freigesetzt, kann die Haut sie gut aufnehmen. Aber auch über die Atmung helfen die Öle, bestätigt der Internist Volker Fintelmann, lange Jahre Vorsitzender der Kommission E. Außerdem entspanne das warme Wasser den Körper.

Studien über die Wirkung von Bädern gibt es allerdings kaum. So gesehen handelt es sich dabei um eine „erfahrensbasierte" Medizin. Auch andere Bäder werden von Ärzten empfohlen: etwa solche mit Rosmarin oder Kastanie bei beginnenden Erkältungen – sie regen den Stoffwechsel und die Durchblutung an – oder Fußbäder mit Senfmehl bei Kopfschmerzen.

ANWENDUNG: Für ein Vollbad 100 Gramm Lavendelblüten mit zwei Litern kochendem Wasser überbrühen, fünf Minuten ziehen lassen. Den Aufguß durch ein Sieb abseihen und dem Badewasser zugießen. 30 bis 60 Minuten vor dem Schlafengehen baden.

RISIKEN UND NEBENWIRKUNGEN: Vorsicht bei Kreislaufproblemen. Dann nicht länger als 15 Minuten baden. Anschließend ruhen.

SALZLÖSUNG – MACHT DIE NASE FREI

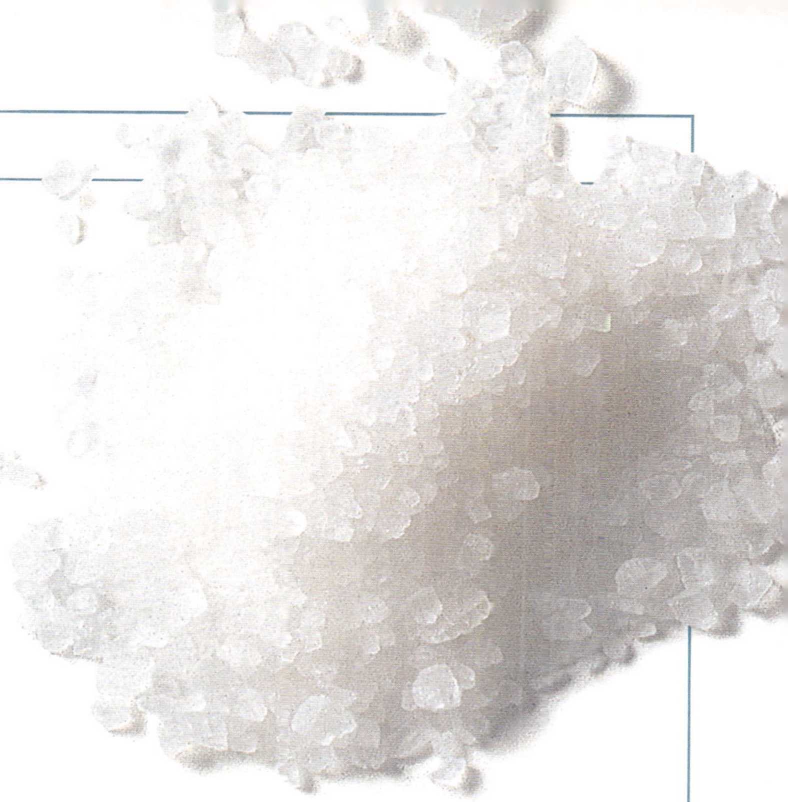

Salz bindet Wasser und fördert das Abschwellen der Nasenschleimhäute, lindert somit die Symptome bei Schnupfen und verhilft zu schnellerer Gesundung bei einer Nasennebenhöhlenentzündung.

Der HNO-Arzt Olaf Michel attestiert in einem wissenschaftlichen Beitrag Nasenspülungen mit Salz eine gute Wirksamkeit, ähnlich der von Nasentropfen aus der Apotheke. Bei Kindern kann eine Salzlösung den Einsatz eines Antibiotikums vermeiden.

Zu einer ähnlichen Einschätzung kommt die Cochrane Collaboration, eine internationale gemeinnützige Organisation, die systematische Übersichtsarbeiten zur Bewertung medizinischer Therapien erstellt. Laut der Sichtung von acht Studien kann eine mehrmalige Anwendung über einen längeren Zeitraum sogar einen chronischen Schnupfen lindern.

ANWENDUNG: Ein gestrichener Teelöffel Kochsalz (4,5 Gramm) auf einen halben Liter abgekochtes Wasser. Am besten mit einer leicht zu reinigenden Nasendusche oder Nasenspülkanne verabreichen.

Häufig wird die Salzlösung in die hohle Hand gekippt, ein Nasenloch zugehalten und durch das andere hochgezogen. Eine Studie zeigt, dass dadurch mitunter Keime und Bakterien aus ungewaschenen Händen in die Nase gelangen.

RISIKEN UND NEBENWIRKUNGEN: keine. Nasenduschen nach den Anwendungen reinigen.

THYMIANTEE – STOPPT DEN HUSTENREIZ

Extrakte aus den getrockneten Blättern und Blüten des Thymianstrauchs helfen oft gegen hartnäckigen Husten. Das legt etwa das Ergebnis einer Studie mit je 361 Bronchitis-Patienten nahe: Eine Gruppe nahm dreimal täglich eine Tablette mit Thymian-Primelwurzel-Trockenextrakt ein, die andere ein Placebo. Das pflanzliche Kombinationspräparat reduzierte die Hustenanfälle bis zum neunten Tag um fast 70 Prozent und damit deutlich besser als das Scheinmedikament. Zudem ging es den Patienten, die den Pflanzenwirkstoff erhalten hatten, zwei Tage früher besser.

Eine weitere Untersuchung belegt, dass auch eine Kombination von Thymiankraut mit Efeublättern, Anisfrüchten und Eibischwurzel gut gegen Husten wirkt. Die Inhaltsstoffe des Thymians fördern die Schleimlösung im Hals, und das ätherische Öl Thymol wirkt darüber hinaus stark antimikrobiell gegen Bakterien, Schimmelpilze und Herpes-simplex-Viren. Medizinische Tees gehören zu den ältesten Arzneimitteln überhaupt und wurden schon in der Antike getrunken.

ANWENDUNG: Thymiankraut mit Wasser übergießen, zwei bis fünf Minuten ziehen lassen, abseihen. Eine Kanne über den Tag verteilt trinken. Für Kinder Honig und Zitronensaft zugeben (für den Geschmack). Alternativ: Brustkompresse mit Thymiantee.

RISIKEN UND NEBENWIRKUNGEN: keine.

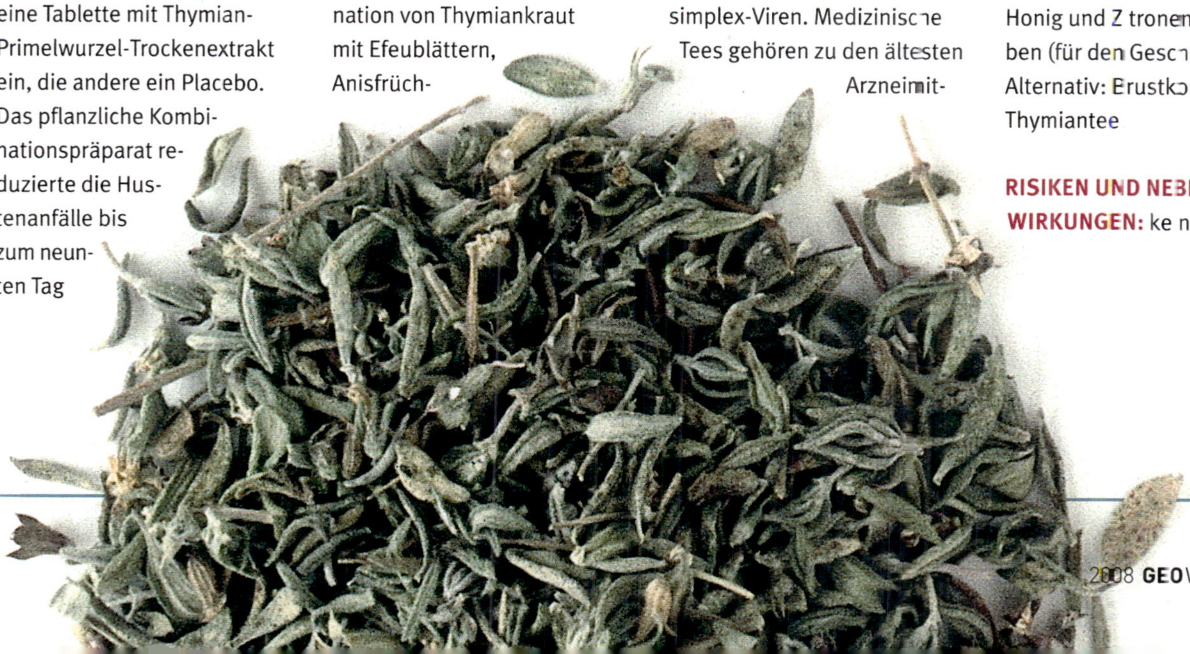

WADENWICKEL – LASSEN DIE KÖRPERTEMPERATUR SINKEN

Wadenwickel sind ein Teil der Hydrotherapie nach Kneipp und werden bereits seit Jahrhunderten eingesetzt. Feuchtwarm angewendet, entwickeln sie Verdunstungskälte und unterstützen so die Wärmeabgabe des Körpers. Dadurch sinkt zum Beispiel Fieber. Erfahrene Mediziner halten diesen Prozess für höchst plausibel. Doch Studien, die die Wirkung von Wadenwickeln mit der von Fiebermitteln verglichen hätten, gibt es nicht. Insofern fehlt der strenge wissenschaftliche Wirkungsnachweis.

ANWENDUNG: Schüssel mit warmem Wasser füllen, Spritzer Zitrone hinzufügen, Wickeltücher hineinlegen, kräftig auswringen, um die Wade wickeln, mit trockenem Außentuch abdecken. Den Patienten gut zudecken.

RISIKEN UND NEBENWIRKUNGEN: Kreislaufversagen, Frösteln, Zittern – daher Wickel lösen, sobald Füße, Unterschenkel oder Beine kalt werden. Patienten nicht allein lassen. Bei kleinen Kindern nur zehn Minuten lang anwenden, bei älteren 20 bis 30 Minuten, sonst droht zu große Auskühlung. Wickel nicht mit kaltem Wasser anwenden, weil sich dadurch die Arterien verengen und kaum Wärme verdunsten kann.

ZWIEBELSAFT – BEI OHRENSCHMERZEN UND KRATZENDEM RACHEN

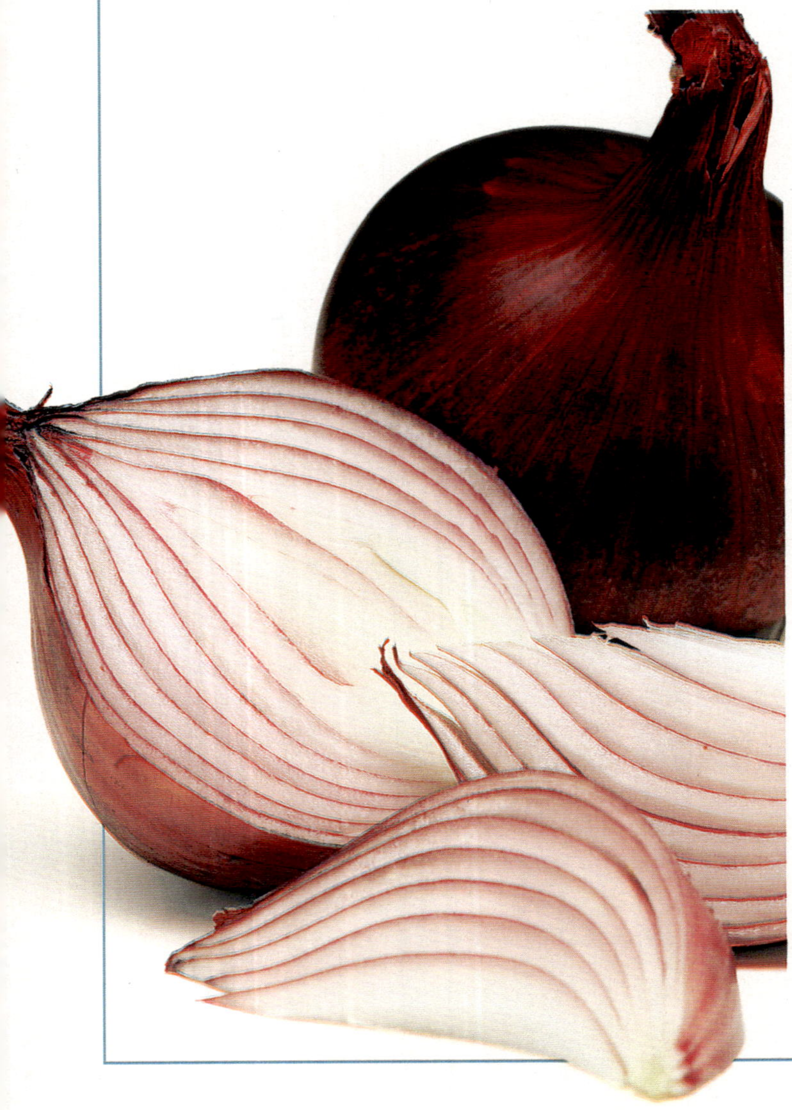

Der Saft der Küchenzwiebel enthält sogenannte Alliine, die wie ein natürliches Antibiotikum gegen krankheitserregende Keime wirken. Für die Erfahrungsmedizin ist die Wirkung von Zwiebelsaft erwiesen, und viele Eltern erzählen davon, dass sich damit bei Kindern Ohrenschmerzen lindern lassen.

Zwiebeln sollen indes noch andere Wirkungen haben: Aufgrund der knoblauchähnlichen Inhaltsstoffe ist eine Senkung des Blutdrucks sowie des Lipidwertes durch Zwiebelzubereitungen zu erwarten, heißt es im „Handbuch Phytotherapie". In Testanordnungen konnten zudem antimikrobielle, antiasthmatische und antiallergische Eigenschaften nachgewiesen werden.

Deshalb kann Zwiebelsaft auch bei Halsschmerzen, Mandelentzündung und Insektenstichen wirken. Die Kommission E empfiehlt Zwiebeln auch bei Appetitlosigkeit und zur Vorbeugung von Arteriosklerose.

ANWENDUNG: Zwiebelsäckchen für die Ohren: Zwiebel klein hacken und erwärmen, bis Saft austritt. Saft und Stücke auf einem Baumwolltuch verteilen und auf das schmerzende Ohr legen. Die Zwiebel kann auch kalt gepresst werden. Mit Mütze oder Stirnband das Ohr bedecken. Als Hustensaft: Grob gewürfelte Zwiebel zusammen mit Zucker in ein Schraubglas geben, ein bis zwei Tage stehen lassen. Den dann entstandenen Sirup löffelweise verabreichen.

RISIKEN UND NEBENWIRKUNGEN: Zwiebelsaft nicht ins Ohr träufeln oder gar Zwiebelstücke ins Ohr stecken, da sonst das Trommelfell reißen kann. Die Aufnahme großer Mengen Zwiebelsaft kann zu Magenreizung und Blähungen führen. □

MEHR ZUM THEMA:
Sandra Bachmann/Alfred Längler: **Hausmittel in der modernen Medizin.** Tees, Wickel, Bäder & Co., Elsevier 2005, 128 Seiten (mit CD-ROM)

Wissenschaftliche Beratung: Dr. Michael Teut, Ärztlicher Leiter der Charité Ambulanz für Prävention und Integrative Medizin; Dr. Alfred Längler, Leitender Kinderarzt am Gemeinschaftskrankenhaus Herdecke.

Einmal im Jahr feiern die Anhänger des María-Lionza-Kults in Venezuela ihre mystischen Bräuche. Gläubige aus allen Schichten der Bevölkerung kommen dazu am Fuße des Cerro de Sorte zusammen – vor allem, um spirituelle Heilung zu erfahren, bei organischen wie bei seelischen Leiden. Die Spanierin Cristina García Rodero hat das Fest fotografisch dokumentiert

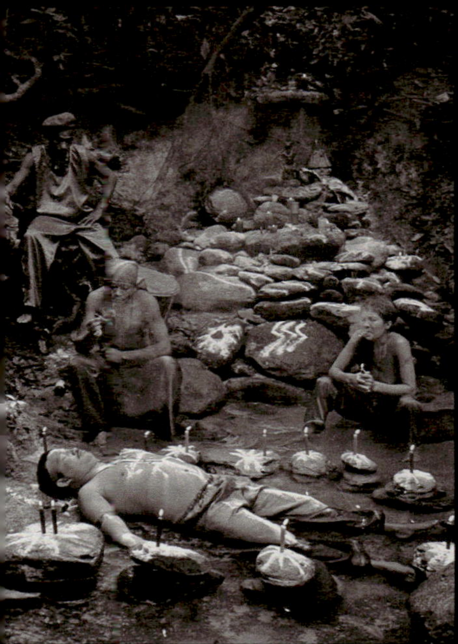

REISE IN EINE ANDERE WELT

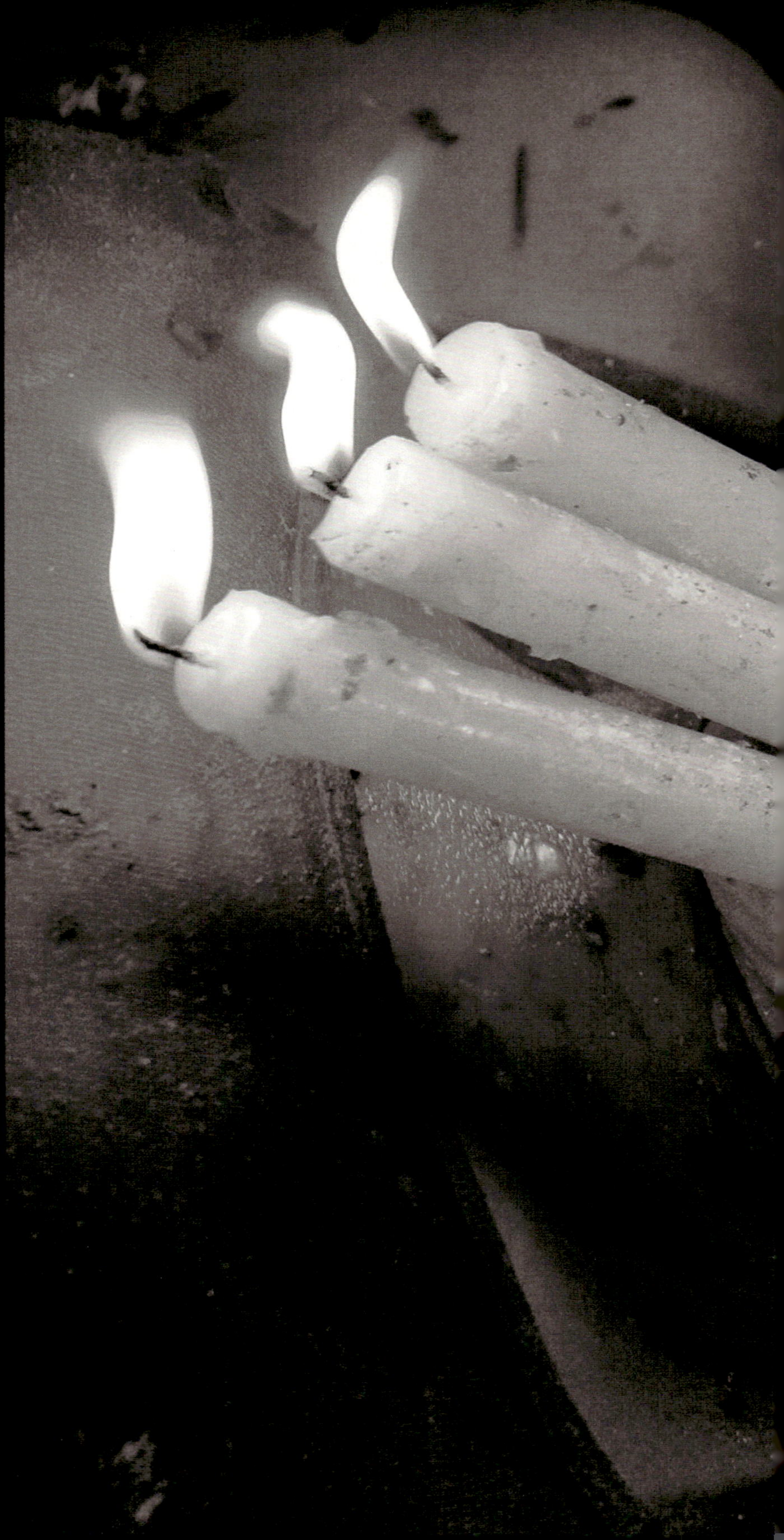

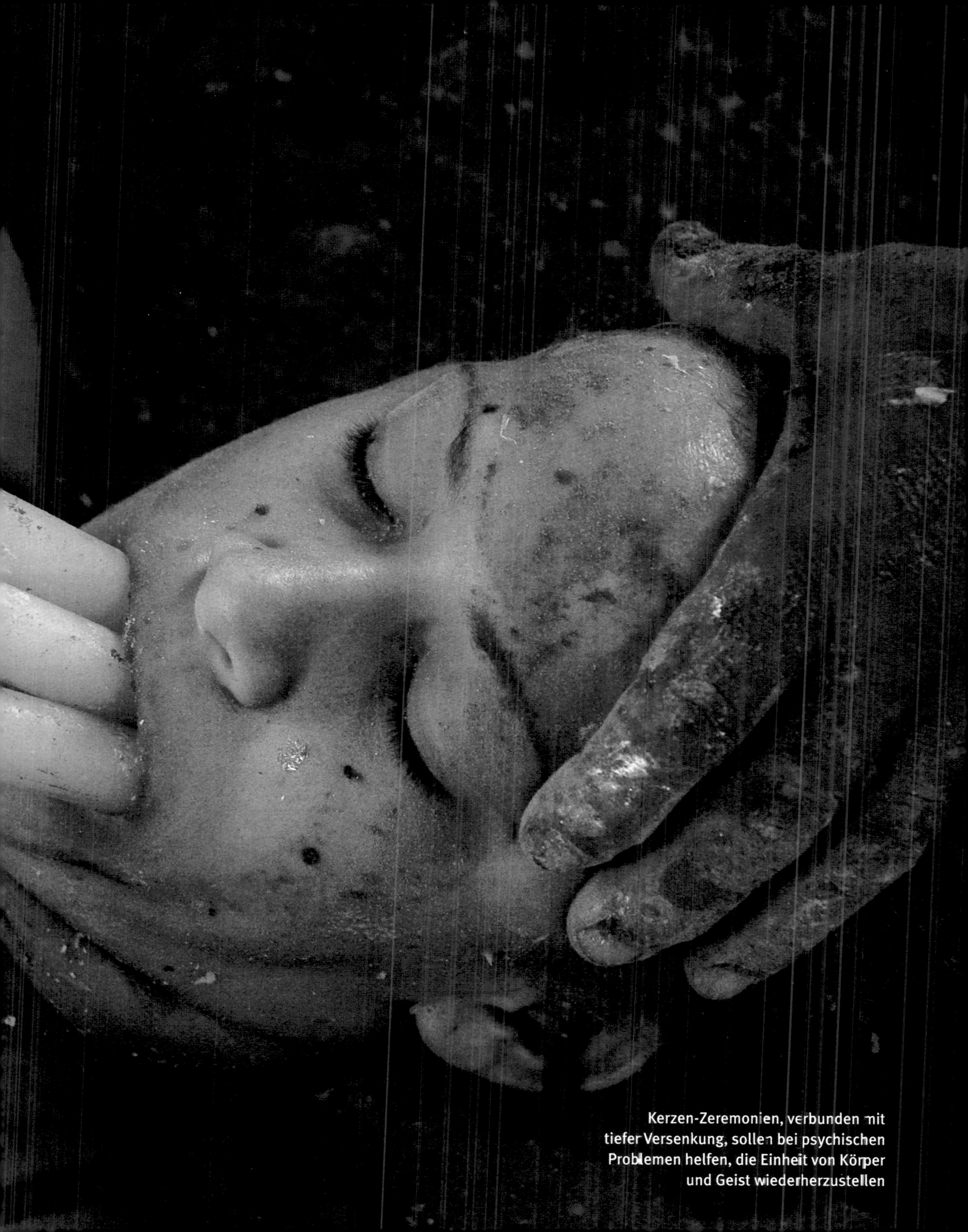

Kerzen-Zeremonien, verbunden mit tiefer Versenkung, sollen bei psychischen Problemen helfen, die Einheit von Körper und Geist wiederherzustellen

Auf dem Rücken liegend, konzentriert sich eine junge Frau auf einen geistigen Reinigungsritus. Fast alle Pilger sind Katholiken – was sie und Millionen Menschen in Venezuela nicht daran hindert, dem jahrhundertealten Kult um María Lionza zu folgen, der mythischen Tochter eines Stammesältesten. Ein Regelwerk fester Glaubenspraktiken gibt es nicht, selbst die exzentrische Frau mit Kopftuch, die sich »Erika, die Wikingerin« nennt, wird akzeptiert. Eine wichtige Rolle spielen von Schamanen angeleitete Trance-Zustände (ganz unten) – die in vielen Kulturkreisen als ein Weg zur geistigen Heilung gelten

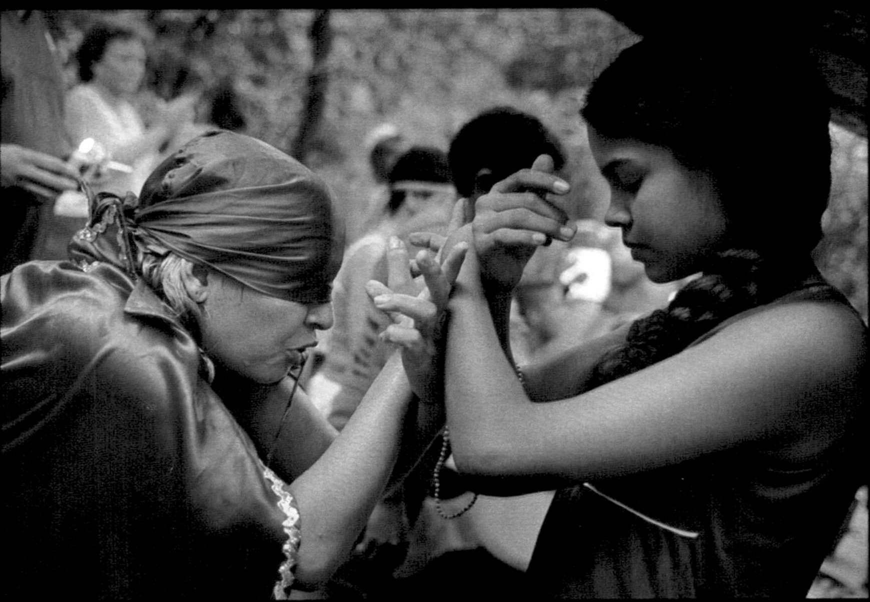

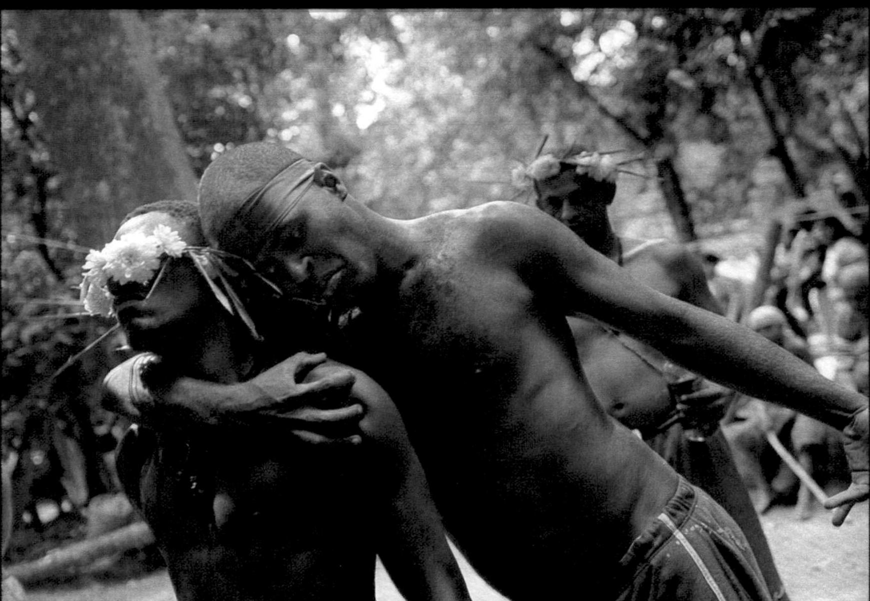

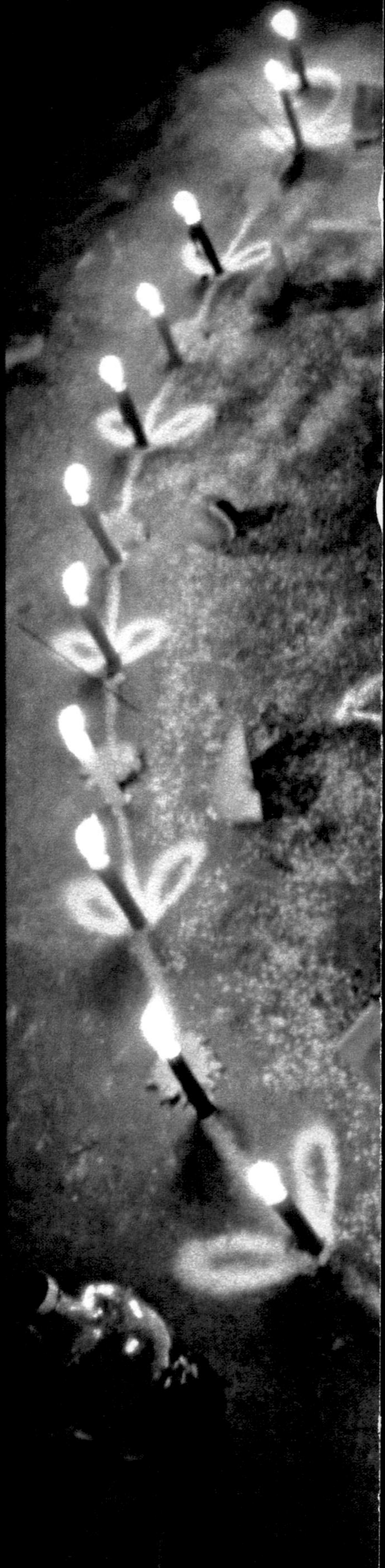

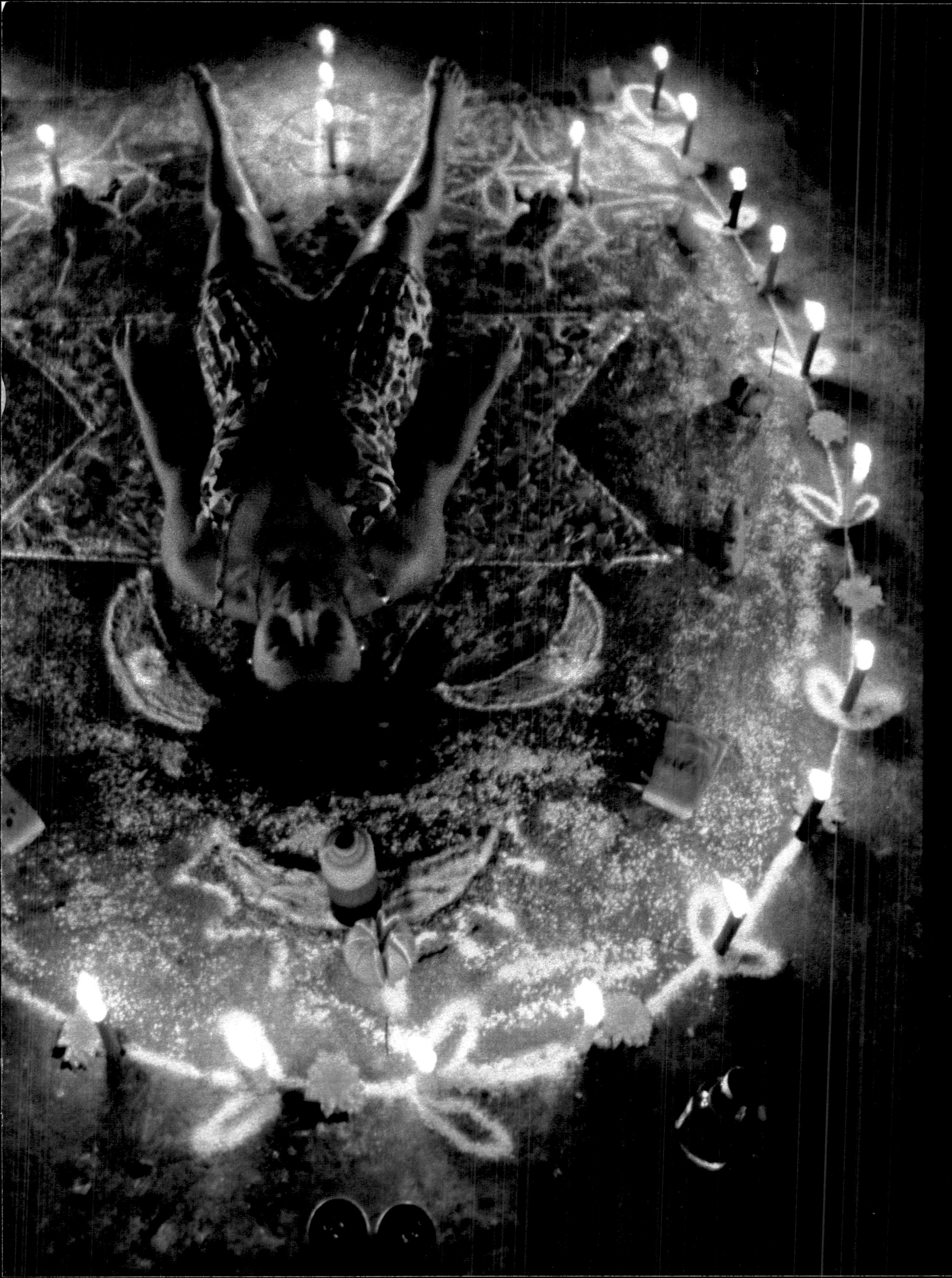

Der Kopf wasserüberströmt, ein Messer am Mund: Sich wie dieses Mädchen bedrohlichen Situationen auszuliefern, soll helfen, böse Geister zu vertreiben. Zu Schaden kommt bei solch exorzistisch anmutenden Ritualen niemand. Eine weniger martialische Dämonen-Abwehr betreiben die Gläubigen, die sich in Puderwolken hüllen (ganz unten). Mit Blumenkränzen demonstrieren Anhänger des Kults ihre emotionale Nähe zu María Lionza, die auch als Herrscherin über die Natur verehrt wird

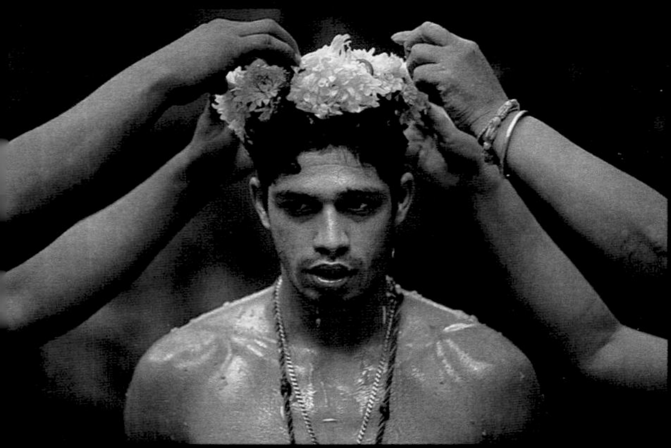

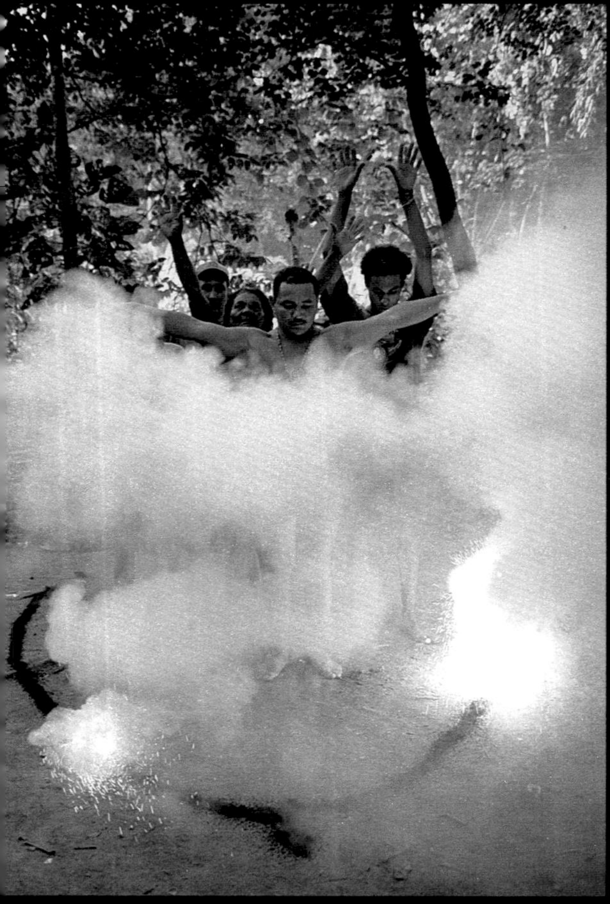

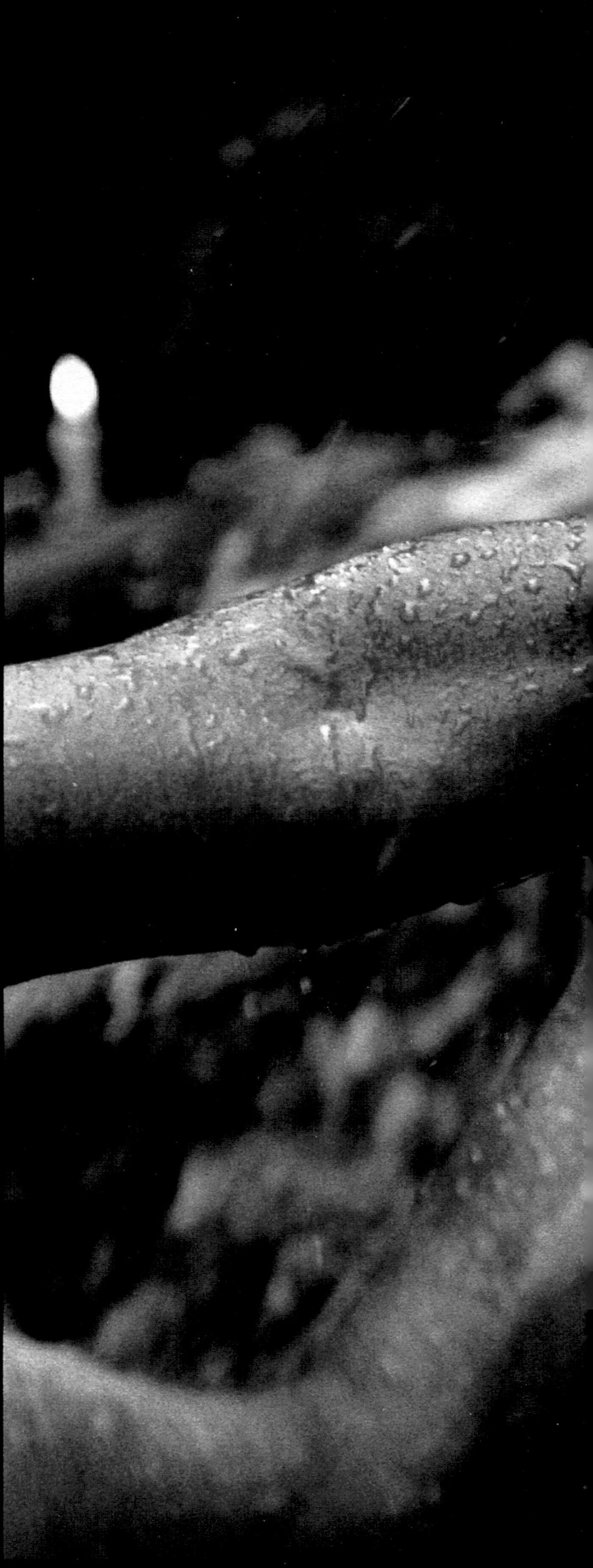

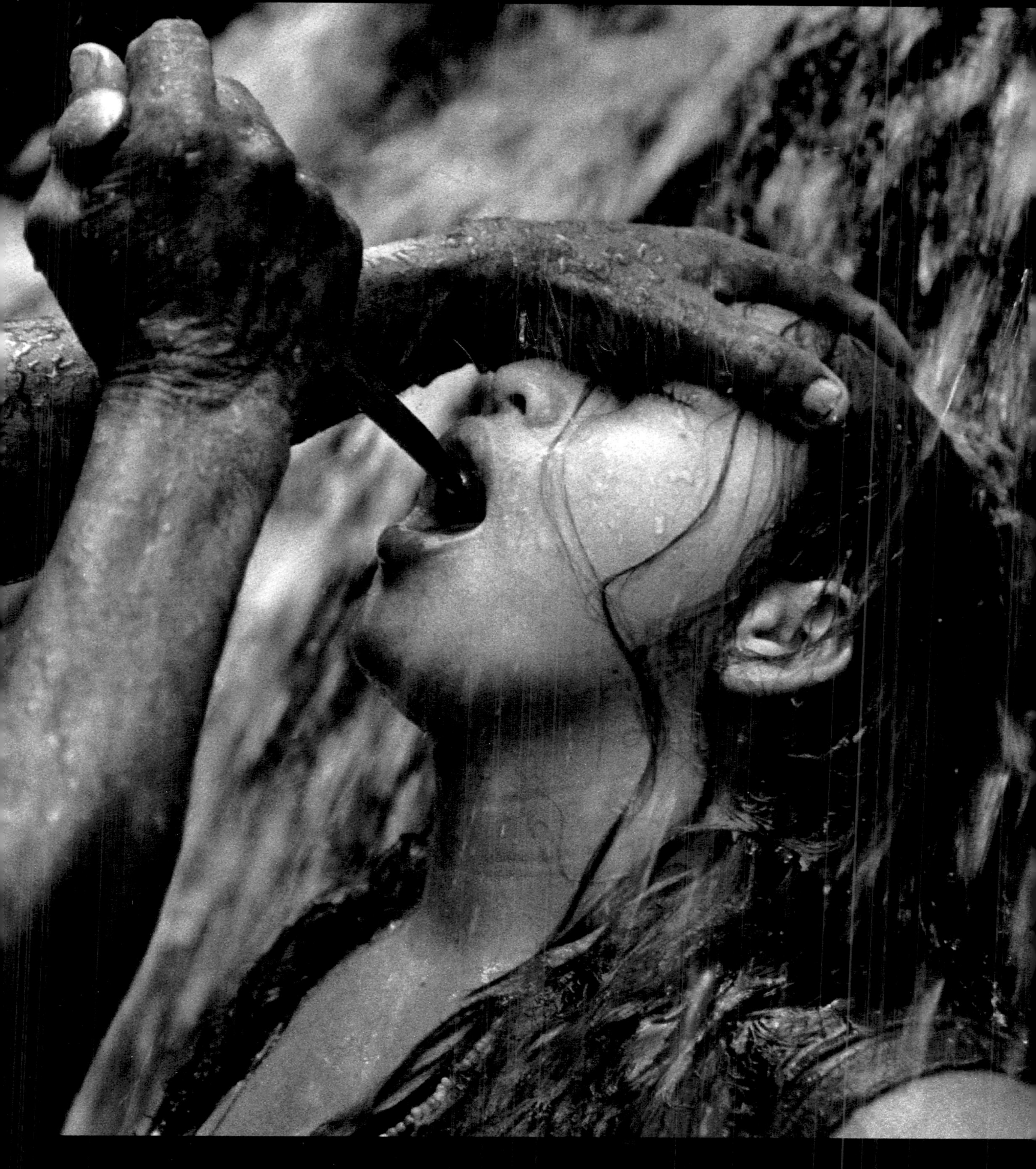

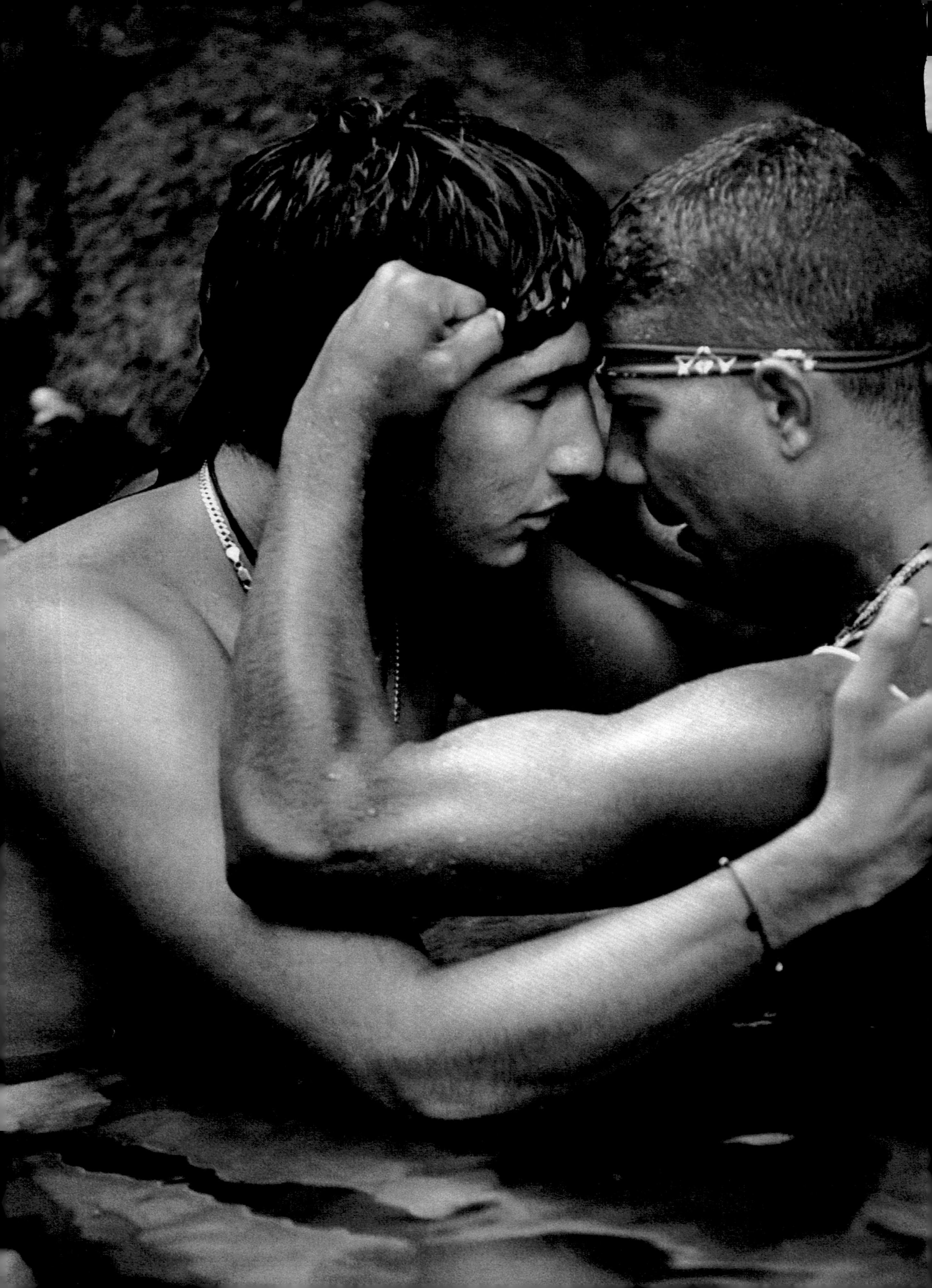

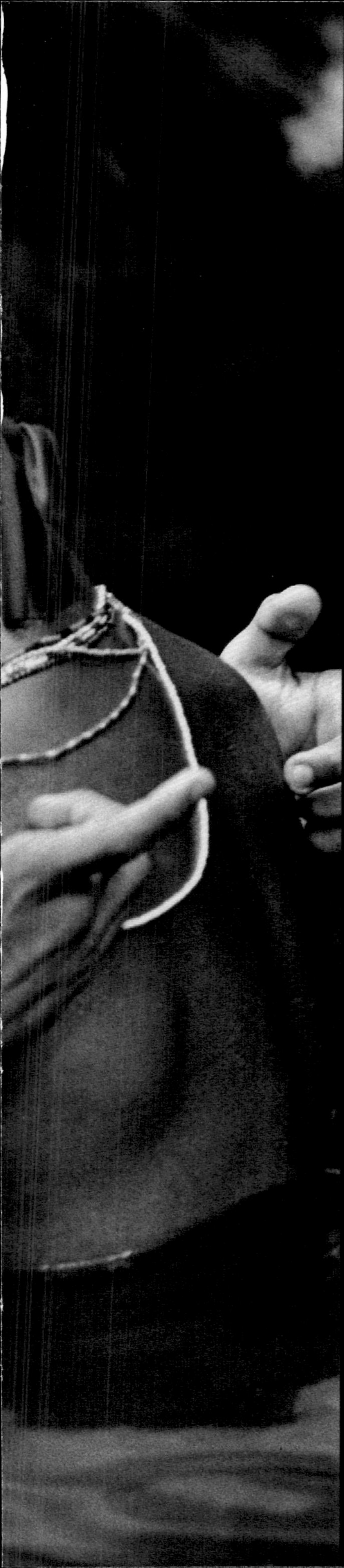

Geistige Energien freisetzen und sie in engem Körperkontakt austauschen – das geschieht oft im Wasser, das den Gläubigen als reinigendes und heilendes Element gilt. Auch jener Frau am Wasserfall, die von einem Schamanen in Trance versetzt wird. Der improvisierte Altar mit Plastikbecher huldigt der Schwarzen Franziska – einer der zahlreichen Heiligen des María-Lionza-Kults, der neben christlichen und indianischen Einflüssen auch Voodoo-Riten afrikanischer Sklaven aufgesogen hat. Nach dem Höhepunkt der Feierlichkeiten am 12. Oktober jeden Jahres kehren die Anhänger gestärkt in ihren Alltag zurück □

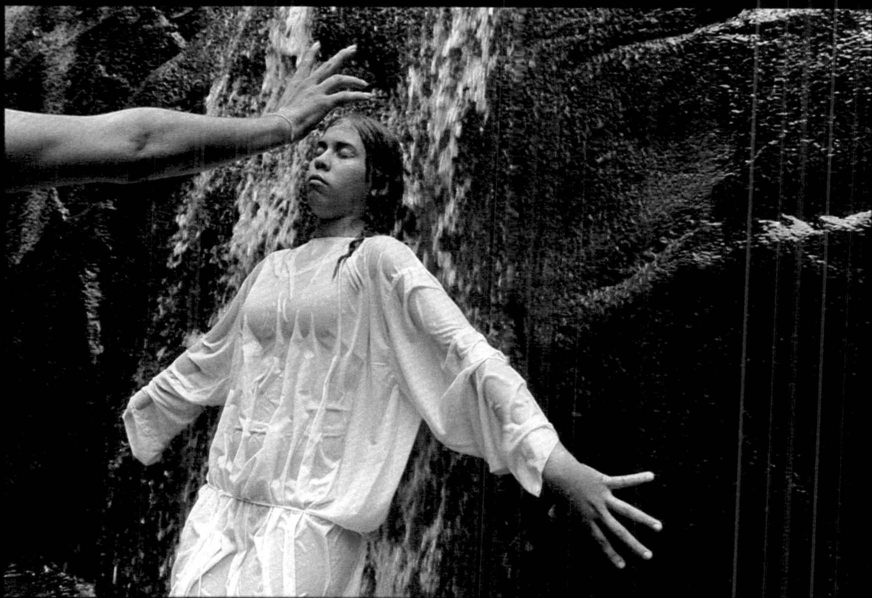

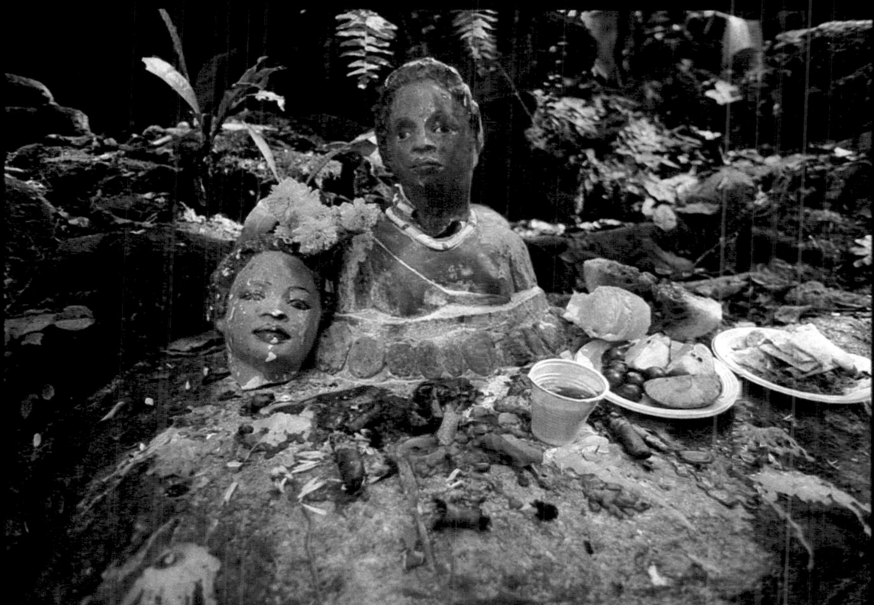

PILLENALARM

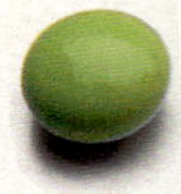

Nahrungsergänzungsstoffe wie Vitamine oder bestimmte Mineralien werden als Wundermittel zur Krankheitsvorbeugung angepriesen. Tatsächlich jedoch führen manche dieser Präparate nicht zu einer geringeren Sterblichkeit, sondern erhöhen sie sogar

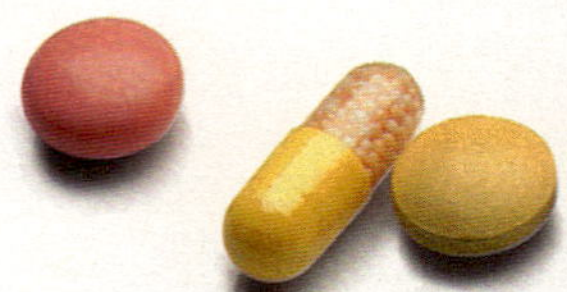

VON RICHARD FRIEBE

Können Vitamine schaden? „Falsch machen können Sie da ganz sicher nichts", sagt die junge Apothekerin, „oder glauben Sie, man könnte etwas falsch machen, wenn man einen Apfel isst?"

Auf dem Tresen steht ein blauer Karton, in den vier Äpfel passen würden, in dem sich aber viel mehr befindet: eine Monatsration „orthomolekulares", also hoch dosiertes Mikronährstoffgranulat zum Auflösen in Wasser. Darin enthalten sind 13 Vitamine, neun Mineralstoffe, dazu ein Mix aus Pflanzenfarbstoffen; hinzu kommen „Omega-3-Kapseln" zum Schlucken.

Mehr als 50 Euro kostet die Box, deren Vorrat für gerade einen Monat reicht. Nachfragen in drei weiteren Apotheken in Berlin und Hamburg erbringen immer die gleiche Auskunft der Pharmazeuten: Vitaminpräparate seien selbst bei einer ausgewogenen Ernährung empfehlenswert, stärkten die Abwehrkräfte, hielten jung. Nebenwirkungen? Nein, da sei nichts bekannt.

EINE ZUNEHMENDE ZAHL von Wissenschaftlern würde dagegen wohl lieber auf einen simplen Apfel setzen. Nicht nur, weil der weit weniger kostet, sondern weil er vor allem gesünder ist als jedes Nahrungsergänzungsmittel.

Zweifel an der allein segensreichen Wirkung von Vitaminen kamen bereits Mitte der 1990er Jahre auf: Eine Studie mit Rauchern musste abgebrochen werden, weil jene Probanden, die Beta-Carotin verabreicht bekamen, besonders häufig an Lungenkrebs erkrankten. Im Jahr 2007 erschien dann in der Fachzeitschrift „Jama" eine aufwendige Analyse von 68 Vitamin-Studien mit insgesamt 230 000 Teilnehmern. Das Ergebnis war vernichtend: „Wir haben keine überzeugenden Belege dafür gefunden, dass diese Mittel die Sterblichkeit verringern", resümierten die Mediziner. Und mehr noch: „Beta-Carotin, Vitamin A und Vitamin E erhöhen die Sterblichkeit."

Ein Stoff gilt als positive Ausnahme, soll sogar vor Bluthochdruck schützen: Vitamin D

Die Forscher nannten konkrete Zahlen: Bei Vitamin A steige sie um 16 Prozent, bei Beta-Carotin um sieben, bei Vitamin E um vier Prozent.

Zwar wird es kaum möglich sein, bei einem einzelnen Todesfall die Einnahme von Vitaminprodukten als Ursache nachzuweisen, und doch könnten die Auswirkungen insgesamt beträchtlich sein: weil so viele Menschen Nahrungsergänzungsmittel schlucken, meist in der Hoffnung auf eine sanfte und risikolose Krankheitsvorbeugung.

Rund 20 Millionen sollen es allein in Deutschland sein, bis zu 160 Millionen in Nordamerika und Europa.

Die frühe Vitamin-Euphorie gründete vor allem auf Laborversuchen, in denen sich herausstellte, dass etwa Mäuse länger lebten, wenn sie Nahrungsergänzungsstoffe verfüttert bekamen. Was aber Zellkulturen oder Nager fit hält, muss nicht unbedingt auch ein Jungbrunnen für Menschen sein.

„Im Grunde wissen wir noch immer sehr wenig darüber, wie diese Substanzen im Körper genau wirken", so der Vitaminforscher Helmut Sies von der Universität Düsseldorf.

Sogar eine grundlegende Theorie der Vitaminwirkung ist ins Wanken geraten. Ihr zufolge schwimmen „gute" Vitaminmoleküle durch den Körper und stürzen sich auf „böse" Sauerstoffradikale, die Zellmembranen und Erbmoleküle schädigen, indem sie ihnen Elektronen entziehen. Die angegriffenen Moleküle „oxidieren" und verlieren dadurch ihre Funktion (weshalb manche Vitamine und Nahrungsinhaltsstoffe auch als Antioxidantien bezeichnet werden).

Inzwischen ist jedoch deutlich geworden, dass die Sauerstoffradikale im Körper auch sehr wertvolle Dienste verrichten. Sie greifen Viren und Bakterien an, attackieren sogar Tumorzellen. Das nutzen Mediziner bei der Strahlen- und Chemotherapie: Durch diese Behandlungen wird die Produktion von Sauerstoffradikalen angekurbelt – in der Hoffnung, dass sie den Tumor vernichten.

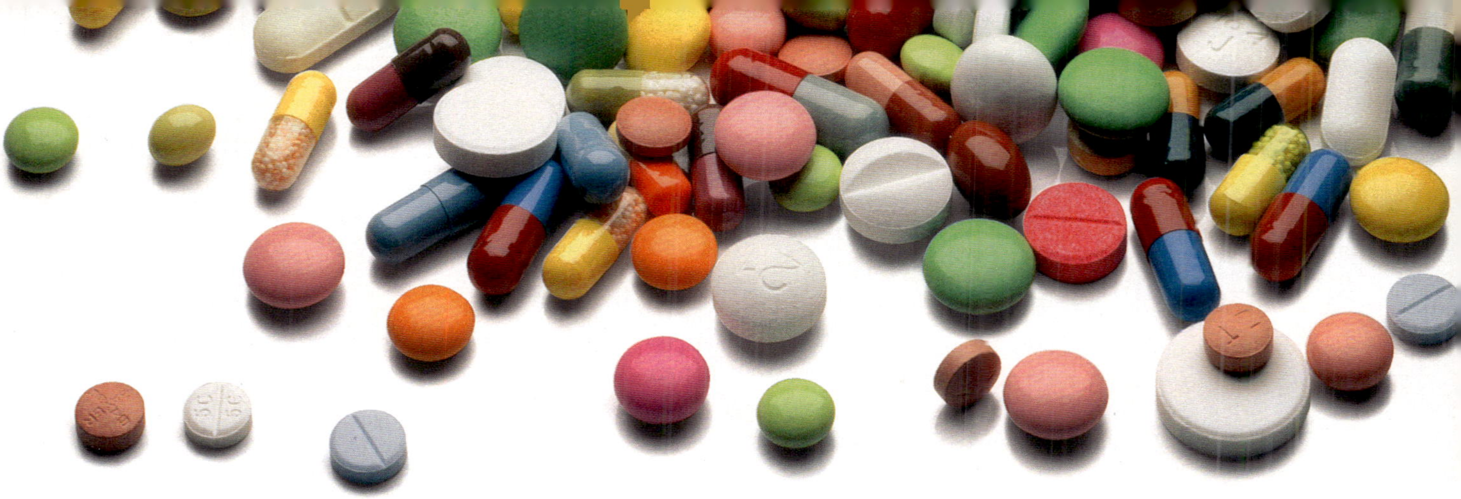

Wer aber gleichzeitig große Mengen Vitamine schluckt, wirkt diesem Effekt entgegen, wie US-Onkologen festgestellt haben. Ihr Rat: Keine Antioxidantien während solcher Therapien, denn dadurch werden Tumoren geschützt und die „Überlebenswahrscheinlichkeit sinkt".

Der Ernährungswissenschaftler Michael Ristow von der Universität Jena ist sich sogar sicher, dass Antioxidantien erwünschte körpereigene Reaktionen auf eine zu hohe Konzentration von Sauerstoffradikalen behindern. In Experimenten mit Fadenwürmern lebten jene Tiere, die selber viele Sauerstoffradikale produzierten, länger als andere. Bei ihnen waren spezielle Enzyme für die Bekämpfung der Radikale besonders aktiv. Bekamen sie Vitamine verabreicht, war es mit dem Überlebensvorteil vorbei.

Es könnte also für die Gesundheit die beste Strategie sein, wenn man es dem Körper überlässt, wie er in seinen Zellen das Gleichgewicht von Oxidantien und Antioxidantien herstellt. „Die Hauptverteidigungslinien gegen Sauerstoffradikale laufen offenbar über körpereigene Enzyme und weniger über Substanzen, die man von außen als Vitaminpräparate zuführen kann", sagt der Biochemiker Helmut Sies.

Zwischen all den schlechten Nachrichten scheint ein Stoff die Ausnahme zu sein: Vitamin D. Es gilt nicht nur als wirksamer Schutz vor Multipler Sklerose und Osteoporose, sondern soll unter anderem auch den Blutdruck senken, Knochenbrüchen vorbeugen, das Diabetesrisiko herabsetzen, und vor zahlreichen Krebsarten schützen. Das bestätigen viele Studien.

Vitamin D muss jedoch nicht, wie alle anderen Vitamine, dem Körper zugeführt werden, er kann es selbst aus Cholesterin bilden. Was allerdings von außen kommen muss, ist Sonnenlicht, denn nur unter energiereicher UV-B-Strahlung wird Vitamin D in der Haut produziert.

Hautkrebsexperten wie der Tübinger Dermatologe Claus Garbe nennen die schützende Wirkung der Sonnenstrahlen „rein spekulativ", während Ernährungsforscher wie etwa Reinhold Vieth aus Toronto für halbstündige ungeschützte mittägliche Sonnenbäder plädieren – oder für eine hoch dosierte Vitamin-D-Gabe in Pillenform. Doch das kann die Bildung von Nierensteinen anregen.

OB ES SINNVOLL IST, Vitamin-D-Präparate einzunehmen, hängt vor allem davon ab, ob es dem Körper an diesem Stoff überhaupt mangelt – ohnehin die entscheidende Frage bei allen Nahrungsergänzungsmitteln. Bedenkliche Mangelzustände sind bei Menschen in Deutschland eine Seltenheit; und viele Faktoren spielen dabei eine Rolle.

Ob jemand etwa mit Vitamin D unterversorgt ist, ist abhängig von der Jahreszeit, den Breiten, in denen er oder sie lebt, von der Hautfarbe und anderen genetischen Merkmalen, vom Stoffwechsel, von der Zeit, die im Freien verbracht wird.

Für alle Vitamine und Mineralien gilt: Viel hilft nicht viel. Niemand kann genau sagen, welche Konzentration im Blut, im Fettgewebe, in der Leberzelle wünschenswert ist – und mit welcher Wirkstoffkonzentration in einer Pille sie zu erreichen wäre. Die Empfehlungen unterscheiden sich von Land zu Land, von Fachgesellschaft zu Fachgesellschaft.

Die EU-Kommission etwa beschäftigt sich derzeit mit in einem „Orientierungspapier" zusammengefassten Expertenvorschlägen für zulässige tägliche Maximaldosierungen.

Unterlaufen werden solche Anstrengungen durch den unkontrollierten Internethandel, ob mit Vitaminen, Sportlernahrung oder Anti-Aging-Produkten. Laut einem Forschungsprojekt der Landesregierung Baden-Württemberg enthält jedes vierte online erworbene Nahrungsergänzungsmittel verbotenerweise arzneiliche Wirkstoffe, einige davon sind sogar verschreibungspflichtig.

Für die Käufer ist das riskant, denn all diese Präparate haben keine Medikamentenprüfung durchlaufen. Eigentlich sollen sie ja nur die Nahrung ergänzen – eine arzneiliche Wirkung dürfen sie rechtlich gar nicht haben.

ÜBERSICHTSTABELLE: WELCHE MITTEL WIE WIRKEN

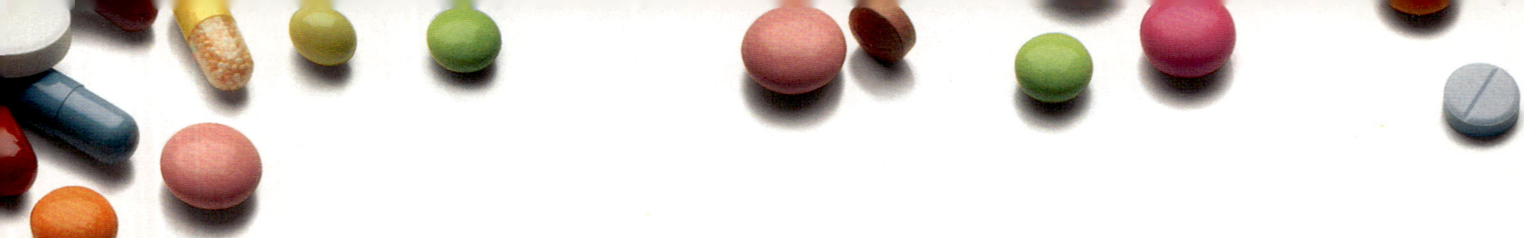

ÜBERSICHT: VITAMINE UND MINERALIEN

Bei einer Schwangerschaft, beim Stillen, infolge von Krankheit oder einer speziellen Ernährungsweise kann es manchmal zu Mangelerscheinungen kommen: Nur dann bieten sich Nahrungsergänzungsmittel an. Normalerweise aber braucht der Körper sie nicht – eine Überdosierung kann sogar gefährlich sein

VITAMINE	Vorkommen	Funktion	Mangelerscheinung	Mögliche Risiken bei hoher Dosierung
A (Retinol)	Milchprodukte, Eigelb, Käse, Fisch, Leber	Unterstützt Immunsystem, Fruchtbarkeit, Ausbildung der Geschlechtsorgane und das Sehen	Nachtblindheit, Sehschwäche, Austrocknung der Haut und Schleimhäute. Veganer haben ein erhöhtes Risiko für Mangelerscheinungen	Kopfschmerzen, Müdigkeit, Übelkeit, Lebererkrankungen, Osteoporose. Alkoholiker und Menschen mit Lebererkrankungen sind für Nebenwirkungen besonders anfällig. In den ersten sechs Schwangerschaftsmonaten können Missbildungen des ungeborenen Kindes auftreten
BETA-CAROTIN	Möhre, Kürbis, Brokkoli, Pfirsich, Aprikose, Mango	Vorstufe von Vitamin A (Provitamin A). Wirkt antioxidativ	Kann einen Vitamin-A-Mangel verstärken	Bei Rauchern erhöhtes Risiko für Lungenkrebs. Dennoch wird Beta-Carotin weiter als Farbstoff in Lebensmitteln zugesetzt
B6 (Pyridoxin)	Leber, Nieren, Herz, Kartoffeln, Bananen	Unterstützt Aminosäuren- und Glykogenstoffwechsel, Blutfarbstoff-Synthese, Nervensystem, Immunabwehr	Hautentzündungen, Verwirrtheit, Nervenschmerzen	Kribbeln und Taubheitsgefühle in Armen und Beinen (Neuropathien)
B7 (Biotin; Vitamin H)	Leber, Fleisch, Eigelb, Sojabohnen, Nüsse, Spinat, Obst	Unterstützt Kohlenhydrat-, Fett- und Eiweißstoffwechsel	Hautkrankheiten, Haarausfall, Muskelschmerzen	Nicht bekannt
B9 (Folsäure/ Folate)	Blattgemüse, Salate, Kohl, Tomaten, Leber, Eigelb	Wichtig für die Entwicklung des Embryos und die Zellteilung	Chromosomen-Brüche (Krebsrisiko), Geburtsdefekte („offener Rücken"). Häufigste Vitaminmangel-Krankheit	Zu viel Folsäure verschleiert einen Mangel an Vitamin B12. Erhöhtes Krebsrisiko bei gleichzeitigem Alkoholmissbrauch. Diese Risiken treten eher bei Folsäure-Präparaten auf als bei Folaten aus natürlichen Quellen
B12 (Cobalamin)	Leber, Fleisch, Geflügel, Käse, Eier, Fisch	Unterstützt Bildung der roten Blutkörperchen, Stoffwechselreaktionen, Herstellung von Proteinen und Nukleinsäuren	Anämie, Empfindungsstörungen, Taubheitsgefühle. Veganer haben ein erhöhtes Risiko für Mangelerscheinungen	Nicht bekannt
C (Ascorbinsäure)	Hagebutten, Sanddornbeeren (Saft), Obst, Gemüse	Unterstützt Immunfunktion und Herstellung von Neurotransmittern. Wirkt antioxidativ	Skorbut, Blutungsneigung, Infektanfälligkeit	Nierensteine; der Zahnschmelz wird angegriffen. Eine Studie ergab ein erhöhtes Herztodrisiko bei Diabetikerinnen
D (Calciferol)	Leber, fetter Fisch (Aal, Hering), Eier, Butter, Käse, Milch	Unterstützt Knochenaufbau und Immunsystem. Besonders wirksam ist das unter UV-Licht im Körper gebildete Vitamin D3	Bei Kindern Rachitis, bei Erwachsenen Osteomalazie (Knochenerweichung)	Kopfschmerzen, Übelkeit, Erbrechen. Bei weiter anhaltender Zufuhr: Nierensteine, Herzrhythmusstörungen, Kalkablagerungen
E (Tocopherol)	Leinsamen, Pflanzenöle, Nüsse	Wirkt antioxidativ	Wahrscheinlich neurologische Defekte, Nervendegeneration in Händen und Füßen	Überdosierung nahezu unmöglich. Vitamin E wirkt allerdings blutverdünnend; daher Vorsicht bei der Einnahme entsprechender Medikamente

MEHR ZUM THEMA:

www.bfr.bund.de/cm/238/verwendung_von_vitaminen_in_lebensmitteln.pdf
www.bfr.bund.de/cm/238/verwendung_von_mineralstoffen_in_lebensmitteln_bfr_wissenschaft_4_2004.pdf
An beiden Orten finden sich Materialien des »Bundesinstituts für Risikobewertung« zu Vitaminen und Mineralstoffen

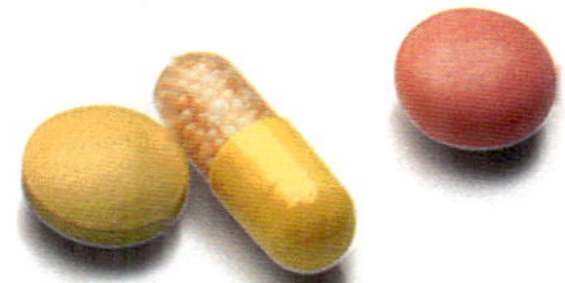

MINERALIEN	Vorkommen	Funktion	Mangelerscheinung	Mögliche Risiken bei hoher Dosierung
SELEN (Se)	Linsen, Fleisch, Leber, Nieren, Herz, Fisch, Eier, Paranüsse (Gehalt schwankt je nach regionaler Herkunft stark)	Regulation der Schilddrüsenfunktion. Wirkt antioxidativ	Geschwächte Immunfunktion, gestreifte Fingernägel, Muskelerkrankungen. Besonders Veganer und Menschen mit Essstörungen haben ein erhöhtes Risiko	Haarausfall, Leberschäden bis hin zur Leberzirrhose, Herzmuskelschwäche, Nervenstörungen. Einzelne Studien zeigen eine Begünstigung von Krebserkrankungen
MAGNESIUM (Mg)	Sonnenblumenkerne, Nüsse, Hülsenfrüchte, Blattgemüse, Kartoffeln, Beeren, Vollkorngetreide, Milchprodukte, Fleisch, Fisch	Wichtig für die Mineralisation und das Wachstum der Knochen, Regulation der zellulären Signalübertragung	Muskelkrämpfe, Taubheitsgefühle in Armen und Beinen, Herz-Kreislauf-Beschwerden, Ruhelosigkeit	Durchfall. Gestörte Nierenfunktion, die im Extremfall eine Atemlähmung nach sich ziehen kann
EISEN (Fe)	Getreideprodukte, Fleisch, Leber, viele Gemüsesorten, Pilze	Zentraler Bestandteil des Sauerstofftransporters Hämoglobin und des Muskelfarbstoffs Myoglobin im Blut	Abgeschlagenheit, Leistungsschwäche, Blutarmut, gestörte Immunfunktion, Kopfschmerzen, Haarausfall	Schäden an Leber, Bauchspeicheldrüse und Herz sowie eine erhöhte Wahrscheinlichkeit, an Diabetes II zu erkranken. Möglicherweise stimuliert Eisen auch das Bakterienwachstum, was zu einer erhöhten Infektionsgefahr führt
KALZIUM (Ca)	Milchprodukte, Kohl, Lauch, Maismehl, Mandeln	Unterstützt Knochen- und Zahnaufbau, Blutgerinnung, Signalübertragung im Nervensystem	Osteoporose, Bluthochdruck, Arteriosklerose, Insulinresistenz, möglicherweise Risiko für Dickdarmkrebs	Hemmung der Eisenaufnahme, Verstopfung. Bei bestimmten Grunderkrankungen erhöht sich der Kalzium-Blutwert, und es kann zu Herzrhythmusstörungen kommen
ZINK (Zn)	Austern, Vollkornprodukte, Käse, Fleisch	Unterstützt Immunfunktion und Wundheilung. Bestandteil wichtiger Enzyme und Proteine	Wachstumsstörungen, Unterentwicklung der Geschlechtsorgane, Haarausfall, Muskelschwäche, Hautentzündungen	Bauchschmerzen, Übelkeit, Erbrechen. Reduzierte Immunfunktion, verminderter HDL-Cholesterinspiegel (das „gute" Cholesterin), Störung der Blutbildung
JOD (J)	Seefisch, Jodsalz, Meeresfrüchte und -algen	Stellt die Funktion der Schilddrüse sicher	Kropf, Schilddrüsenfehlfunktion	Beschleunigter Herzschlag durch Schilddrüsenüberfunktion, Nervosität, im Extremfall „Basedow-Krankheit"

SONSTIGE	Vorkommen	Funktion	Mangelerscheinung	Folgen der Einnahme
RESVERATROL (Polyphenol)	Schalen roter und blauer Weintrauben, Rotwein, Maulbeeren, Erdnüsse	In Pflanzen Teil des Abwehrsystems, das vor Bakterien oder Pilzen schützt	Nicht bekannt	Resveratrol wirkt biochemisch ähnlich wie ein Kalorienentzug. Ob die lebensverlängernde Wirkung in Tierversuchen auf den Menschen übertragbar ist, ist unklar
OMEGA-3-FETTSÄUREN	Fetter Seefisch, Meeresfrüchte, Leinöl, Walnüsse, Mandeln, Tofu	Wirkt Bluthochdruck, rheumatischen und psychischen Erkrankungen entgegen	Herz- und Gefäßerkrankungen, Entwicklungsstörungen des Gehirns	Möglicherweise kehrt sich der positive Effekt der Omega-3-Fettsäuren bei Herzrhythmusstörungen oder Angina Pectoris ins Gegenteil um □

OSTEOPATHIE

WO DER SCHMERZ ZU FASSEN IST

Mit Intuition und Fingerspitzengefühl die Beweglichkeit des Körpers wiederherstellen – das ist das Ziel einer osteopathischen Behandlung. Doch wie hilfreich ist die alternative Heilmethode tatsächlich? GEO-WISSEN-Autor Wolfgang Michal, der seit Jahren unter Rückenproblemen leidet, begab sich in die Hände eines erfahrenen Therapeuten

Wenn ich morgens in die Socken schlüpfen will, muss ich mich aufs Bett legen, meine Knie an den Kopf heranziehen und die Strümpfe in einer Art Überraschungsangriff über die Zehen stülpen.

Seit Monaten kann ich mich nicht mehr normal ankleiden. Ich kann auch keine weiten Strecken mehr laufen, eigentlich nicht mal kurze. Nachts wälze ich mich im Bett, weil ich keine erträgliche Schlafposition finde. Ich habe Gelenkarthrose und chronische Bandscheibenprobleme. Und einen Stapel mit Berichten über fehlerhaft eingesetzte Hüftgelenke.

Menschen wie ich suchen verzweifelt nach dem dritten Weg. Nach einer Therapie, die Nicht-mehr-Schmerz und Noch-nicht-Gelenkersatz heißt.

Sie machen Yoga oder Ayurveda, Reiki oder Feldenkrais. Sie gehen zum Rolfing oder zur Shiatsu-Massage. Probier doch mal Osteopathie!, hatte mir eine Kollegin geraten, das ist nur ein bisschen drücken, schieben und ziehen, „wirkt aber Wunder".

Im Internet finde ich eine Therapeuten-Liste. Empfohlen von der „Deutschen Ärztegesellschaft für Osteopathie". Ganz oben steht Kilian Dräger aus Hamburg-Eppendorf. Ich hätte natürlich auch einen Heilpraktiker anrufen können oder einen Physiotherapeuten. Aber das „Dr. med." vor dem Namen wirkt wie eine Rückversicherung: alternativ, und trotzdem staatlich geprüft.

Eine Behandlung, sagt die freundliche Sekretärin, gehe in der Regel über drei Sitzungen, die Stunde koste 80 Euro. Leider zahlten die gesetzlichen Kassen das nicht. Sie drückt mir einen Anamnesebogen in die Hand, vier eng beschriebene Seiten mit 160 Fragen. Wie viel Liter Wasser ich pro Tag trinke, welche Nummer mein wurzelbehandelter Backenzahn trägt, ob meine Wunden leicht bluten, welche Familienkrankheiten vorherrschen.

1. BEHANDLUNGSSTUNDE:

Ein schlanker Mann betritt das Wartezimmer. Ich schätze ihn auf Ende 30, er

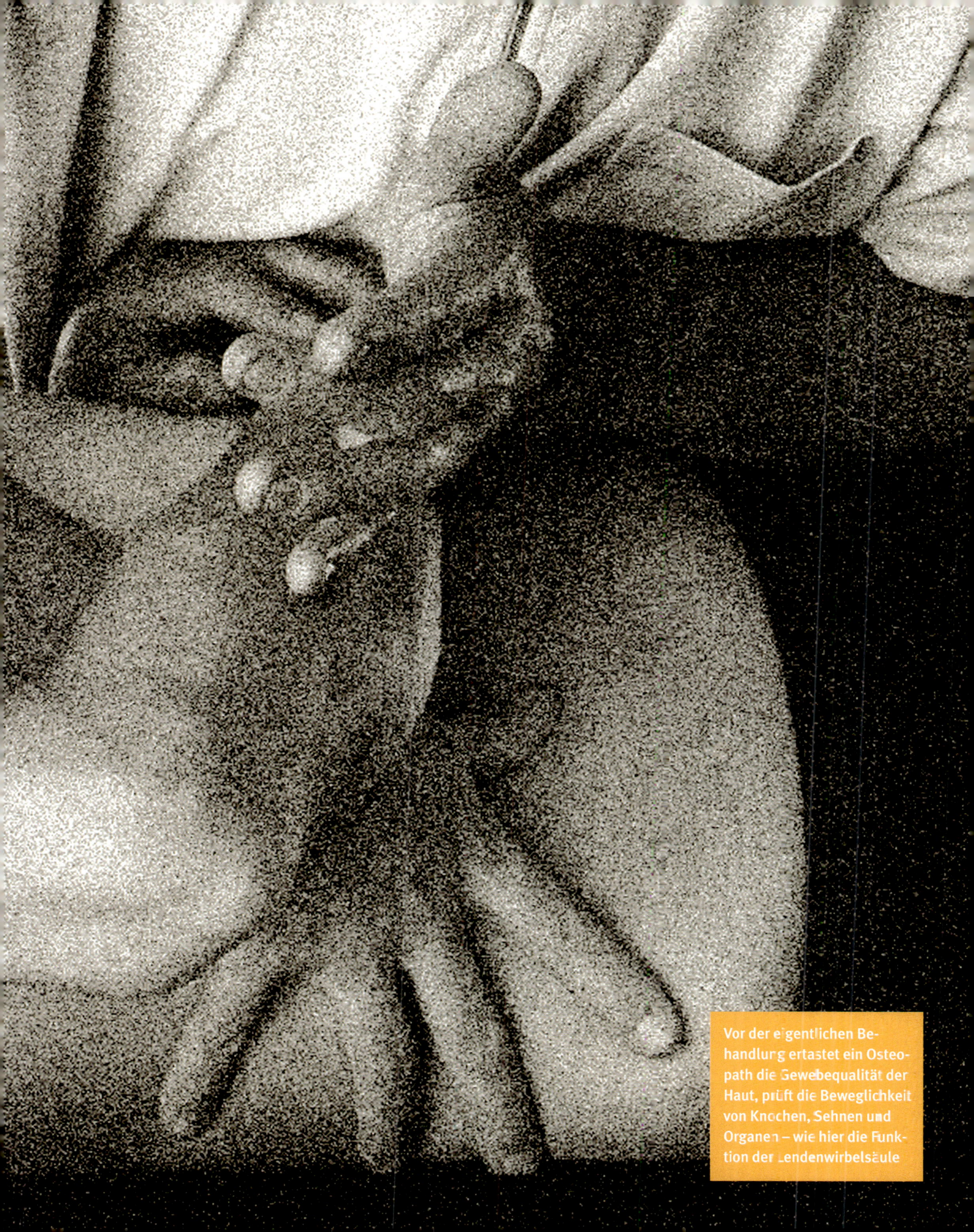

Vor der eigentlichen Behandlung ertastet ein Osteopath die Gewebequalität der Haut, prüft die Beweglichkeit von Knochen, Sehnen und Organen – wie hier die Funktion der Lendenwirbelsäule

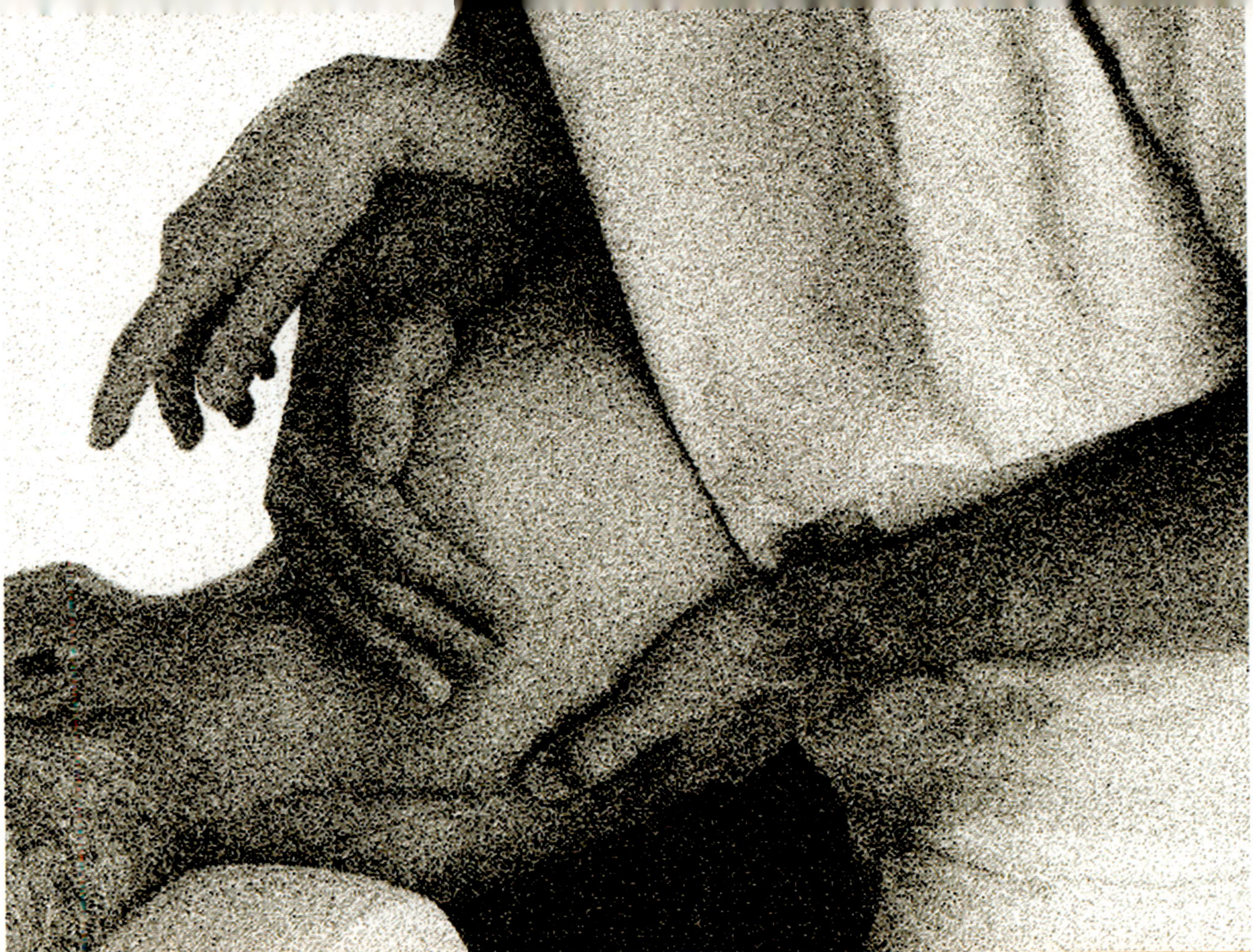

Wie geschmeidig ist der Schulterbereich? Gibt es Blockaden? Ein Osteopath versucht herauszufinden, wie es um die Funktion der verschiedenen Körperteile steht. Das Ziel jeder Behandlung ist das »Zurückholen der Dynamik«

ist ungefähr zwei Meter groß, die Haare sind verwuschelt. Er trägt keinen Arztkittel, sondern ein orangefarbenes Poloshirt über einer weißen Hose. Er bewegt sich locker, fast tänzelnd.

Wir werfen einen kurzen Blick auf den Anamnesebogen, ich soll erklären, wo genau ich die Schmerzen spüre. Das Behandlungszimmer ist fast leer, es gibt nur einen Schreibtisch mit einem Computer, eine Behandlungsbank und ein Skelett hinter einem Wandschirm. Die Röntgenbilder, die ich mitgebracht habe, legt Kilian Dräger nach flüchtiger Betrachtung beiseite.

Als Erstes erklärt er mir, was Osteopathie nicht ist. Patienten wie ich, mit etwas Google-Wissen und allerlei Vermutungen, sind die Pest. Entspannungsübungen, sagt er, bekäme ich hier nicht. Ziel der Behandlung sei das Zurückholen der Dynamik, der Funktion. „Sie wollen den Körper ja zu etwas gebrauchen."

Dann muss ich auf- und ablaufen. Mein Becken kippt nach vorn, ich erkläre entschuldigend, weshalb das so ist, „angeborene Hüftgelenksverrenkung".

Er lächelt und sagt, man könne auch mit Beckenschiefstand gut stehen, er würde mir empfehlen, die Einlagen, die ich dummerweise nicht mitgebracht habe, zu tragen.

Es ist ein erstes Abtasten. Wir umkreisen uns. Schließlich werden wir insgesamt drei Stunden miteinander verbringen. Welcher Arzt nimmt sich so viel Zeit für einen Patienten? Da muss die Chemie stimmen.

Ich lege mich auf die Pritsche. Er prüft die Beweglichkeit meiner Beine und sagt: Machen Sie bitte den Mund zu beim Atmen. Aha, denke ich, ich soll die Klappe halten. Dann schiebt er eine Hand unter meinen Hintern – wo sie die nächsten fünf Minuten bleibt. Mein inneres Denk-Programm läuft auf Hochtouren: Was macht er jetzt? Warum tut er das? Was bewirkt das jetzt?

Er spürt meine Reserviertheit.

Ich soll „lassen", nicht nachdenken, sagt er. Ich soll den Signalen des Körpers nachgeben.

Würd ich ja gern. Ich konzentriere mich auf sein orangefarbenes Polohemd. Es klappt. Im Nachlassen merke ich, wie viel Anspannung in mir ist.

Ich erzähle, was andere Ärzte zu meinem Fall meinen, schließlich habe ich eine lange Patientengeschichte, aber er sagt, interessant sei nur, was wir jetzt machen. Er will mich in den Griff bekommen.

Ich darf mich anziehen.

Die erste Sitzung sei besser gelaufen, als er gedacht habe, sagt er. Mehr als eine Schmerzlinderung könne ich angesichts meiner Grunderkrankung aber nicht erwarten. Er gibt mir noch Tipps zum richtigen Sitzen und zum Weiterüben des „Lassens".

Das also ist Osteopathie!?

Ich bin enttäuscht, dass so wenig „gemacht" wurde. Wie effektiv hätte man die Stunde gestalten können. Beim Hinausgehen fragt er mich: „Wie fühlen Sie sich jetzt?"

„Ich merke keinen Unterschied", sage ich.

Im Wartezimmer sehe ich mir noch die Bücher an, die in einer Vitrine stehen. Es sind große Lehrbücher, sehr teuer, sehr schwer: „Die Morphodynamik in der Osteopathie", „Manipulation peripherer Nerven", „Das Becken in osteopathischer Sicht", „Biomechanik der Wirbelsäule", „Triggerpunkte und Muskelfunktionsketten". Wenn man so viel über Osteopathie schreiben kann, muss doch was dran sein, denke ich.

In der nächsten Buchhandlung kaufe ich das schmalste und verständlichste Buch, das ich über Osteopathie finden kann. Torsten Liem, einer der Vordenker des Fachs, hat es gemeinsam mit der Journalistin Christine Tsolodimos geschrieben. Das lese ich im Café.

Mit behutsamen Handgriffen, heißt es, gewinne ein Osteopath Erkenntnisse über den Zustand des Regulationssystems, das für das Gleichgewicht im Körper verantwortlich ist. Nur wenn Blut und Lymphe frei zirkulierten, könne das Nervensystem normal versorgt werden.

Größten Wert legen Osteopathen deshalb auf freie Transportwege, auf elastisches Bindegewebe und auf bewegliche Knochen, Sehnen und Membranen. Wo diese Beweglichkeit fehle oder eingeschränkt sei, könne sich Krankheit entwickeln. Der Osteopath ertastet das erkrankte Gewebe mit den Händen, bewegt es minimal, und lässt es dann in Ruhe, um die Selbstheilungskräfte anzuregen: „Find it, fix it and leave it alone!"

Das klingt einfach und eingängig. Und trotzdem sind sich die Osteopathen-Verbände untereinander nicht grün. Es geht um Geld und Einfluss. Da die Ausbildung, die meist auf Wochenendseminaren stattfindet und in der Regel fünf Jahre dauert, bis zu 12 000 Euro kostet, würden einige Verbände gern die Kontrolle über die Schulen erlangen.

Ich schließe die Augen und lasse ihn machen – es ist ein bisschen wie in Trance

Drei Richtungen oder Spielarten der Osteopathie werden heute gelehrt: die parietale, die viszerale und die kraniosakrale. Die erste behandelt vor allem den Bewegungsapparat, die zweite sorgt sich in erster Linie um die Eingeweide, die dritte konzentriert sich auf die Längsachse des Menschen, die vom Schädel (Cranium) bis zum Kreuzbein (Os sacrum) reicht.

2. BEHANDLUNGSSTUNDE:

Kilian Dräger schüttelt den Kopf. Nein, sagt er, es gebe keine Richtungen oder Denkschulen in der Osteopathie – „es gibt nur eine Osteopathie!" Das Gezerre um Schulen spiegele nichts anderes als einen Marktmechanismus: Da die Nachfrage steige, möchten viele ein Stück vom Kuchen abhaben. Ausschlaggebend für eine gute Therapie sei aber nicht die Richtung, sondern die Länge der Ausbildung. 1350 Stunden mindestens müsse man in sie investieren.

Ich soll wieder „das Lassen" üben. Doch heute ist meine Erwartungshaltung nicht mehr so hoch, ich bin entspannt. Die Schuheinlage habe ich mitgebracht – nun hat der Doktor sie vergessen. Er ist ganz im Hier und Jetzt. Er macht auch viel mehr als beim letzten Mal. Mit beiden Händen umfasst er meine Füße, biegt sie sanft nach vorn, zieht an den Beinen, hält die Position eine Weile, prüft die Rotation der Hüftgelenke, ertastet mit einem Stützgriff unter das Becken meine Lendenwirbel. An L3 spürt er eine Blockade. Minutenlang bleibt er mit der Kuppe seines Mittelfingers auf L3, drückt sanft dagegen. Ich frage nicht, warum.

Dann drückt er tief in meinen Unterleib. Der Darm gurgelt, der Arzt spürt meine Beschämung, er sagt, alles ist erlaubt.

Ich schließe die Augen und lasse ihn machen. Es ist ein bisschen wie in Trance oder bei einer Meditation. Ich registriere, wie etwas mit meinem Körper geschieht. Es ist ganz still im Raum. Ich höre mich atmen. Ein unbefangener Beobachter würde wahrscheinlich vermuten, dass hier ein Priester oder Schamane eine Kulthandlung vollzieht.

Der Körper, sagt Kilian Dräger, ist anpassungsfähig, er stellt sich ein, er ist intelligent.

Vor allem lechzt er nach Berührung. In der Berührung sehen Osteopathen deshalb sehr viel mehr als nur eine Technik. Zwar beginne die Diagnose mit einer nüchternen Tast-Wahrnehmung der Gewebequalität – der Palpation –, aber eine sanfte, liebevolle Berührung vermittle eben auch ein Gefühl des Angenommenseins, und sei damit schon Teil der Therapie.

Torsten Liem erzählt, er habe in seiner Praxis mehrfach erlebt, „dass sich die Augen des Patienten nach der ersten sanften Berührung mit Tränen füllten". Leider hätten die meisten Schulmediziner vergessen, dass der Ursprung der Be-Handlung das Handauflegen gewesen sei, der emotionale Trost. Eine solche Medizin des Fühlens ist naturgemäß mehr Körperpsychotherapie als Physiotherapie.

Kilian Dräger steht nun hinter mir. Er nimmt meinen Kopf zwischen die

Hände, ich fühle den sanften Druck seiner Fingerkuppen, erst an den Schläfen, dann hinter dem Ohr, dann am Oberkiefer. Er prüft die Spannung, die „Dichte“ des Gewebes. Vielleicht beginnt mein Schmerz ja im Kopf und wandert die Wirbelsäule hinunter bis zum Os sacrum (lat. heiliger Knochen), dem im Becken verankerten Kreuzbein.

Wir sind diesmal sehr zufrieden miteinander, ich lobe ihn, er lobt mich, die Distanz zwischen uns, zwischen dem hartleibigen Patienten und dem manchmal etwas zurechtweisenden Arzt, scheint zu schwinden.

Woher kommt die Osteopathie? Was ich über Andrew Taylor Still, ihren Begründer, erfahre, macht mir den Ansatz noch sympathischer. Stills „unblutige Chirurgie“, seine „Medizin ohne Medikamente“, war ein Aufschrei. Ein heiliger Furor gegen die Brutalität und Verkommenheit der damaligen „heroischen Medizin“. So nannte man die Behandlung mit Aderlass und Quecksilbervergiftung, Whiskey und Opium, die ärztliche Quacksalber ihren Patienten bis weit ins 19. Jahrhundert hinein zumuteten.

Gegen den fahrlässigen Unsinn, der von der Schulmedizin selbst dann noch zur Leitlinie erhoben wurde, als seine ruinösen Wirkungen bereits erwiesen waren, musste es früher oder später zu einer Revolte kommen. Und sie konnte nur dort ausbrechen, wo die Not der Patienten am größten war: unter den Auswanderern in der Neuen Welt.

In Nordamerika entwickelten sich ab 1830 zahlreiche medizinische Sekten, die eine sanfte Medizin propagierten – meist wilde Mixturen aus Hebammenwissen, indianischer Pflanzenkunde und Spiritualismus, angereichert mit all den neuen „Philosophien“, die über Boston und New York bis nach Kansas vorgedrungen waren: darunter die Homöopathie, die Magnetheilung und die Hypnose. Es waren keineswegs die Verrückten, die sich den neuen Lehren zuwandten, es waren die fortschrittlichsten Geister des Landes.

Andrew Still, der Begründer der Osteopathie, wurde als »Blitzeinrenker« bekannt

In dieser Atmosphäre wuchs Andrew Still auf. Sein Vater, ein methodistischer Wanderprediger, war durch Kansas und Missouri gezogen, um Shawnee-Indianer und weiße Sklavenhalter zu missionieren. Obwohl er nirgendwo willkommen war, ging er unverdrossen seinen Weg. So lernte der Sohn früh, mit Ablehnung, Spott und Verleumdung umzugehen.

Andrew Still gründete eine Familie, aber 1855 starb sein Sohn George, vier Jahre später seine Frau Mary; 1864 rafften eine Meningitisepidemie und eine Lungenentzündung vier weitere seiner Kinder dahin. Die Wut über die Hilflosigkeit der Schulmedizin trieb den Landarzt schließlich in ein autodidaktisches Studium der Naturkräfte und der Anatomie. 1859 war Henry Grays sensationeller Anatomieatlas in Amerika erschienen, im selben Jahr veröffentlichte Charles Darwin sein epochales Werk über die Entstehung der Arten, in dem er die Evolution der Lebewesen nicht mehr aus der Bibel, sondern auch durch die Veränderung der Struktur und Funktion fossiler Skelette erklärte.

20 Jahre lang brütete Still seine Theorie aus, weitere 20 Jahre benötigte er, um sie durchzusetzen. Überall erregte der umherziehende „Magnetheiler“ als „Lightning Bone Setter“ – als Blitzeinrenker – große Aufmerksamkeit. Er kleidete sich ganz in Schwarz. In einem Sack trug er einen kompletten Satz menschlicher Knochen bei sich, die er

aus Indianergräbern geraubt hatte. Mit den ausgeschütteten Knochen vor sich hielt er Vorlesungen in Kneipen, Kirchen und Krämerläden.

Still muss ein höchst eigenwilliger Prediger des Osteopathie-Evangeliums gewesen sein, denn auch später, in den 1890er Jahren, als sein Konzept mehr und mehr Anhänger fand, lehnte er es zunächst strikt ab, ein Lehrbuch über Behandlungstechniken zu schreiben. Das intensive Studium der Anatomie und die persönlich vermittelte Kenntnis osteopathischer Prinzipien genügten ihm vollkommen. Alles Übrige solle man besser der Intuition und dem Fingerspitzengefühl des Arztes überlassen.

Denn Osteopathie war nach Stills Ansicht kein Handwerk, sondern eine andere Art, über den Menschen nachzudenken: eine Gesundheitsphilosophie, die den optimistischen Glauben vertrat, dass jeder Organismus von Natur aus seine Selbstheilung anstrebe. „Der große Schöpfer", sagte Still, „stattete den Menschen mit angeborenen Kräften aus, die ausreichen, um die Maschine des menschlichen Lebens in Gang zu halten."

Einer seiner bedeutendsten Schüler, William Garner Sutherland, erweiterte die Osteopathie in den 1940er Jahren um eine esoterische Komponente. Er redete von „flüssigem Licht", „Urkräften" und „höchsten Elementen", die er im Liquor vermutete, dem „heiligen Wasser", das Gehirn und Rückenmark umspült. Beim Befühlen der Schädelnähte hatte Sutherland – ganz richtig – eine pulsierende Bewegung wahrgenommen, die er „primäre Respirationsbewegung" nannte und als „Lebensodem" religiös überhöhte. Das aber machte die Durchsetzung der Osteopathie in Europa nicht leichter.

In Deutschland tauchte Stills „metaphysische Medizin" erst in den späten 1980er Jahren auf. In England begann sie bereits 1917 Fuß zu fassen, und in den 1950er Jahren schaffte sie den Durchbruch in Belgien. Doch außer in den USA ist sie dem Arztberuf nirgendwo gleichgestellt.

Ihren seltsamen Namen (griech. ósteon = Knochen, páthos = Schmerz) hat sie freilich behalten, weil die Knochen einmal der Ausgangspunkt waren – jenes Gewebe, das dem Menschen Struktur und Funktion verleiht.

3. BEHANDLUNGSSTUNDE:

Jetzt wird es ernst. Ich soll mich auf die rechte Seite legen und das linke Bein leicht anwinkeln.

Mit der rechten Hand fasse ich meinen linken Arm und kippe langsam zum Therapeuten. Gleich werde ich von der Pritsche fallen. Keine Angst, sagt Kilian Dräger, ich halte sie. Mit seiner rechten Hand fixiert er den blockierten Lendenwirbel, sein Unterarm drückt mein Gesäß dabei leicht nach

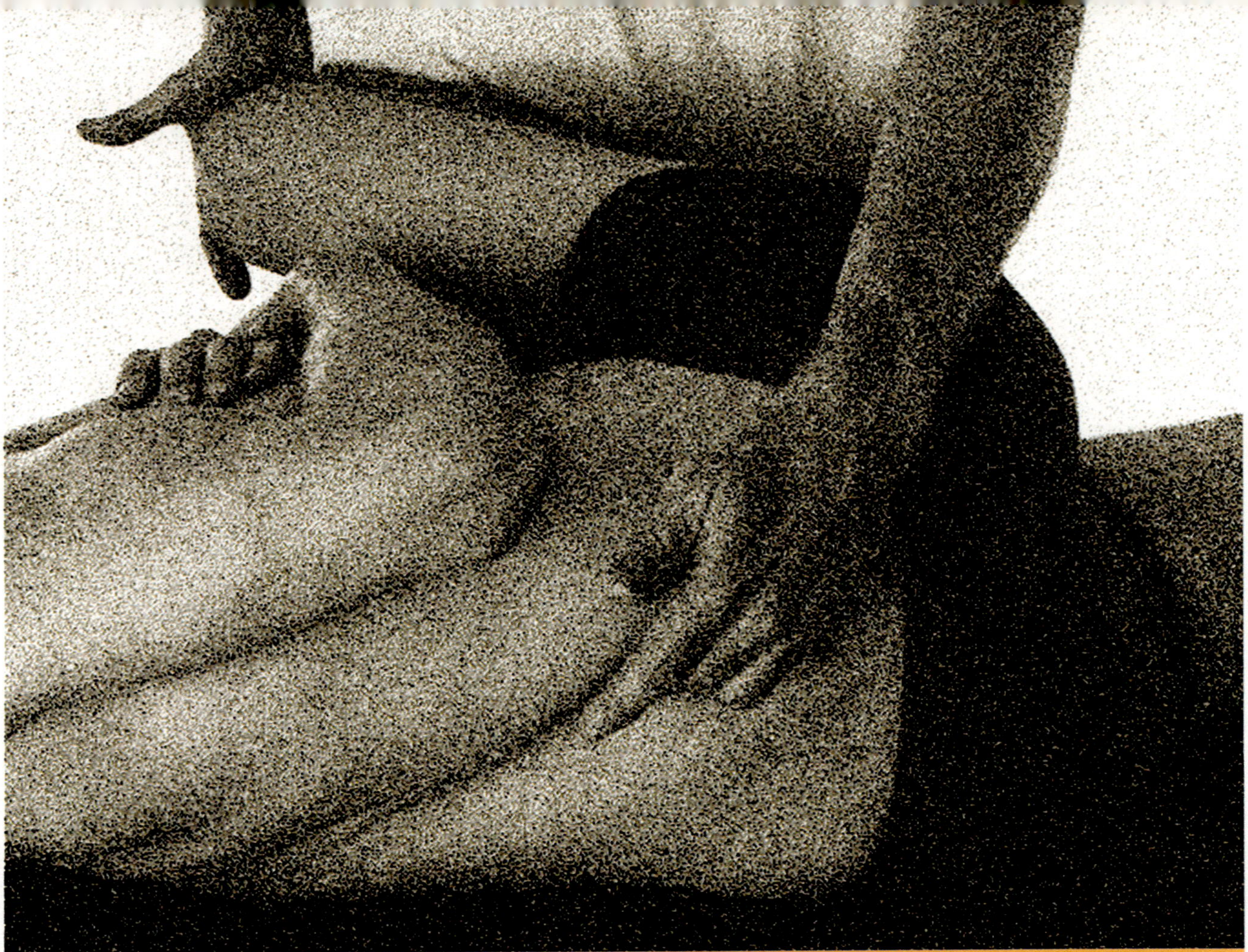

Mit den Fingerspitzen tastet ein Osteopath das Gewebe im Bereich der Lendenwirbelsäule ab, bewegt es minimal und lässt es dann in Ruhe, um die Selbstheilungskräfte anzuregen – nach dem Motto: »Find it, fix it and leave it alone!«

vorn. Dann führt er seine linke Hand unter meinem linken Arm hindurch zur Wirbelsäule, und knack! löst er – löse ich? – lösen wir beide in einer leicht wiegenden, rhythmischen Bewegung die Blockade. Ich seufze. Endlich ein konkretes Geräusch. Eine hörbare Erleichterung. „Slow thrust" nennen die Osteopathen diese Technik.

Ich erzähle, dass ein Chiropraktiker bei mir einen Wirbel infolge eines Hexenschusses vor einigen Jahren auf diese Weise eingerenkt hat, allerdings war das Knacken da eher ein Krachen. Hinterher bekam ich noch eine Beruhigungsspritze und tatsächlich – am anderen Morgen waren die Schmerzen weg. Die Behandlung dauerte keine zehn Minuten, während wir hier schon in der dritten Stunde …

Ich sehe, dass er meinen Einwurf missbilligt. Zwischen Osteopathen und Chiropraktikern existiert eine lange Feindschaft. Die Chiropraktiker hätten den Osteopathen nämlich beinah die Butter vom Brot genommen, als sie Andrew Stills Technik klauten, ohne seine Philosophie mitzunehmen. Seither sind die Chiropraktiker ein rotes Tuch für viele Osteopathen.

Weil die Stunde so gut gelaufen ist, konstatiere ich freiwillig eine „deutliche Besserung". Oder bilde ich mir das nur ein?

Kluge Leute behaupten ja, dass die Osteopathie zu jenen „Scheinbehandlungen" zähle, deren einzige Wirkung auf der Placebo-Reaktion basiere. Die Behandelten glaubten, es ginge ihnen besser, in Wirklichkeit säßen sie einer Selbst-Suggestion auf. Bislang habe keine klinische Studie die Wirksamkeit der Osteopathie bewiesen. Das mag alles stimmen, aber die Vorwürfe gehen ins Leere. Die Osteopathen bestreiten den Placebo-Effekt nicht, sie integrieren ihn in ihre Behandlungsmethode. Der Osteopath will den Selbstheilungskräften des Organismus nur jenen Impuls geben, den sie brauchen, um die Störung aus eigener Kraft zu beseitigen.

Placebo-Forscher wie Georg Schönbächler vom Collegium Helveticum in Zürich haben den Hintersinn dieser Selbstüberlistung erkannt. Die Erwartungshaltung des Patienten veranlasse den Körper, Neurotransmitter und Hormone auszuschütten. Diese linderten die Schmerzen, und der Allgemeinzustand des Patienten bessere sich. Der

BILDNACHWEIS

FOTOHINWEISE NACH SEITEN

Anordnung im Layout:
l. = links, r. = rechts, o. = oben,
m. = Mitte, u. = unten

TITEL: Tony Wacker/Picture Press; Kleine Fotos von l. nach r.: Kazuo Kawai/Getty Images; Gusto Productions/Photo Researchers, Inc.; GEO-Grafik; Julie Pigula/Flowerphotos/Picture Press

SEITE 4: Oliver Mark/Agentur Focus: o.; Bryan Christie Design: m. l.; Markus Bühler-Rasom: m. r.; Marc Steinmetz/Visum: l. u.; Nicolas José/Hemis/laif: r. u.

SEITE 5: Andy Crawford/Dorling Kindersley: o.; www.osteopathie.de (Bildbearbeitung GEO): u.

DAS KRANKENHAUS DER ZUKUNFT
Oliver Mark/Agentur Focus: 6–24 außer Heike Hening: 24 l. u.

BIOFEEDBACK
Bryan Christie Design: 26–29, 32/33; Stephane De Sakuttin/AFP/Getty Images: 30; Susanne Paulsen: 34

LOURDES
Andri Pol: 36–46

TEE-THERAPIE
Walter Schels: 48

HOMÖOPATHIE
Marc Steinmetz/Visum: 50–59 außer illu.team43: 59 o.

PLACEBO-FORSCHUNG
The Copyright Group/Mauritius : 60/61

PFLANZENHEILKUNDE
Markus Bühler-Rasom: 62–73

THERAPIE-RATGEBER
Martin Künsting: 77; illu.team43: 78–98

ALZHEIMER-FORSCHUNG
Walter Schels: 100

WASSER-THERAPIE
Kay Maeritz/Getty Images: 102/103; Krzysztof Dydynski/Lonely Planet Images: 104/105; Nicolas José/Hemis/laif: 106/107; Tatiana Donoso/laif: 108/109; Christophe Boisvieux/Bilderberg: 110/111

HYPNOSE
Niklaus Heeb: 112–118 außer Ute Eberle: 118 l.

REGENWALD-MEDIZIN
Walter Schels: 120

HAUSMITTEL
Andy Crawford/Dorling Kindersley: 123; Tschanz/IFA-Bilderteam: 124 o.; Steve Gorton/Dorling Kindersley: 124 u., 126 u.; Dorling Kindersley: 125, 127 o.; Biosphoto/Juniors Bildarchiv: 126 o.; Martin Norros/Dorling Kindersley: 127 u.; Ian O'Leary/Dorling Kindersley: 128

HEILER-RITUALE
Cristina García Rodero/Magnum/Agentur Focus: 130–137

VITAMINE UND CO.
Frithjof Hirdes/Zefa/Corbis: 138–141

OSTEOPATHIE
www.osteopathie.de (Bildbearbeitung GEO): 142–148; GEO-Foto: 150

AYURVEDA-THERAPIE
Walter Schels: 152

DIE SEHNSUCHT NACH NEUEN HEILERN
Privatbesitz: 156; Wellcome Library: 157–163

WAS EINEN GUTEN ARZT AUSMACHT
The Boston Globe/Redux/laif: 168

VORSCHAU
Privatbesitz: 170–171

Zürcher Pharmakologe Wolfgang Hopff nennt den Mechanismus „Autopharmakologie" – was der Aussage Stills, dass der Körper seine eigene Apotheke sei, ziemlich nahekommt.

In der Behandlung spielt aber noch ein zweites Placebo eine tragende Rolle: der Osteopath. Ein vertrauenerweckender Therapeut, der Zeit hat und zuhören kann, reduziert die Angst des Patienten und veranlasst das Belohnungssystem dessen Gehirns zur Ausschüttung von Endorphinen. Schon das Gefühl, in guten Händen zu sein, beeinflusst manche Therapie positiv.

Jetzt ist mir mein Arzt doch noch sympathisch geworden. Ich vergesse die Schmerzen

Allerdings sollte ein guter Osteopath nicht nur Anteil nehmen am Leid des Patienten, er sollte auch bereit sein, etwas von sich zu geben. Ich zum Beispiel wüsste gern, wer der Mensch ist, der mich da in den Fingern hat, wo er herkommt, welche Erfahrungen er gemacht hat. Nachdem ich drei Stunden lang alle Details preisgegeben habe, sei nun er mal dran, sage ich.

Kilian Dräger lächelt. Ursprünglich sei er Physiotherapeut gewesen und habe eine Shiatsu-Ausbildung gemacht. Davor habe er Sport- und Fitness unterrichtet. Studiert habe er ursprünglich Maschinenbau.

Maschinenbau?

Ja, die räumliche Vorstellung, das handwerkliche Geschick und die Präzision, die man beim Maschinenbau brauche, kämen ihm in der Praxis sehr zugute. Beim Sport und in der Physiotherapie habe er alles über Hebel gelernt, doch was er vermisste, sei die Anatomie gewesen, das genaue Studieren des dreidimensionalen Körpers.

Als er dann 1990 zufällig die Demonstration eines bekannten belgischen Osteopathen gesehen habe, sei ihm klar geworden: Das willst du machen. Und weil ihm die Anatomie so wichtig war, begann er ein Medizinstudium, arbeitete danach eine Zeit lang als Unfallchirurg und machte zusätzlich eine Ausbildung in Osteopathie.

Diese Entwicklung mag wie ein unruhiger Suchprozess aussehen, doch letztlich führte er ins Ziel wie ein ineinandergreifender Reißverschluss. Im Übrigen sei er nicht Ende 30, sondern 43.

Jetzt ist mir mein Arzt doch noch sympathisch geworden. Und der Anlass, die Erkrankung meiner Gelenke, tritt in den Hintergrund. Ich vergesse die Schmerzen, indem ich mir vorstelle, wie sein Leben wohl verlaufen ist, bis er zu jenem Kilian Dräger wurde, der mir nun gegenübersitzt. Ich bewege mich plötzlich auch selbstverständlicher. Der Angstreflex, die nächste Bewegung könnte schmerzen, besetzt nicht mehr mein Denken.

Ich bin einen ganzen Tag lang euphorisch. Es geht mir gut. So gut wie seit vielen Monaten nicht. „Kurzzeitige Euphorie durch Autosuggestion", sage ich mir. Ich gehe ins nächste Café und bestelle ein frisches Croissant und einen Café Crème.

Am nächsten Tag sind die Schmerzen wieder da.

Früher hätte ich darauf mit einer Depression reagiert. Heute weiß ich, dass die medizinischen Möglichkeiten begrenzt sind. Ich vertraue darauf, dass mein Körper von sich aus überleben will. Egal, ob ich die Socken im Liegen anziehe oder im Stehen. Das ist der Kerngedanke, den ich aus der „metaphysischen Medizin" übernommen habe. □

MEHR ZUM THEMA:

T. Liem/C. Tsolodimos: **Osteopathie: Die sanfte Lösung von Blockaden.** Hugendubel 2004, 192 Seiten

www.osteopathie.de
Website des „Verbands der Osteopathen Deutschland", mit umfangreicher Therapeutenliste

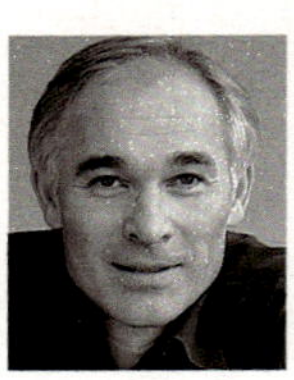

Wolfgang Michal, 54, hat bereits in GEO (Nr. 2/2004) beschrieben, „was den Menschen aufrecht hält" – in einer persönlichen Auseinandersetzung mit der Schulmedizin. In seinem Buch „Einsame Klasse" erzählt er mit Witz und Sachverstand, wie Männer die zunehmenden Instabilitäten des Lebens meistern können.

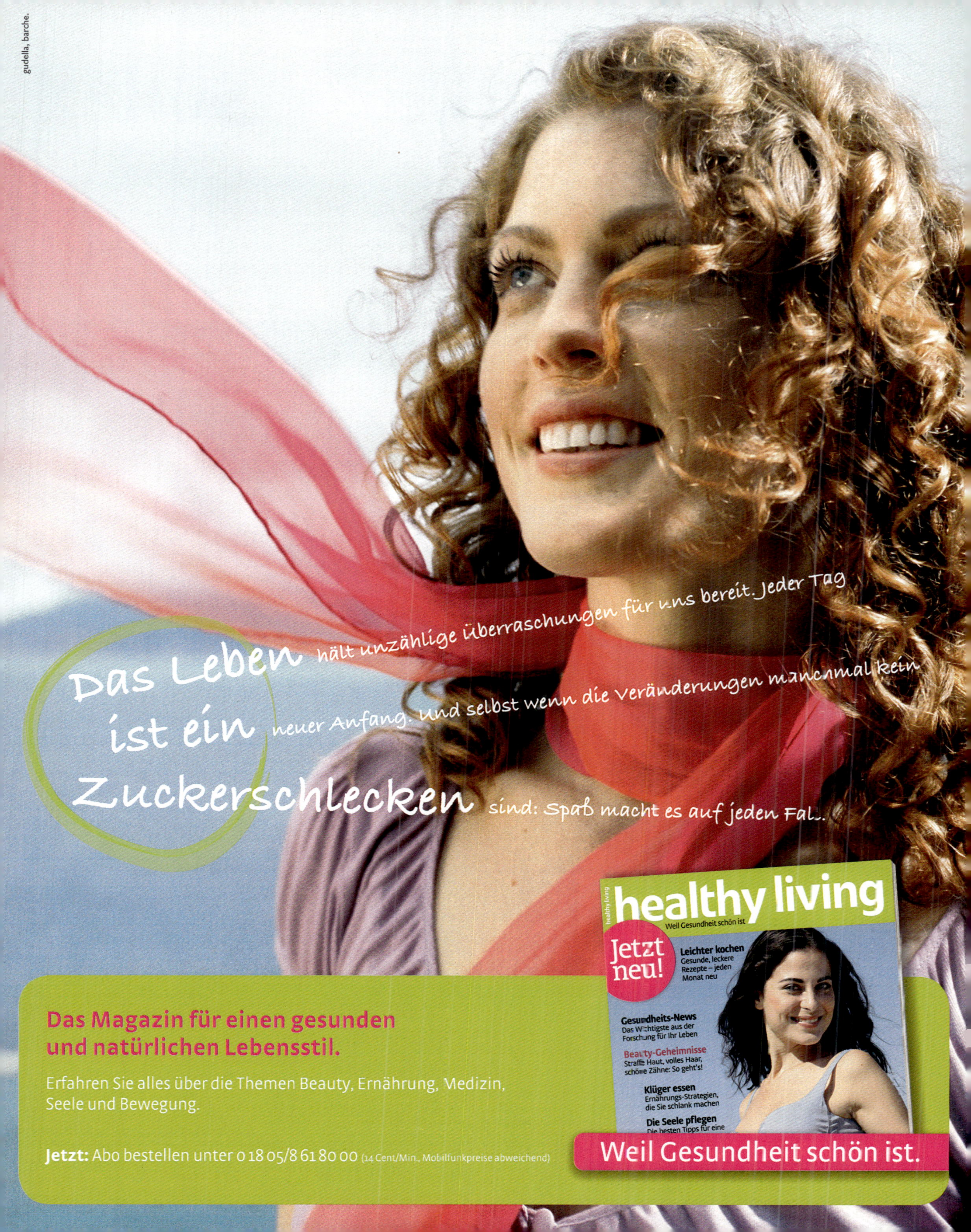
gudella, barche.
Das Leben ist ein Zuckerschlecken
hält unzählige Überraschungen für uns bereit. Jeder Tag
neuer Anfang. Und selbst wenn die Veränderungen manchmal kein
sind: Spaß macht es auf jeden Fall.
healthy living
Weil Gesundheit schön ist
Jetzt neu!
Leichter kochen
Gesunde, leckere Rezepte – jeden Monat neu
Gesundheits-News
Das Wichtigste aus der Forschung für Ihr Leben
Beauty-Geheimnisse
Straffe Haut, volles Haar, schöne Zähne: So geht's!
Klüger essen
Ernährungs-Strategien, die Sie schlank machen
Die Seele pflegen
Die besten Tipps für eine
Das Magazin für einen gesunden und natürlichen Lebensstil.
Erfahren Sie alles über die Themen Beauty, Ernährung, Medizin, Seele und Bewegung.
Jetzt: Abo bestellen unter 0 18 05/8 61 80 00 (14 Cent/Min., Mobilfunkpreise abweichend)
Weil Gesundheit schön ist.

DIE WANDERIN ZWISCHEN

Rita Albiez ist Hausärztin in der Schweiz – und leitet auf Sri Lanka zwei Zentren für traditionelle indische Medizin, gemeinsam mit ihrem einheimischen Mann. Wirkliche Heilung, sagt sie, braucht Zeit

Sie hat Brücken geschlagen, die Welten verbinden. Hier Betablocker, dort Blütenbäder, hier Injektions-, dort Akupunkturnadeln. Hier ihr Geburtsort Basel mit aufgeräumten Gehwegen und den mächtigen Schloten der pharmazeutischen Industrie. Dort, zerschnitten von einer dröhnenden Hauptverkehrsstraße, die Stadt Bentota an der Südwestküste von Sri Lanka, mit Palmenhainen und Kräutergerüchen aus traditionellen Apotheken.

Seit mehr als 25 Jahren pendelt die Schweizer Ärztin Rita Albiez alle zwei Monate zwischen West und Ost, vereinigt zwei Heimatorte und zwei Heilmethoden, die moderne Schulmedizin und die traditionelle Heilkunst, hier in ihrer allgemeinmedizinischen Praxis, dort in zwei von ihr geführten Ayurveda-Zentren, die zu den ältesten in dem Inselstaat zählen.

Ein Leben immer auf dem Sprung. Gerade ist sie wieder aus dem Flugzeug gestiegen. Man sieht ihr die langen Stunden nicht an. Frisch wirkt sie, die Augen klarblau. Wie hält man das aus? „Ayurveda", sagt die Grenzgängerin. Ihr Lachen klingt, als würde sie sich selbst nie zu ernst nehmen.

Ein allzu braves Mädchen sei sie früher gewesen, sagt die 56-Jährige und streicht sich den Pony aus den Augen. Immer beste Noten, ständig bemüht, es den Erwachsenen recht zu machen. Ihr Blick ist bis heute ein wenig scheu, doch zugleich auch offen. Eine seltsame Mischung. Ihre Hand, überraschend warm, ruht bei der Begrüßung ein wenig länger in der des Gegenübers. „Ich berühre Menschen gern", sagt sie, „auch ganz ohne medizinische Notwendigkeit."

Eines war ihr schon als Kind klar: Sie wollte heilen. Medizinstudium, hervorragendes Examen – eine Glanzkarriere stand ihr offen. Doch ständig hatte sie das Gefühl, als fehlte ihr noch etwas. Und dann, 1981, schenkten die Eltern

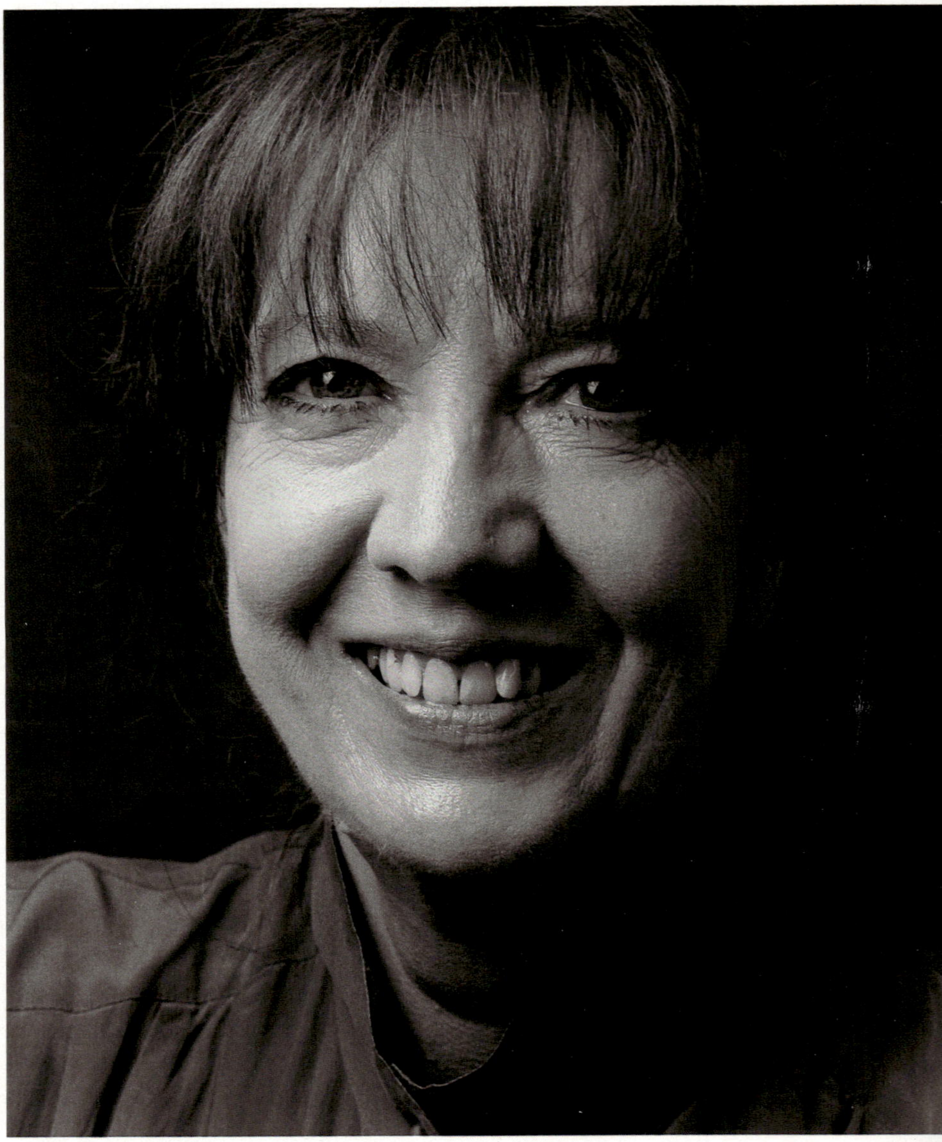

»Ich berühre Menschen gern, auch ganz ohne medizinische Notwendigkeit«
Rita Albiez

DEN WELTEN

VON HANIA LUCZAK

ihr eine Reise nach Sri Lanka. Da begann das Doppelleben der Rita Albiez.

Schon während der ersten Tage auf der Insel fühlte sie sich auf eigentümliche Weise zugehörig. Der paradiesischen Natur, vor allem aber den Menschen dort, ihrer eleganten Schönheit, ihrer Offenheit, ihren weichen Berührungen. Woher diese Lebensfreude, trotz Armut und immer wieder aufflackernden Bürgerkriegs, fragte sie sich, woher diese tiefe Kraft? Wissen sie mehr vom Leben als wir?

Die ersten Wochen zurück in Basel war sie vor Sehnsucht wie krank. Doch mit dem Salär einer jungen Klinikärztin war an eine Rückkehr vorerst nicht zu denken. Da machte ihre Großmutter jedem Enkel ein großzügiges Geldgeschenk, und schon bald saß sie wieder im Flugzeug nach Sri Lanka. Ihr Plan: ein Jahr lang Antworten auf ihre Fragen finden.

Eher zufällig belegte sie einen Akupunktur-Kurs. Traf einen alten einheimischen Arzt, der sich bereit erklärte, sie in die indische Heilkunst Ayurveda, das „Wissen vom Leben", einzuführen. Das war es, wonach sie neben der Schulmedizin gesucht hatte.

Einmal kam ein Mann, legte eine Pistole auf den Tisch und sagte: »Wenn Sie mir nicht helfen, bringe ich mich um«

Sie lernte Kräutertinkturen anzurühren und im System der „Doshas" zu denken. Das sind die drei Grundkräfte des Organismus, die Konstitution und Charakter prägen. Das nervös-ängstliche „Vata", das aufbrausende „Pitta", das träge „Kapha" (siehe auch Seite 161). Sie lernte, dass zwei Patienten mit gleicher Erkrankung unterschiedlich behandelt werden müssen, je nach individueller Störung im Verhältnis der Doshas. Sie erfuhr, dass die Auswahl der Nahrungsmittel Einfluss auf Körper und Psyche hat. Dass die Öle für die Anwendungen tagelang mit Kräutern aufgekocht werden, um die Wirkung zu verstärken. Dass beim „Panchakarma" der Körper mithilfe von Öleinläufen, Massagen, der Einnahme von Butterschmalz oder Pflanzentinkturen gereinigt wird.

Schnell war Rita Albiez klar: Das ist keine esoterische Medizin. Das sind äußerst pragmatische Denkmuster, die zwar im Westen ungewöhnlich klingen, aber es Ärzten und Patienten erlauben, Gesundheit und Krankheit von einer anderen Warte aus zu betrachten. Hier wird der ganze Körper bei Diagnostik und Therapie einbezogen, nicht nur der erkrankte Teil. Überdies werden Symptome und Lebensgeschichten hinterfragt.

In der akuten Phase einer Krankheit, so Albiez' Überzeugung, sei zwar die westliche Medizin unschlagbar – bei chronischen Leiden aber könnten ayurvedische Methoden gute Erfolge vorweisen. Und das Beste sei die Kombination beider.

Was für ihre Heilkunst gilt, hat die Ärztin auch im Privatleben eingelöst. Während einer weiteren Ausbildung in Sri Lanka traf sie den Hotelfachmann Sunil Seneviratne, mit dem sie nun seit mehr als 20 Jahren verheiratet ist. Die Beziehung sei nicht immer einfach gewesen, sagt sie, zwei Kulturen, zwei Charaktere, zwei Doshas: er mehr der aufbrausende Pitta-Typ, sie eher der zurückhaltende Kapha-Typ.

Sunil Seneviratne, mehrsprachig und aus einflussreicher Familie, hatte als Junge die ayurvedische Heilung seiner ans Bett gefesselten Schwester miterlebt, die an schrecklichen Gelenkentzündungen litt. Er setzte sich in den Kopf, die alte indische Heilkunst auch Europäern zugänglich zu machen. Damals ein völlig neuer Gedanke.

Die Eheleute nennen die von ihnen gegründeten Kurzentren „Sri Budhasa", nach einem König, der sich im 4. Jahrhundert als Arzt um die Gesundheit der Bevölkerung bemühte. Inzwischen teilt sich Rita Albiez die Leitung mit ihrem Mann und dem ehemaligen Chefarzt der Universitätsklinik für Ayurvedische Medizin in Colombo. Viele ihrer Kranken in der Basler Praxis sind schon in Bentota gewesen. Einer der ersten wurde ihr „Lieblingspatient".

Der 40-jährige Familienvater stand eines Tages auf Krücken gestützt vor Albiez' Schreibtisch in Basel. Von schwersten Gelenkschmerzen geplagt, legte der Mann eine Pistole auf den Tisch und sagte: „Wenn Sie mir nicht helfen, bringe ich mich um." Sie unterstützte ihn dabei, sich das Geld für eine Reise nach Sri Lanka zu leihen.

Nach der Kur sei er ohne Krücken zur Weiterbehandlung in ihre Praxis gekommen. Er habe gelernt, ein Gespür für seinen Körper zu entwickeln, die destruktive Energie sei verschwunden. Ein befreundeter Kollege, der ihr den Patienten überwiesen hatte – „ein 150-prozentiger Schulmediziner" – sei über die Heilung bis heute verblüfft.

Viele ihrer westlichen Kollegen, sagt die Ärztin, hielten sich gleichsam an Laborwerten fest und lieferten vorschnelle Diagnosen, ohne sich auf die Patienten einzulassen. Aber „um wirklich zu heilen, muss man sich Zeit nehmen". Denn Ayurveda – keine Wundermedizin – wirke langsam.

Als sie beim Mittagessen von ihrer großen Leidenschaft für „heilendes" Essen berichtet, führt Rita Albiez die wichtigste Regel des Ayurveda leibhaftig vor: keine Askese. Auch mal aus der Reihe tanzen, inkonsequent sein, den Genuss zulassen. „Der Lebensfreude dienen", sagt die Ärztin und lässt wieder ihr Lachen hören, das Welten überbrückt. □

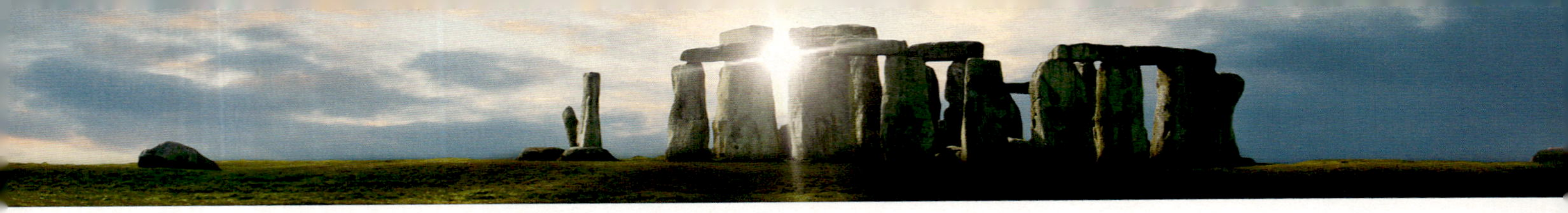

Traumhafte Bildmomente

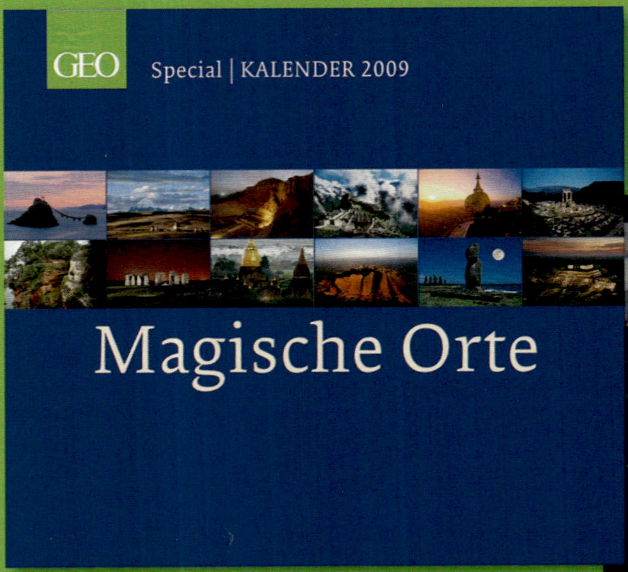

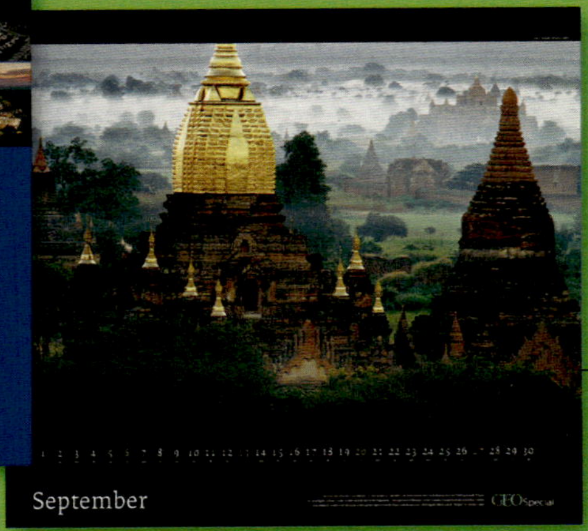

GEO Special-Kalender: Magische Orte

Ihre Anziehungskräfte lassen sich nicht mit dem Newtonschen Gravitationsgesetz erklären und sind weit älter als alle Gesetze der Physik: magische Orte. Seit Jahrtausenden bewegen sie Menschen. Sie lassen verstummen. Sie zaubern Gänsehaut. In diesem Kalender zwölfmal.

Format: 50 x 45 cm
Preis: € 29,- / € [A] 29,30 / CHF 49.-
Best.-Nr.: G 640800

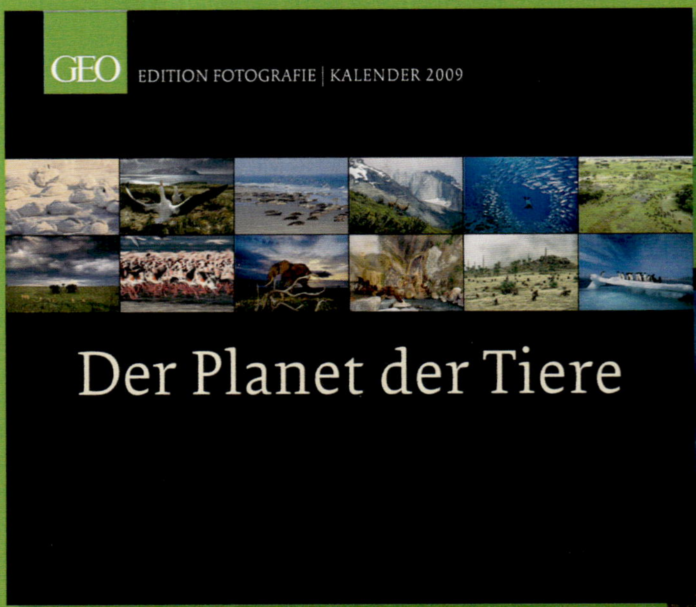

GEO Edition-Kalender: Der Planet der Tiere

Art Wolfe und David Doubilet, Jim Brandenburg und Nick Nichols: Sie und acht weitere internationale Stars der Tierfotografie sind in diesem Kalender zu einem Gipfeltreffen vereint. Sie zeigen, wo Löwen und Bären, Elefanten und Pinguine noch etwas haben, das rar geworden ist: die große Freiheit fern von Menschen.

Format: 70 x 60 cm
Preis: € 69,- / € [A] 69,60 / CHF 115.-
Best.-Nr.: G 640500

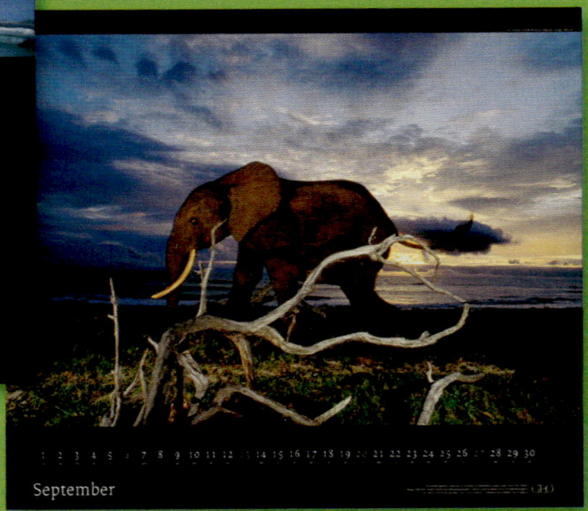

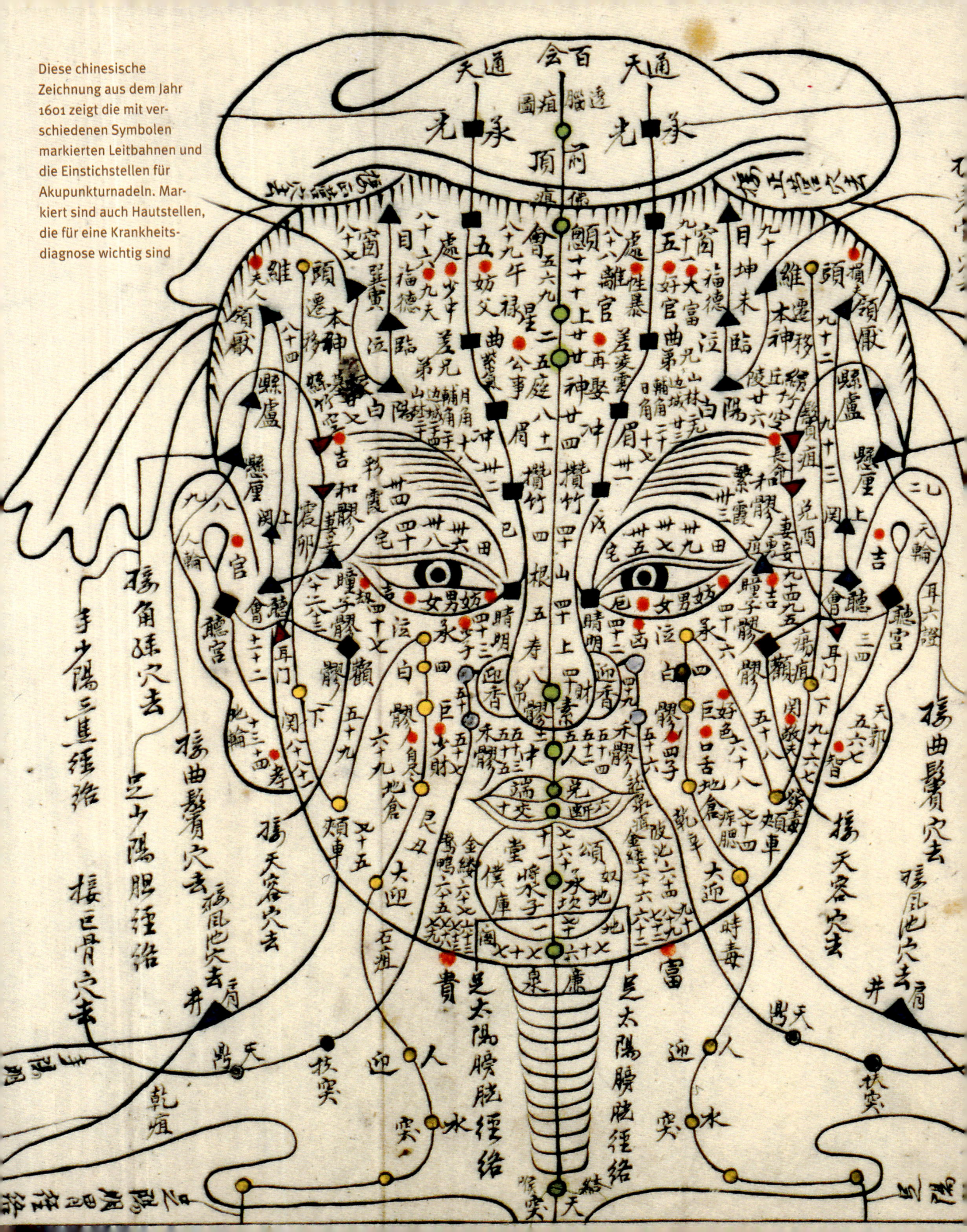

Diese chinesische Zeichnung aus dem Jahr 1601 zeigt die mit verschiedenen Symbolen markierten Leitbahnen und die Einstichstellen für Akupunkturnadeln. Markiert sind auch Hautstellen, die für eine Krankheitsdiagnose wichtig sind

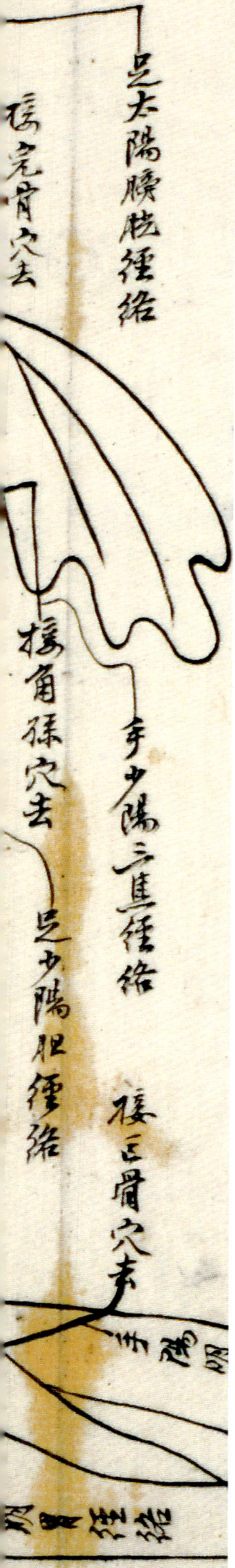

TCM, AYURVEDA, TIBETISCHE MEDIZIN

DIE SEHNSUCHT NACH NEUEN HEILERN

Östliche Heilslehren haben viele Anhänger im Westen. Was nur wenige wissen: Die hierzulande angebotenen Verfahren haben häufig kaum noch etwas mit ihren Ursprüngen gemein. Der Medizingeschichtler und Sinologe **PAUL UNSCHULD** erklärt die eigentümlichen Wandlungen am Beispiel der Traditionellen Chinesischen Medizin

Ende des 16. Jahrhunderts veröffentlichte der chinesische Arzt Li Shizhen das „Bencao gang mu“, ein gewaltiges Werk mit knapp 1900 Beschreibungen von pflanzlichen, tierischen und mineralischen Arzneimitteln sowie 11 000 Rezeptvorschriften. Das Kompendium markierte den Höhepunkt eines bereits seit Jahrtausenden andauernden Bemühens in China, die Gaben der Natur zu nutzen, um Krankheiten zu kurieren oder ihnen vorzubeugen. Bis heute ist die Arzneimittelkunde die wichtigste Therapieform in der chinesischen Heilkunst – wenn auch nur eine unter vielen.

Denn die *eine* „Chinesische Medizin“ hat es nie gegeben. Vielmehr hat man es mit einem unübersichtlichen Baukasten zu tun, aus dem sich Heilkundige jeder Epoche herausgesucht haben, was ihnen nützlich erschien – Akupunktur und Massage, Diätetik und Qigong, selbst den Glauben an Geister und Dämonen.

Ausgerechnet die im Westen so geschätzte Akupunktur geriet in ihrem Herkunftsland zeitweise in Verruf. Von der Antike bis zum 15. Jahrhundert war sie eine vor allem in der konfuzianischen Oberschicht geschätzte Therapieform, die allmählich den blutigen Aderlass verdrängte. Von einer Nadeltechnik im heutigen Sinne war jedoch keine Rede, denn anfangs wurde die Haut mit angespitzten Steinen, später mit Mini-Degen und winzigen Lanzen traktiert.

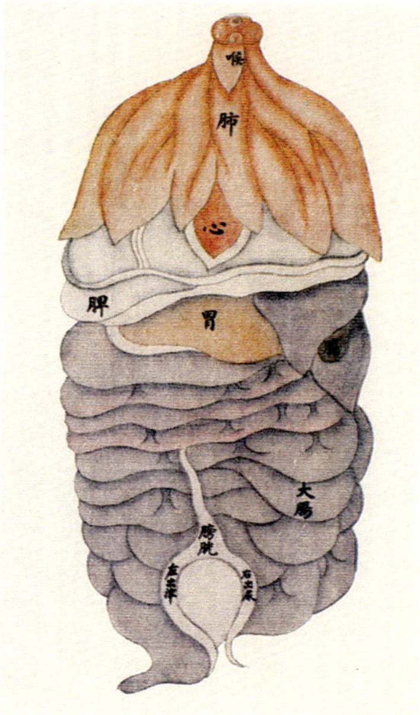

Anatomische Darstellung der inneren Organe (Kangxi-Zeit; 1662–1722): oben Kehle, Lunge und Herz (rot), darunter Magen, Darm, Milz, Galle und Harnblase

Den Höhepunkt und zugleich den Beginn des Niedergangs der Akupunktur markiert die nur drei Jahre nach dem „Bencao gang mu“ erschienene „Große Enzyklopädie des Nadelns und Brennens“ aus dem Jahr 1601. Die Oberschicht lehnte blutige und schmerzhafte Heilverfahren zunehmend ab und wandte sich der Pharmazie zu, die viele gefährliche Arzneistoffe durch milde Rezepturen ersetzte.

Im Jahr 1822 untersagten die Behörden die Behandlung des Kaisers und seiner Eltern mit Akupunktur. Die Oberschicht entdeckte in der Folgezeit die Tuina-Massage für sich. Sie wurde von Friseuren angeboten, verursachte keine Schmerzen und konnte gefahrlos bei Kindern angewendet werden. Die Akupunktur überlebte allein auf der Ebene der Volksheiler.

Auch die übrigen traditionellen Heilverfahren verloren ab Mitte des 19. Jahrhunderts rapide an Ansehen, zumindest in der Führungsschicht. Der Hauptgrund dafür war der Niedergang

Traditionelle Chinesische Medizin (TCM)

Geschichte

Die Ursprünge der TCM liegen mehr als 3000 Jahre zurück und sind sowohl im Konfuzianismus wie im Daoismus philosophisch verwurzelt. In der Tang-Dynastie (618–907 n. Chr.) führte der Staat erstmals eine Art Ausbildungssystem für Mediziner ein. Heute befürwortet ein Großteil der chinesischen Ärzte eine Kombination aus chinesischer und westlicher Medizin. TCM gilt als das am weitesten verbreitete östliche Heilsystem.

Grundlage

Für Daoisten standen zwei Ziele im Vordergrund: ein Leben im Einklang mit der Natur sowie das Erlangen der Unsterblichkeit. Um zumindest ein hohes Lebensalter zu erreichen, suchten die Heilkundigen nach gesundheitsfördernden Kräutern und entwickelten Praktiken wie Qigong, Atemtechniken und eine spezielle Ernährungsweise. Basis für die heutzutage bekannte TCM sind die Lehren von Yin und Yang und dem Fluss der Lebensenergie durch vorgegebene Leitbahnen im Körper (Meridiane). Krankheiten werden auf ein gestörtes Zusammenspiel der Yin-Yang-Harmonie zurückgeführt. Die fünf Wandlungsphasen Feuer, Erde, Metall, Wasser und Holz beschreiben zyklische Abläufe im Körper, die ebenfalls in ein Ungleichgewicht geraten und Krankheiten auslösen können. Auch heute noch steht bei der TCM nicht die Behandlung von Beschwerden im Vordergrund, sondern die Gesunderhaltung.

Wichtige Indikationen

Vor allem allgemeine Krankheitsprävention. Daneben chronische Erkrankungen wie Immunschwäche, erhöhte Infektanfälligkeit, funktionelle Erkrankungen innerer Organe, Hautleiden, Stoffwechselerkrankungen, Rheuma, Arthritis, Kopfschmerzen, aber auch akute Erkrankungen wie Schnupfen, Husten, Harnwegsinfekte, Verdauungsstörungen.

Diagnose

Am Anfang steht eine ausführliche Befragung über die Ernährungs- und Lebensweise, aber auch über konkrete körperliche Anzeichen. Ein erfahrener TCM-Arzt diagnostiziert zudem den Körpergeruch, betastet die Haut, hört sich Atem, Husten und Stimme an. Hinzu kommen eine Antlitzdiagnose, bei der die gesamte Erscheinung eines Patienten betrachtet wird, sowie eine Zungen- und Pulsdiagnose.

Therapie

Die TCM-Therapeuten passen zunächst die Auswahl der Nahrungsmittel an die körperliche Konstitution des Einzelnen an, um Disharmonien auszugleichen. Als Medikament verschreiben sie Kräuter meist nicht einzeln, sondern als abgekochte Mixturen (Dekokte), die oft unangenehm bitter schmecken. Oder sie verkochen die Kräuter zu sogenannten Kraftsuppen. Eine Akupunktur ist vor allem bei Schmerzzuständen angezeigt, aber auch zur Vorsorge; bei einer Moxibustion wird über den Akupunkturpunkten Beifußkraut abgebrannt. Die Akupressur, also das Drücken bestimmter Körperpunkte, gehört in der TCM zur Heilmassage Tuina – einer mit kräftigem Druck und Streichen von Händen und Ellenbogen ausgeführten Technik, mit der Akupunkturpunkte behandelt werden, um das Qi besser fließen zu lassen.

Therapeuten

Die Qualifikation der TCM-Ärzte ist sehr unterschiedlich. Um in Deutschland TCM praktizieren zu dürfen, ist ein Minimum von 200 Trainingsstunden vorgeschrieben. In manchen Heilpraktikerausbildungen werden 700 Stunden erreicht. Inzwischen gibt es zahlreiche Ärzte, die ihre Ausbildung in China oder Taiwan absolviert haben. Die Auswahl eines geeigneten Therapeuten ist schwierig – man sollte sich daher möglichst genau von ihm über seine Ausbildung berichten lassen.

Mehr zum Thema

www.tcm-germany.de
Plattform für Informationen rund um TCM, inkl. Klinikliste
www.sbo-tcm.ch
Schweizerische Berufsorganisation für TCM
www.medchin.at
Medizinische Gesellschaft für chinesische Gesundheitspflege in Österreich

des Kaiserreichs. Die von europäischen Großmächten erzwungene Öffnung Chinas für den Handel offenbarte die Überlegenheit westlicher Wissenschaft und Technik. Auf beides wollten sich chinesische Reformer nun stützen, um ein starkes „Reich der Mitte“ zu schaffen. Das bedeutete auch eine Abkehr von der traditionellen Medizin – sie galt gleichsam als ein Symbol für die Krankheit ihres Landes.

Ende der 1920er Jahre, China war nun Republik, drangen die Neuerer sogar darauf, das heilkundliche Erbe ganz zu verbieten und durch die westliche Medizin zu ersetzen. Die Polemik gipfelte 1944 in dem von einem führenden chinesischen Marxisten geäußerten Vergleich mit einem „jahrtausendealten Misthaufen“, der entsorgt werden müsse.

Mao Zedong, der 1949 die Macht übernahm, dachte bei Weitem nicht so radikal. Ihm war bewusst, dass die traditionelle Medizin Millionen Menschen eine kaum zu ersetzende Lebensgrundlage bot. Daher forderte Mao, „dieses Schatzkästlein zu öffnen und in seinem Niveau zu erhöhen“ – durch wissenschaftliche Erforschung.

1950 setzte die Regierung eine Kommission aus Ärzten mit zumeist westlicher medizinischer Ausbildung ein, um aus dem vielfältigen Erbe jene Elemente auszuwählen, die weder der modernen Wissenschaft noch dem marxistischen Ideengut widersprachen.

So nahm das Phänomen „Traditionelle Chinesische Medizin“ Gestalt an, heute weltbekannt unter dem Kürzel „TCM“. Ein Kunstprodukt, das chinesische Gastgeber westlichen Besuchern vorstellten, die im Rahmen der Öffnung des Landes in den frühen 1970er Jahren in die Volksrepublik reisten.

1971 berichtete ein einflussreicher US-Journalist, der in China erkrankt war, auf der Titelseite der „New York Times“ über die schmerzlindernde Wirkung von Akupunktur – und sorgte damit weltweit für Aufmerksamkeit.

In den Folgejahren verbreitete eine Truppe von Laien, Heilpraktikern und Ärzten die TCM mit viel Enthusiasmus in den westlichen Nationen.

Einige deutsche Ärzte hatten schon in den 1950er Jahren eine Form der Akupunktur übernommen, die der Franzose George Soulié de Morant als „energetische“ Version propagierte. Der etwas schillernde Autodidakt machte die Gleichsetzung der chinesischen Vorstellung feinster materieller Dämpfe („Qi“) im Körper mit dem europäischen Konzept der „Energie“ populär.

Allen erfolgreichen TCM-Autoren der ersten Jahre war eines gemeinsam: Sie vermochten keine chinesischen Originalquellen zu lesen, sie kannten die Geschichte der chinesischen Medizin nicht, und sie hatten keine langfristigen klinischen Erfahrungen im Ursprungsland gemacht.

In China beobachtete man die westliche Begeisterung zunächst mit Staunen: Wie können Europäer, fragten sich die Experten im Gesundheitsministerium in Beijing, Jahrhunderte nach der Aufklärung Interesse für eine TCM aufbringen, die die Chinesen selbst nur als ein Übergangsprodukt ansehen?

Aber rasch erkannten sie die ökonomische Bedeutung, die ein Export chinesischer Heilverfahren und eine Ausbildung westli-

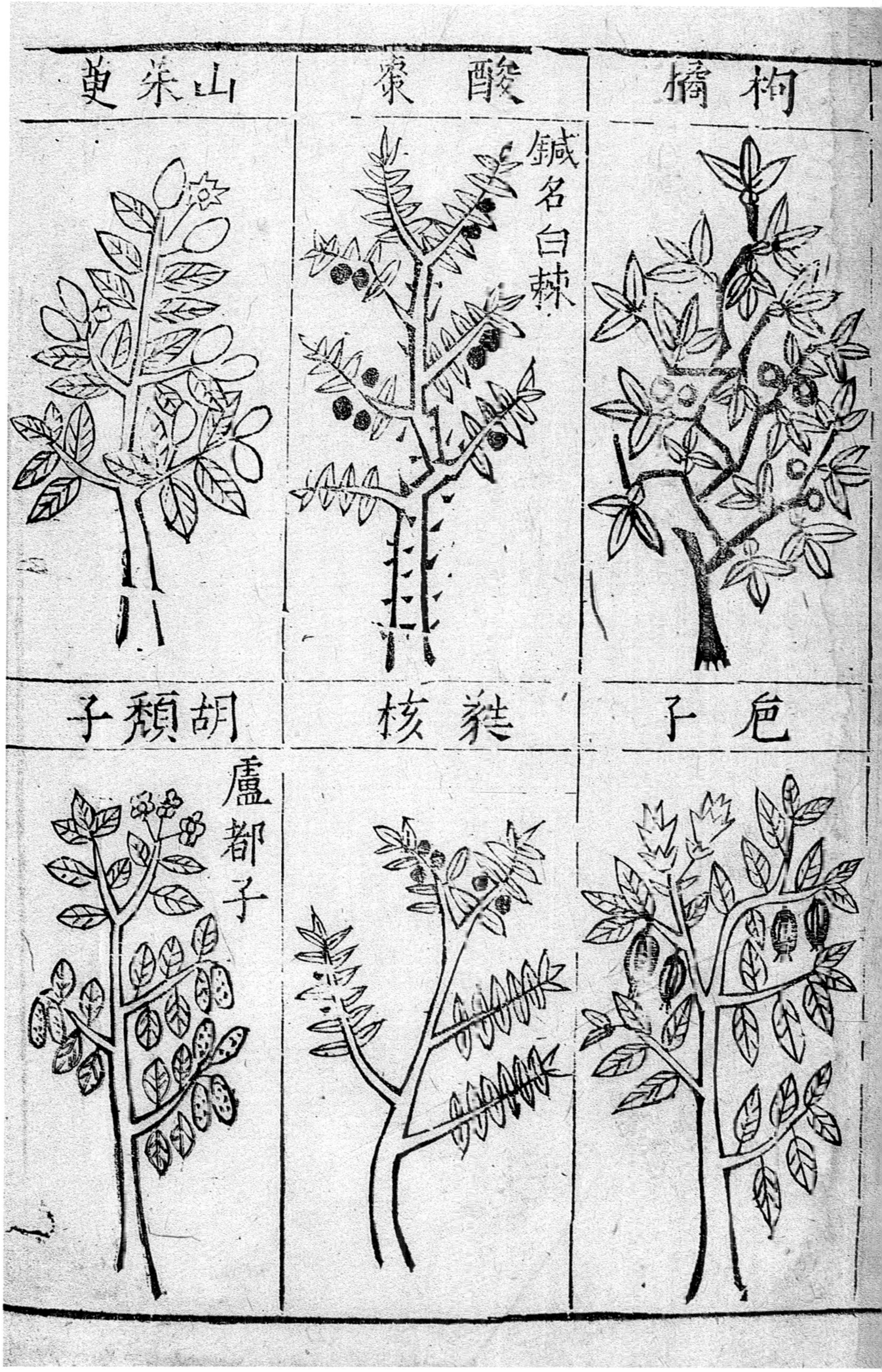

Heilpflanzen-Zeichnungen aus dem »Bencao gang mu« (1578), einer der ersten systematischen Arzneikunden. Die Wirkungen der Früchte, Blätter und Rinde werden dort detailliert beschrieben

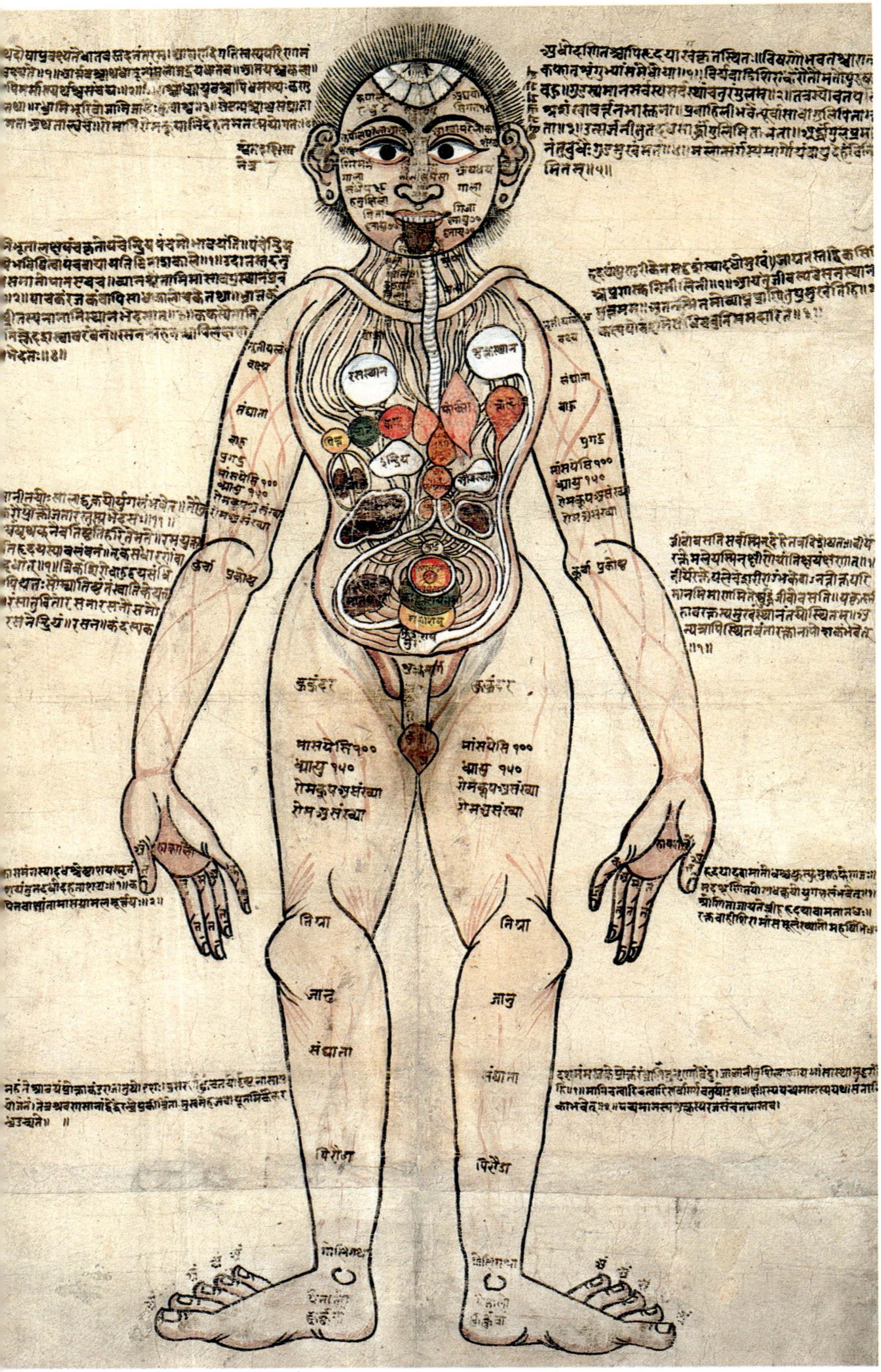

Darstellung der menschlichen Anatomie nach ayurvedischem Verständnis (18. Jahrhundert), angefertigt mit Feder und Wasserfarbe. Die Beschriftungen sind in Sanskrit und Nepali verfasst

cher Adepten in China mit sich bringen könnte.

Die Popularität der TCM und der mit ihr verbundenen Botschaften ist im Westen durch einen Bewusstseinswandel in den Industriegesellschaften zu erklären: In den 1970er Jahren kehrte sich die Vorstellung um, dass immer mehr Chemie, mehr Physik und mehr Technik zu besserer Lebensqualität führen würden. Die Besorgnis vieler Menschen angesichts der Verschmutzung von Luft, Boden und Wasser übertrug sich auf den Umgang mit dem eigenen Körper.

Die westliche Medizin hatte ihr positives Image im 19. und 20. Jahrhundert vor allem aus den Erfolgen der Chirurgie sowie der Bekämpfung der Infektionskrankheiten gewonnen – dort liegen Eingriff und überzeugende Wirkung nahe beieinander.

Medizin ist in der Erwartung der Menschen jedoch schon immer mehr gewesen als nur eine Körperreparatur – sie soll auch existenzielle Ängste lindern. Das aber trauten immer weniger Menschen der technisierten Medizin mit ihren chemischen Mitteln zu. Und diese Zweifel gelten bis heute.

Die alternativen Heilverfahren gleichen den Mangel aus – vor allem jene mit dem Reiz asiatischer Exotik. Neben der TCM sind dies die Tibetische Medizin, die japanische Kampo und der sogenannte Ayurveda. Diese Heilsysteme erscheinen all jenen vielversprechend, die sich nach Natur statt Technik sehnen. Nicht nur ursprünglich seien diese, auch ganzheitlich, sanft und energetisch (siehe Kästen).

Wer im Westen mit unklaren Beschwerden in einer Klinik um

Hilfe nachsucht, erlebt nicht selten, dass er von einem Spezialisten für Herzleiden zu einem weiteren für Magen-Darm-Erkrankungen geschickt wird, anschließend noch zu einem Dermatologen und am Ende zu einem Chirurgen. Was fehlt, ist der Befund, welches zentrale Leiden für die verschiedenen Symptome verantwortlich ist.

Hier bietet die asiatische Heilkunde eine Alternative. Ein Ungleichgewicht im Organismus, so erfährt der Kranke, sei möglicherweise sowohl für seine Herz- als auch Magen-Darm-Leiden verantwortlich und auch für die Hautprobleme.

Aus solchen Diagnosen ist das verbreitete Vorurteil entstanden, asiatische Heilverfahren seien – im Gegensatz zur westlichen Medizin – ganzheitlich angelegt. Doch die TCM kennt keine Chirurgie, keine ärztliche Geburtshilfe, keine Epidemiologie und Psychiatrie. Alle seelischen Probleme werden als Ausfluss körperlicher Fehlfunktionen gewertet und organbezogen behandelt. Ähnliches gilt für die anderen asiatischen Heilsysteme.

In Büchern für das westliche Publikum ist auch nichts davon zu lesen, dass die ursprüngliche chinesische Medizin eine höchst militärische Metaphorik pflegt: Der Arzt ist der General, der Kranke das Schlachtfeld, die Arzneien sind die Soldaten.

Und wer sich beispielsweise in der neurochirurgischen Abteilung des Klinikums Großhadern in München umhört, wird erfahren, dass dort Patienten operiert werden, die nach einer missglückten chinesischen orthopädischen Behandlung plötzlich querschnittsgelähmt waren. Lieber hören vie-

Ayurveda

Geschichte

Der Ayurveda ist ein mehrere Tausend Jahre altes indisches Heilsystem. Der Begriff (ayus = Leben, veda = vollständiges Wissen) bedeutet so viel wie „Lebensweisheit" oder „Wissen über das Leben". Die Medizinlehre verbreitete sich über alte Handelswege und beeinflusste auch Chinesen, Araber und Griechen; daher finden sich Elemente des Ayurveda in der Traditionellen Chinesischen und der Tibetischen Medizin. Selbst der berühmte griechische Arzt Hippokrates ließ sich um 400 v. Chr. von dem Heilkonzept inspirieren. Im heutigen Indien existiert der Ayurveda neben der Schulmedizin.

Grundlage

Basis des Aurveda ist die Lehre von den fünf Elementen Raum, Luft, Feuer, Wasser und Erde. Diese schließen sich zu drei Paaren von Energiemustern zusammen: dem trägen, für die Körperflüssigkeiten zuständigen Kapha, dem aufbrausenden, für die Verdauung zuständigen Pitta und dem nervös-ängstlichen, für die Bewegung zuständigen Vata. Diese drei Doshas (Dosha = „das, was leicht aus dem Gleichgewicht gerät") bestimmen die Körperform eines Menschen und dessen Charakter. Mindestens ebenso wichtig wie die Dosha-Konstitution aber ist ein funktionierendes Verdauungsfeuer, das Agni, das in Magen, Darm und Leber die Nahrung aufspaltet. Krank zu werden ist im Ayurveda ein längerer Prozess, Folge eines sich verstärkenden Ungleichgewichts im Körper. Durch die Harmonisierung körperlicher und spiritueller Energien soll Krankheiten vorgebeugt werden. Wichtig dafür sind gesunde Ernährung, regelmäßige Körperübungen, Meditation sowie der bewusste Umgang mit sich selbst und anderen.

Wichtige Indikationen

Allgemeine Krankheitsprävention. Chronische Leiden wie Magen-Darm-Beschwerden, Stoffwechselerkrankungen, Hauterkrankungen, Allergien, Herz-Kreislauf-Erkrankungen, Migräne, Bluthochdruck, Rheuma, Gelenkentzündungen.

Diagnose

Analyse des Körpertyps und des Patientenverhaltens. Es folgt ein ausführliches Anamnesegespräch, mit Abtasten, Pulsdiagnose, Betrachten der Zunge, Hände und Fingernägel.

Therapie

Zunächst geht es darum, den Tagesablauf und die Ernährung individuell so umzustellen, dass bestehende Störungen ausgeglichen werden; dazu tragen auch Entspannungstechniken bei. Hilft das eigene Bemühen des Patienten nichts, setzen Ärzte Heilkräuter und Heiltees, Reinigungskuren und Massagen ein. Aus den Pflanzen bereiten sie Kapseln und Pulver, Kräuteröle für Massagen und Arishtas, fermentierte Kräutergetränke. Die Ölmassagen, Ölgüsse und Schwitzbehandlungen sollen Körper und Geist beruhigen. Wichtiger Effekt dabei: die Nähe und Berührung durch einen Therapeuten. Schlagen all diese Methoden nicht an, kann eine wochen- oder gar monatelange Panchakarma-Kur angeraten sein, eine Art Generalüberholung des Körpers. Dazu zählen die Einnahme von Ölen und Butterschmalz, Öleinläufe und Inhalationen.

Therapeuten

Im Westen ist der falsche Eindruck entstanden, Ayurveda sei vor allem eine Form der Wellness-Behandlung mit Ölmassagen und Stirngüssen. Bislang gibt es in Deutschland nur wenige Ärzte und Heilpraktiker, die sich auf klassischen Ayurveda spezialisiert haben. Da viele Schnellkurse mit dem gut klingenden Abschlusstitel „Ayurveda-Therapeut" oder „Ayurveda-Gesundheitsberater" angeboten werden, sollte man sich vor einer Therapie über die Art der Ausbildung informieren. Behandlungen und Reinigungskuren sollten nur von gut ausgebildeten Ärzten oder Heilpraktikern begleitet werden.

Mehr zum Thema

www.ayurveda-akademie.org
Gesundheits- und Kurzentrum, Ausbildungsinstitut für Ärzte und Heilpraktiker

www.ayurveda-klinik.de
Eigenständige klinische Abteilung innerhalb der Habichtswald-Klinik Kassel

www.ayurveda-schweiz.eu
Liste Schweizer Ayurveda-Therapeuten

www.ayurveda.at
Österreichische Gesellschaft für Maharishi-Ayurveda

le Menschen die Botschaft, dass asiatische Heilkunst die Lösung „energetischer" Probleme des Organismus verspricht. Dabei bedeutete das chinesische Schriftzeichen für Qi ursprünglich schlicht „Dämpfe aus Reis". Im Gefolge der Energiekrise erschien jedoch vielen Menschen in Industriestaaten die Gleichung Qi = Energie als höchst überzeugend.

Inzwischen wird im Westen sogar Kritik am chinesischen Umgang mit der eigenen Medizingeschichte laut. Nach dem Motto: „Die Chinesen verfälschen ihre Tradition, das muss verhindert werden!", versuchen hiesige Therapeuten, den von ihnen ausgemachten, angeblich historischen Kern der TCM zu schützen. Unter ihnen vor allem junge Mediziner, die im Westen eine TCM-Grundausbildung erhielten, dann in China die Ursprünge suchten und etwas ganz anderes vorfanden.

Dennoch gilt es festzuhalten: Viele Patienten fühlen sich nach einer TCM-Therapie oder einer Ayurveda-Behandlung besser – obgleich die Bemühungen, die Wirkung der Heilverfahren in großen wissenschaftlichen Studien nachzuweisen, nur in wenigen Fällen erfolgreich waren.

Was folgt daraus? Die chinesische Medizin und andere asiatische Heilsrichtungen sind gewiss nicht sanfter oder gar ganzheitlicher als die westliche Medizin, und sie sind auch keine reinen Naturheilverfahren im strengen Sinn. Sie eignen sich aber als Projektionsflächen für eine neue Sehnsucht nach Heilung. □

Professor Paul Unschuld, 65, ist Autor des Buchs „Was ist Medizin? Westliche und östliche Wege der Heilkunst" (Beck 2003, 290 Seiten), der ersten vergleichenden Ideengeschichte chinesischer und europäischer Medizin. Unschuld leitet das Horst-Görtz-Stiftungsinstitut an der Charité-Universitätsmedizin Berlin, das sich unter anderem mit der Analyse antiker Grundlagentexte der chinesischen Medizin befasst.

Traditionelle Tibetische Medizin (TTM)

Geschichte

Die TTM entwickelte sich in der vorbuddhistischen Zeit aus dem 2000 Jahre alten schamanischen Heilwissen der Bön-Religion. Ab dem 8. Jahrhundert n. Chr. wurde sie zunehmend vom Buddhismus geprägt und hat Einflüsse des Ayurveda und der Traditionellen Chinesischen Medizin aufgenommen. Der Dalai Lama gründete 1961 im indischen Dharamsala ein Lehrseminar für tibetische Medizin, das eine sechsjährige Ausbildung anbietet.

Grundlage

Basis für die Ärzte-Ausbildung sind die Schriftwerke „Vier Tantras der Heilkunde" und „Der blaue Beryll" – ein Kommentar zu den „Vier Tantras", der im 17. Jahrhundert verfasst wurde. Die „Vier Tantras" gehen auf heilige Schriften des Hinduismus zurück und enthalten detaillierte Angaben zu Krankheitsbildern, Diagnosemethoden und Behandlungsmöglichkeiten. 1600 Krankheiten sind dort klassifiziert und 2293 Heilkräutermischungen dargestellt. Insgesamt kennt die TTM 84 000 Störungen und 404 Krankheitstypen, die in vier Großgruppen eingeteilt werden. Grundsätzlich gilt eine Krankheit als Ungleichgewicht zwischen den fünf Elementen Erde, Wasser, Feuer, Wind und Äther sowie den von ihnen hervorgebrachten drei Körpersäften Schleim, Galle und Wind. Krankheitsursachen seien vor allem unethisches Verhalten sowie falsches Denken, das zu den sogenannten „Giften des Geistes" Gier, Hass und Verblendung führe.

Wichtige Indikationen

Allgemeine Krankheitsprävention. Herz-Kreislauf-Leiden wie Arteriosklerose, Durchblutungsstörungen, Bluthochdruck. Stoffwechselerkrankungen, Diabetes und Gicht.

Diagnose

Die drei wichtigsten Vorgehensweisen der TTM sind Zuhören, Sehen und Fühlen. Der Patient erzählt seine Krankengeschichte, der Arzt beachtet Gestik, Mimik, Körperhaltung und untersucht Zunge und Urin des Patienten. Die wichtigste Technik ist das Fühlen des Pulses: Es soll einen Gesamteindruck über den Zustand der inneren Organe vermitteln.

Therapie

Bei der TTM geht es vor allem darum, das Gleichgewicht von Körper, Seele und Geist wiederherzustellen. Entsprechend dem Konstitutionstyp und der jeweiligen Diagnose verordnen TTM-Ärzte Maßnahmen, die zu einer Änderung des Verhaltens und der Lebensgewohnheiten führen sollen. Der mentalen Ausgewogenheit dienen Yoga, Atemübungen und Meditation. Darauf aufbauend, erstellen die Ärzte einen individuellen Ernährungsplan. Bleibt eine Besserung aus, setzen sie Massagen ein, verschreiben Kräuterpillen, wenden Abführmittel, Schröpfen, Aderlass und Einläufe an. Für bestimmte Krankheiten werden getrocknete Kräuter über den Meridianpunkten abgebrannt, um dem Körper Hitze zuzuführen (Moxibustion). Die TTM arbeitet auch mit sogenannten Juwelenpillen, die aus Pflanzen sowie geringen Mengen an Mineralien, Metallen und Edelsteinen hergestellt werden. Die Pillen enthalten mitunter Quecksilber, Blei oder Kupfer, was bei höheren Dosierungen zu Vergiftungen führen kann.

Therapeuten

Tibetische Medizin wird im Westen selten praktiziert. In Deutschland finden sich allenfalls Ärzte mit einer Zusatzausbildung in TTM. Institutionen zur Förderung der tibetischen Heilkunde und buddhistische Organisationen laden aber häufig Mediziner aus Tibet ein, die Fortbildungen oder Konsultationen anbieten.

Mehr zum Thema

www.ttm-germany.net
Akademie für TTM in Deutschland

www.tibet-kailash-haus.de
Das Kailash-Institut lädt regelmäßig tibetische Mediziner nach Deutschland ein

www.tibetischemedizin.org
Informationszentrum für TTM in Österreich

www.ig-tibetische-medizin.ch
Interessengemeinschaft für TTM in der Schweiz

Buchtipp:
Christof Jänicke/Jörg Grünwald: **Alternativ heilen. Kompetenter Rat aus Wissenschaft und Praxis.** Gräfe und Unzer 2006, 736 Seiten

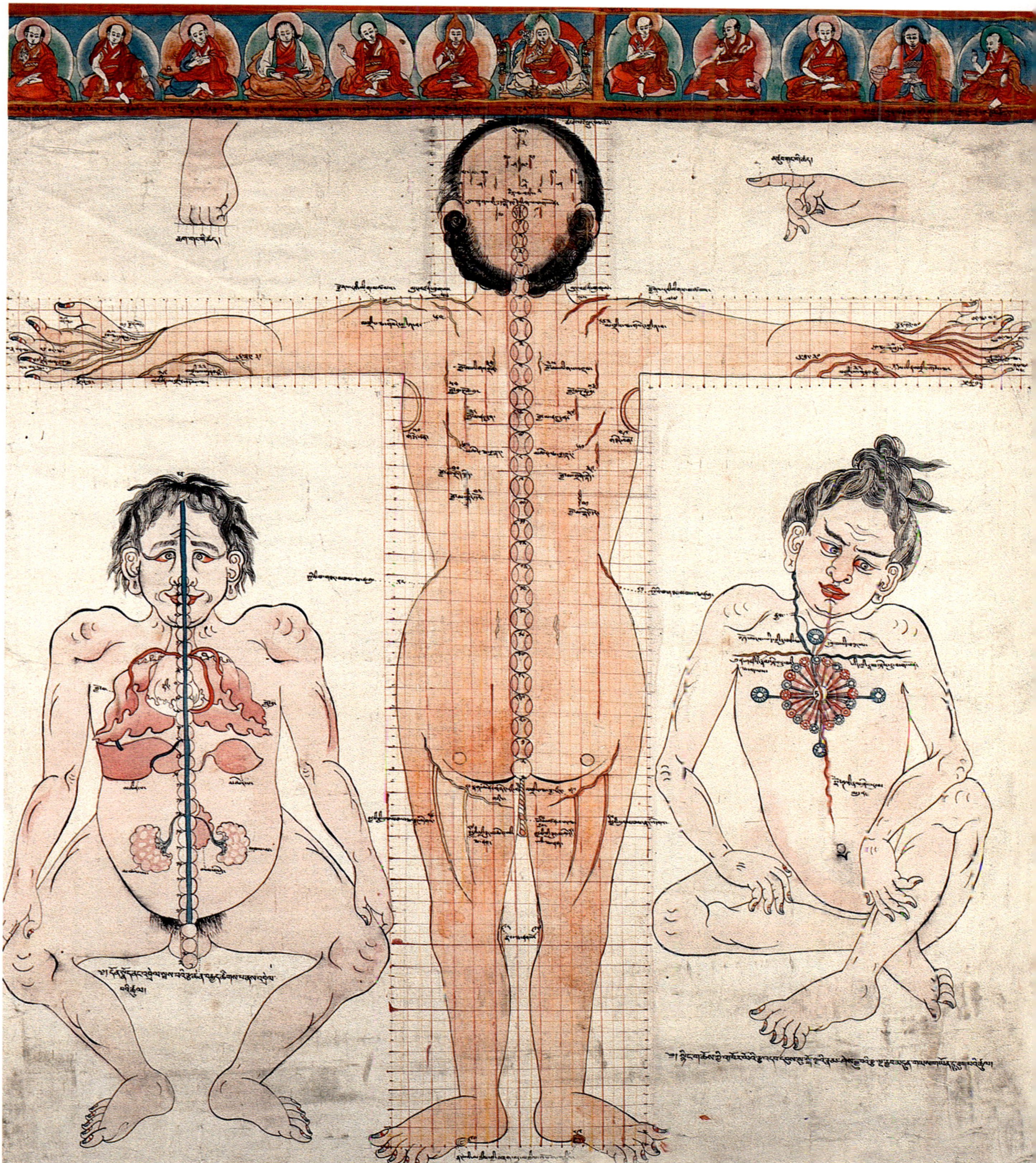

Zeichnung aus Tibet (um 1800): Die Figur links zeigt die Anordnung der inneren Organe nach damaligem Wissen. In der Mitte ist die Bedeutung der Wirbelsäule hervorgehoben, rechts der Solarplexus – und über allem wachen zwölf große Lehrer der Tibetischen Medizin

ZUWENDUNG

WAS EINEN GUTEN ARZT AUSMACHT

Einen Patienten zu berühren und die Fähigkeit, ihm zuzuhören – das ist in der Medizin oft wichtiger als der Einsatz von Röntgengerät oder Laser. Für **BERNARD LOWN**, einen amerikanischen Herzchirurgen von Weltrang und Friedensnobelpreisträger, beruht der Erfolg ärztlichen Handelns vor allem auf einer gelungenen menschlichen Beziehung

Die zunehmende Nähe von Medizin und Wissenschaft nährt in unserem modernen Zeitalter die Illusion, beide seien identisch. Sie verführt die Ärzte dazu, die Bedeutung ihrer Aufgabe am Krankenbett zu unterschätzen. Der Fokus verschiebt sich vom Heilen zum Behandeln, so als würde sich beides ausschließen – und nicht vielmehr ergänzen.

Tatsächlich aber stammt ein wesentliches Element der ärztlichen Betreuung noch aus jener Kunst, die in den Anfängen der Zivilisation entstanden ist.

Hippokrates hat das vor 2500 Jahren in Worte gefasst: „Manche Patienten werden … allein schon durch ihr gutes Einvernehmen und die Zufriedenheit mit ihrem Arzt wieder gesund." Im 16. Jahrhundert bezog Paracelsus, der große deutsche Heilkundige jener Zeit, die Intuition in die grundlegende Qualifikation eines Mediziners mit ein: „Ein Arzt muss über Wahrnehmungsvermögen und Tastsinn verfügen, die es ihm ermöglichen, sich in das Befinden des Patienten einzufühlen."

Diese Prinzipien haben keineswegs an Gültigkeit verloren.

Die Macht der Berührung

Berührung ist das älteste und wirksamste Werkzeug ärztlichen Handelns. Der erste Körperkontakt bei der Begegnung von Arzt und Patient sollte der Händedruck sein – ein Willkommensgruß, ein Signal der Bereitschaft, den anderen als ein menschliches Wesen zu akzeptieren. Für den Arzt liefert der Händedruck eine Fülle von Informationen: Wird die Hand bereitwillig ausgestreckt oder zitternd und scheu hingehalten oder zögernd gereicht?

Der feste Händedruck eines Menschen, der souverän ist, kontrastiert mit den rasch wieder entgleitenden Fingern eines unsicheren Patienten. Man könnte eine Abhandlung über den diagnostischen Wert des Händedruckes schreiben.

Einmal kam ein 65-jähriger Mann mitten im Winter wegen störenden Herzklopfens in meine Sprechstunde. Als ich seine Hand schüttelte, spürte ich, dass die Innenfläche warm war und leicht schwitzte. Draußen war es windig und kalt. Ich bemerkte ihm gegenüber, dass er wohl schöne warme Handschuhe besitzen müsse. Er entgegnete, dass er kaum jemals welche trage. Ich vermutete eine Überfunktion der Schilddrüse, die später durch Laboruntersuchungen bestätigt wurde.

Häufig ist das erste Gespräch mit einem Patienten noch recht unpersönlich. Die Beziehung zwischen Patient und Arzt ändert sich aber oft nach der körperlichen Untersuchung. Eine entspannte, mühelos dahinfließende Unterhaltung kommt in Gang. Fragen werden nicht länger übel genommen. Der Patient, vor wenigen Minuten noch ein Fremder, gibt Intimitäten preis, die er sonst nur einem langjährigen Freund erzählen würde.

Im Mittelalter legten Ärzte ein Ohr auf den Bauch oder den Brustkorb eines Patienten, um

Darmgeräuschen oder dem Herzschlag zu lauschen. Das an den Brustkorb gepresste Ohr versinnbildlichte Zugewandtheit. „Eine freundlichere menschliche Geste, ein intimeres menschliches Signal persönlicher Anteilnahme und Zuneigung ist kaum vorstellbar als diese tief geneigten, eng an die Haut gelegten Häupter", schreibt der Mediziner und Essayist Lewis Thomas.

Das Handauflegen ist eine noch ältere Fertigkeit des Arztes. Bis vor gut 100 Jahren konnte in den meisten Fällen ohnehin nur wenig mehr getan werden. Im Laufe der Zeit wurde aus diesem einfachen Akt des Mitfühlens eine wissenschaftliche „Technik", und die Hand ein wichtiges diagnostisches Instrument: Man tastete den Puls ab, nach Herzfrequenz und Herzrhythmus.

Einen Herzinfarkt ertasten

Während ich die Kunst des Zuhörens am Bauch oder Brustkorb des Patienten niemals so recht gemeistert habe, bin ich bei vielen Gelegenheiten durch sorgfältiges Abtasten einer Brustwand mit einer korrekten Diagnose belohnt worden. Meine Behauptung, man könne dabei mitunter einen unmittelbar bevorstehenden Herzinfarkt entdecken, stößt im Allgemeinen auf Unglauben bei Kollegen.

Genau dieses geschah jedoch an einem heißen Julitag vor vielen Jahren: Als sich zwei junge Ärzte in der Facharztausbildung auf meiner Station einfanden, galt die erste Visite einem robusten Athleten mittleren Alters, einem ehemaligen Football-Abwehrspieler aus Salt Lake City, dem die Gallenblase entfernt worden war.

Wir kamen nach der Operation in sein Zimmer. Als ich meine Hand auf die dicke Brust des Mannes legte, nahm ich ein atypisches Heben der oberen linken Brustwand wahr. Normalerweise zeigt diese keinerlei Bewegung. Ich flüsterte meinem Mitarbeiterstab zu, dass wir unverzüglich ein Notfall-Elektrokardiogramm veranlassen sollten, da sich hier ein schwerer Herzinfarkt zu entwickeln scheine.

Meine Begleiter schauten sich verblüfft an. Etwa 20 Minuten später erreichte uns eine Nachricht von der Station, und wir erfuhren, dass der Mann tatsächlich einen Herzstillstand erlitten hatte.

Das Berühren eines Patienten ist leider zur Nebensache geworden, seit die körperliche Untersuchung immer flüchtiger durchgeführt wird. Die Distanzierung begann vor fast 200 Jahren, als der französische Arzt René Laennec ein zusammengerolltes Stück Pappe vorstellte, das später zum Stethoskop wurde. Dieses verbesserte zwar das Hörvermögen enorm, zerriss jedoch zugleich ein Band des intimen Kontaktes.

Die Wirkung des Wortes

Auch Worte können eine gewaltige Kraft entfalten. Ein Bericht in einer indischen Medizin-Zeitschrift mit dem Titel „Von der Imagination getötet" hinterließ früh in meiner beruflichen Karriere einen unauslöschlichen Eindruck.

Einem Hindu-Arzt war von den Gefängnisbehörden ein Experiment an einem zum Tode durch den Strang Verurteilten erlaubt worden. Der Arzt bat den Gefangenen, ihn verbluten lassen zu dürfen. Er versicherte ihm, der allmählich eintretende Tod sei schmerzlos. Nachdem der Verurteilte zugestimmt hatte, wurde er ans Bett gebunden und ihm mit einer Augenbinde die Sicht genommen.

Worte sind ungemein mächtige Mittel für jeden Mediziner: Sie können heilen – aber auch töten

An allen vier Bettpfosten wurden mit Wasser gefüllte Gefäße aufgehängt und so angebracht, dass das Wasser in Becken tropfte, die sich auf dem Fußboden befanden. Die Haut des Verurteilten wurde an Armen und Beinen leicht angeritzt, und das Wasser begann hörbar in die Behälter zu tropfen, zunächst rasch, dann immer langsamer.

Der Gefangene wurde allmählich schwächer – ein Zustand, der durch einen immer leiser werdenden Singsang des Arztes noch verstärkt wurde. Schließlich herrschte, als das Tropfen des Wassers endete, absolutes Schweigen. Obwohl der Gefangene ein gesunder junger Mann war, schien er am Ende des Experiments in Ohnmacht gefallen zu sein. Bei der anschließenden Untersuchung stellte sich heraus, dass er tot war, obgleich er nicht einen einzigen Tropfen Blut verloren hatte.

Über die Jahrhunderte hinweg ist eine Fülle ähnlicher Berichte zusammengetragen worden. Und schon lange bevor Ärzte ihr Augenmerk auf diese Zusammenhänge richteten, gab es in verschiedenen Kulturen die volkstümliche Überlieferung, dass belastende Emotionen zum plötzlichen

Herztod führen können. Die Alltagssprache ist voller Ausdrücke wie etwa: „Er starb an gebrochenem Herzen" – eine Anspielung auf unerträglichen emotionalen Stress.

Zu Beginn des 20. Jahrhunderts untersuchte Karl Pearson, der Begründer der modernen Biostatistik, die Todesdaten von Eheleuten auf Grabsteinen in Großbritannien, den Niederlanden und Deutschland. Er stellte fest, dass Eheleute oft binnen eines Jahres gestorben waren.

Diese Koinzidenz ist immer wieder bestätigt worden: All jene, die unter dem Verlust eines Ehepartners oder eines nahen Familienangehörigen leiden, sind einem deutlich erhöhten Herztodrisiko ausgeliefert.

Reden, um zu helfen

Wenngleich die Worte eines Arztes verletzen können – noch viel größer ist ihr Potenzial zu heilen. Denn ein Heilungsprozess braucht mehr als nur die Wissenschaft, er muss auch die positiven Erwartungen der Patienten mobilisieren. Und ich kenne nur wenige Heilmittel, die mächtiger sind als ein sorgsam gewähltes Wort.

Selbst in hoffnungslos erscheinenden Situationen versuche ich immer, noch einen Silberstreif am Horizont zu entdecken. Ist etwa die Untersuchung eines Patienten mit fortgeschrittener Herzkranzgefäßerkrankung erst einmal vorüber, lasse ich beide Ehepartner zu einer ausführlichen Besprechung in mein Beratungszimmer kommen. Ich schildere ihnen die möglichen Komplikationen und Verlaufsformen und erwähne dabei auch die Möglichkeit eines plötzlichen Todes.

Für viele Ärzte ist das Sterben tabu. Patienten sind jedoch dankbar, wenn dieses Thema angesprochen wird

Für viele Ärzte ist das Thema Sterben tabu. Ich aber kann mir nicht vorstellen, dass ein intelligenter Patient sich dieser Möglichkeit nicht bewusst ist. Meine Worte über einen plötzlichen Tod werden stets von angespanntem Schweigen begleitet. Nach ausführlicher Schilderung der Bedrohungen schließe ich ungefähr mit folgenden Worten: „Ich habe nur deshalb über dieses Thema gesprochen, weil es vollkommen ausgeschlossen ist, dass Sie innerhalb der nächsten Jahre plötzlich sterben werden. Noch niemals ist einer meiner Patienten unvermittelt verstorben, der – wie Sie – keinerlei Herzunregelmäßigkeiten im Langzeit-EKG aufweist, eine normal kontrahierende linke Herzkammer hat und auf einem Fahrrad-Ergometer länger als neun Minuten bei normalem Anstieg von Puls und Blutdruck üben kann. Diese außerordentlich günstigen Befunde sind die Basis für mein Vertrauen, Ihnen eine gute Prognose stellen zu dürfen."

Wenn dies aber nicht der Fall ist, erwähne ich das Thema eines plötzlichen Todes nicht.

Verlässt ein Patient nach einem solchen Gespräch meine Praxis, ist meist ein deutliches Nachlassen seiner Spannung spürbar.

Eine heilende Illusion

Manchmal helfen Worte selbst dann, wenn sie gar nicht therapeutisch gemeint sind. Ein Patient, ein 60-jähriger Mann, wirkte schwer krank; zwei Wochen nach einem Herzinfarkt befand er sich noch immer auf der Intensivstation. Fast die Hälfte seines Herzmuskels war zerstört. Von Atemnot und Schwäche gepeinigt, besaß der Mann nicht einmal die Energie, etwas zu essen. Sauerstoffmangel machte ihn ruhelos und störte seinen Schlaf. Sein Ende schien nahe zu sein.

Jeden Morgen bei der Visite betraten meine Mitarbeiter und ich das Krankenzimmer des Patienten wie eine Gruppe verlegener Leichenbestatter. Wir hatten alle beruhigenden Plattitüden, die uns geläufig waren, aufgebraucht und waren der Überzeugung, dass jede nochmalige Ermutigung seine Intelligenz beleidigen würde.

Eines Morgens sah der Patient jedoch besser aus und behauptete auch, sich besser zu fühlen. Ich konnte mir diese Veränderung nicht erklären. Da ich glaubte, dass eine neue Umgebung ihn weniger belasten würde, ließ ich ihn auf eine reguläre Überwachungsstation verlegen. Innerhalb einer Woche wurde er entlassen, und ich verlor ihn aus den Augen.

Sechs Monate später ließ sich der Mann in meiner Praxis blicken; er sah bemerkenswert gesund aus. „Ein Wunder!", rief ich aus.

„Zum Teufel, nein, das ist kein Wunder", entgegnete er.

„Was meinen Sie damit?", fragte ich etwas unbeholfen.

„Ich kann den Augenblick genau benennen, an dem sich dieses sogenannte Wunder zugetragen hat", sagte er ohne Zögern. Er erzählte mir, es sei ihm bewusst gewesen, dass wir mit unserer Weisheit am Ende waren. Er habe gedacht, wir hätten die Hoffnung aufgegeben. „Aber am Donnerstag, den 25. April, kamen Sie mit Ihrem Tross herein, stellten sich um mein Bett und schauten drein, als läge ich bereits im Sarg. Sie haben Ihr Stethoskop auf meine Brust gesetzt und jedermann gedrängt, sich den ‚gesunden Galopp' anzuhören. Ich dachte mir, wenn mein Herz noch zu einem kräftigen Galopp fähig ist, könne ich ja gar nicht im Sterben liegen. Und von Stund an ging's bergauf mit mir. Sehen Sie, Herr Doktor, es war gar kein Wunder. Der Geist hat den Körper bezwungen."

Dem Patienten war nicht bewusst, dass ein Herzgalopp ein schlechtes Zeichen ist, nämlich ein Herzgeräusch, das durch eine überdehnte und versagende linke Herzkammer hervorgerufen wird, die ohne Erfolg Blut zu pumpen versucht. Der Begriff „gesunder Galopp" ist ein Widerspruch in sich. Meine bemerkenswerte Erfahrung mit der Verlängerung von Leben war also ein purer Zufall.

Den ganzen Menschen sehen

Ein Arzt, der heilen möchte, muss neben der Erkrankung auch die belastenden Aspekte der Lebensumstände eines Patienten berücksichtigen. Dann ist dieser auch bereit, über sehr persönliche Dinge zu sprechen.

Mr. G., ein 60-jähriger Geschäftsmann aus New Jersey, orthodoxer Jude, erfolgreich im Beruf und glücklich verheiratet, litt an einer Herzkranzgefäßerkrankung. Doch sein Cholesterinspiegel war normal, auch sein Blutdruck. Er hatte niemals geraucht. Er war ein nervöser und besorgter Typ, seine Arbeit war jedoch nicht allzu belastend. Und dennoch war sein Leiden schwer zu behandeln und verschlimmerte sich.

Er hatte bereits drei Eingriffe hinter sich: zwei Bypass-Operationen und eine Ballondehnung der Gefäße. Mr. G. kam schon viele Jahre in meine Praxis, und irgendwann war ich – nachdem ich alle möglichen Medikamente ausprobiert hatte – am Ende meiner Weisheit angelangt.

Bei einer Visite schien er noch depressiver als sonst zu sein. Als er nach der körperlichen Untersuchung zusammen mit seiner Frau in meinem Beratungszimmer saß, hatte ich die Empfindung, irgendetwas nicht wahrgenommen zu haben. Seine Frau schien vor Mitteilungsdrang fast zu bersten. Ich fragte nach ihren Kindern, mit dem Gefühl, dass dort vielleicht etwas im Verborgenen lag.

Das Ehepaar hatte zwei Töchter und einen Sohn. Bei orthodoxen Juden nimmt ein Sohn die zentrale Rolle in der Familienhierarchie ein. „Haben Sie irgendwelche Probleme mit Ihren Kindern?", fragte ich Herrn G. vorsichtig. An dieser Stelle mischte sich Frau G. ein: „Um Gottes willen, erzähl ihm von Richard!"

Er fuhr sie an, den Mund zu halten. „Richard hat nichts mit meiner Angina zu tun."

Massive Herzprobleme – doch sie schwanden, als der Mann die Homosexualität seines Sohnes endlich akzeptierte

„Kommen Sie gut mit Ihrem Sohn aus?", fragte ich.

„Nein", antwortete er brüsk.

„Und warum nicht?"

„Richard ist homosexuell. Mir wäre es lieber, er würde an Krebs sterben", sagte er, eindeutig erbost über meine Neugier.

Freundlich entgegnete ich: „Sie überraschen mich. Für einen so aufrechten Mann wie Sie ist Ihr Verhalten unvernünftig und sogar erbärmlich." Mit verhaltener Stimme beschwor ich ihn: „Hat es Sinn, das Leben Ihrer Frau zu verkürzen, das Leben Ihres Sohnes zu ruinieren und sich selbst bei dieser Gelegenheit zu töten, und das alles nur um einer engstirnigen Ansicht willen?"

Ich fuhr fort, über Homosexualität als einer biologischen und genetischen Konstante – und nicht als einem Verhaltensproblem – zu sprechen. Sie sollte bei niemandem Schuldgefühle erwecken. Während ich darauf beharrte, dass kein Vater das Recht habe, den eigenen Sohn zu verdammen, drückte ich zugleich Mitgefühl mit seiner Scham und Qual aus. Das Gespräch war lang und intensiv, und ich empfahl eine Familienberatung.

Als Mr. G. im Jahr darauf zu mir kam, konnte ich sofort erkennen, dass aus ihm ein anderer Mensch geworden war. Sein mürrisches Benehmen war verschwunden. Er wich meinen Blicken nicht länger aus. Zum ersten Mal zeigte sich ein Lächeln auf seinem breiten Gesicht.

„Was sind die guten Nachrichten?", fragte ich.

„Wir hatten gerade eine Feier am Passah-Fest hinter uns, und beide, Richard und Gilbert, waren dabei. Gilbert, sein Freund, ist ein liebenswerter Mann, mein Sohn könnte keinen Besseren finden. Die Zusammenkunft war wundervoll."

Dieser bis dahin so schweigsame Mann sprudelte die Worte hervor. Er sprach mit Leichtigkeit und

Stolz und konnte gar nicht aufhören, mich an der unglaublichen Geschichte, die ihm im vergangenen Jahr widerfahren war, teilhaben zu lassen. Seine Angina Pectoris hatte aufgehört, ein nennenswertes Problem zu sein.

Medizin ist keine Wissenschaft

Bei Patienten verstärkt die wissenschaftliche Revolution die Erwartung, dass jede wie auch immer geartete Krankheit sofort behandelt werden könne. Gleichzeitig wächst aber die Sorge um die Gesundheit. Für viele wird sie zum Hauptanliegen und zu einem außerordentlich bedeutenden Gesprächsthema.

Eine wichtige Ursache dafür ist, dass die Menschen rund um die Uhr einem unglaublichen medizinischen Rummel ausgesetzt sind. In diesem Klima werden harmlose Symptome oft als mögliche Vorboten einer zum Tode führenden Erkrankung angesehen.

Ein anderer Aspekt des neuen kulturellen Milieus ist eine weitverbreitete Enttäuschung über die wissenschaftliche Medizin. Wahrscheinlich wenden sich die Menschen auch deshalb immer häufiger an alternative Therapeuten. Nur etwa jeder vierte Patient, der einen amerikanischen Arzt aufsucht, wird auch erfolgreich behandelt. Die übrigen haben Probleme, die für die medizinische Wissenschaft nur schwer lösbar sind. Als hoch spezialisierter Kardiologe habe ich die Erfahrung gemacht, dass die Probleme bei mehr als jedem zweiten meiner Patienten in keinerlei Beziehung zu ihren Herzstörungen stehen, sondern von den Belastungen des Alltagslebens herrühren.

Gute Ärzte sollten auch unkonventionelle Methoden erwägen – etwa ein Zwei-Eier-Omelett verschreiben

Um zu heilen und das Allgemeinbefinden eines Patienten zu verbessern, bedarf es daher oftmals unkonventioneller Techniken. Schon frühzeitig habe ich erlebt, dass mein Lehrer Samuel A. Levine keineswegs zögerte, seinen Patienten Angst zu machen, um sie dazu zu bringen, ihren ungesunden Lebensstil zu ändern.

Einmal begab er sich in das Sauerstoffzelt eines Patienten, der einen Herzinfarkt überstanden hatte. Levine brachte sein Gesicht ganz nahe an das des Patienten heran. Mit seinem Zeigefinger berührte er dessen Nase und intonierte eine Art Beschwörung, wobei er jede Silbe übertrieben deutlich aussprach: „Wenn Sie nach diesem Herzinfarkt wieder mit dem Rauchen anfangen, werden Sie sterben!" Ohne ein weiteres Wort zog er sich dann aus dem Sauerstoffzelt zurück. So mächtig war der Zauber, der von ihm ausging, dass der Patient auch später nicht rückfällig wurde.

Andererseits braucht es manchmal nicht viel, um ein wenig Wohlbehagen zu verbreiten. Mr. H. war Lehrer, Mitte 50, und sehr besorgt um seine Gesundheit. Er hatte in der Kindheit ein rheumatisches Fieber durchgemacht, von dem eine Schädigung seiner Herzklappen zurückgeblieben war. Zweimal wurde er an den Klappen operiert. Der Krankheitsverlauf war schwierig, aber es ging Herrn H. seither gut.

Wenngleich es viele Dinge gab, über die er sich hätte Gedanken machen können, so war er überraschenderweise – ganz im Trend der Zeit – am meisten über seine Cholesterinwerte besorgt. Obwohl er keinerlei Risikofaktoren für eine Erkrankung der Herzkranzgefäße aufwies und seine Arterien vollkommen normal waren, hielt er eine strenge Diät ein: „Mein Frau ist unerbittlich mit mir. Sie achtet gewissenhaft darauf, dass nicht ein Krümelchen Cholesterin über meine Lippen kommt."

Als ich ihn zu Weihnachten sah, fragte ich ihn, was er sich für das neue Jahr am meisten wünsche. Ohne zu zögern entgegnete er: „Ich träume von einem Omelett." Dann fuhr er fort: „Seit zehn Jahren habe ich kein Omelett mehr gegessen. Meine Frau erzählt mir, es sei wegen meiner Herzerkrankung Gift für mich."

Ich erklärte ihm, dass seine Art Herzproblem eine strenge Vermeidung von Cholesterin nicht erfordere. „Ich werde Ihnen jetzt sogar ein Omelett einmal pro Woche verschreiben, und zwar für jeden Sonntag." Um sicher zu sein, dass seine Frau das Unglaubwürdige auch glauben würde, dass nämlich ein Kardiologe ein Omelett verschreibt, verfasste ich einen Brief, der die Verordnung eines Zwei-Eier-Omeletts einmal pro Woche bestätigte.

Bei seinem nächsten Besuch strahlte der Patient: „Ich freue mich auf die Sonntage wie niemals zuvor." Seine Augen begannen zu leuchten: „Herr Doktor, dies ist das schönste Geschenk, das ich seit langer, langer Zeit erhalten habe." □

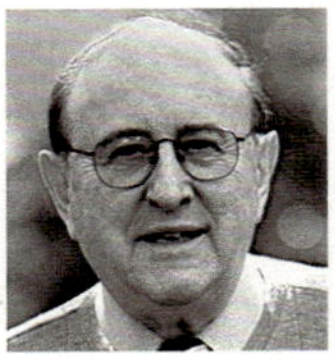

Bernard Lown war Professor für Kardiologie an der Harvard Medical School in Boston. Der 87-Jährige, Erfinder der Elektroschockbehandlung bei Herzrhythmusstörungen, hat als Mitgründer der Organisation „Internationale Ärzte für die Verhütung des Atomkrieges" 1985 den Friedensnobelpreis entgegengenommen. Dem hier veröffentlichten Text liegen Auszüge aus seinem Buch „Die verlorene Kunst des Heilens" (Schattauer 2004) zugrunde.

VOM RICHTIGEN UMGANG MIT DEM ARZT

Ein Patient möchte stets als Mensch, nicht nur als Träger einer Krankheit wahrgenommen werden. Bernard Lown erklärt, wie Mediziner dazu zu bewegen sind, ihr Augenmerk auf ihr Gegenüber zu lenken – und welche Fehler ein Hilfesuchender vermeiden sollte

Übertriebene Hoffnung auf die Heilkunst zu setzen, wirkt selbstzerstörerisch. Wer sich in Behandlung begibt, sollte zwar darauf vertrauen, dass der Arzt kompetent ist und sein Bestes für ihn tun wird – nicht aber davon ausgehen, dass er Wunder vollbringen kann.

In unserer Zeit werden Patienten allerdings dazu verleitet, das Unmögliche zu erwarten. Sie sind nicht bereit, sich mit einer Verlangsamung des Krankheitsverlaufs oder mit der Linderung ihrer Symptome zufriedenzugeben. Die Versprechungen der Krankenversorgungsindustrie und das gottähnliche, anmaßende Verhalten einiger Ärzte tragen zu unrealistischen Erwartungen bei.

Ein Patient muss lernen, dass viele seiner Beschwerden nicht von einer Krankheit, sondern von den Unbilden des täglichen Lebens herrühren. In unserer den Tod negierenden Kultur ist der Einzelne wild entschlossen, sich um jeden Preis Glückseligkeit zu verschaffen. Je früher aber Patienten verstehen, dass Ärzte nicht einer für das Glück zuständigen Branche angehören, umso eher kann ihnen geholfen werden.

Ob eine fundierte oder eine oberflächliche ärztliche Beurteilung des Gesundheitszustandes abgegeben wird, hängt davon ab, wie genau der Patient den Arzt während des ersten Gesprächs unterrichtet.

Die Einschätzung eines medizinischen Problems durch einen Arzt wird also nicht allein von dem Problem geprägt, sondern auch von anderen Dingen – etwa, ob der Patient langatmig, ermüdend, weitschweifig daherredet, oder ob er direkt und gut vorbereitet zur Sache kommt.

Jeder Patient muss demnach eine besondere Kunst kultivieren: die des Umgangs mit einem Arzt. Es ist keine gute Idee, sich in einem Sessel des Sprechzimmers häuslich niederzulassen, als sei man zu einem gemütlichen Teestündchen eingeladen. Betritt man zielstrebig den Raum, ohne sich in oberflächlichem Gerede zu verlieren, schafft man damit das geeignete Umfeld für ein ernsthaftes Gespräch.

Ein Patient sollte sich überlegen, weshalb genau er ärztliche Hilfe in Anspruch nimmt, was die „Hauptklage" ist, und wie diese kurz und bündig dargestellt werden kann.

Oftmals bieten Patienten auch eine Verdachtsdiagnose an, die sie von einem Nachbarn gehört oder auf die sie in den Medien gestoßen sind. Die Absicht, dem Arzt bei einer Diagnosefindung behilflich zu sein, ist zwar gut gemeint, jedoch unangebracht: Ein Arzt unter Zeitdruck übernimmt womöglich ohne weitere Analyse die Selbstdiagnose des Kranken – und die kann falsch sein.

So finden Sie den passenden Mediziner

Einige Hinweise helfen zu erkennen, ob es sich bei einem Arzt um jemanden handelt, bei dem sich ein Patient gut aufgehoben fühlen kann:

- Reicht ein Mediziner dem Patienten bei der Begrüßung die Hand? Diese Geste ist ein erstes Zeichen, dass der Arzt für den Patienten erreichbar sein möchte.
- Pünktlichkeit sollte ein ganz wesentliches Kriterium bei der Beurteilung der menschlichen Qualitäten eines Arztes sein, da sie ganz fundamental die Achtung für einen anderen Menschen zum Ausdruck bringt.
- Man muss einem Mediziner mit Misstrauen begegnen, wenn er sich während eines Patientengesprächs von Telefonanrufen unterbrechen lässt – es sei denn, es handelt sich um einen Notfall.
- Auftreten und Benehmen sind ein entscheidender Faktor bei der Auswahl eines Arztes: dieser sollte Sicherheit und Optimismus ausstrahlen.
- Ein Doktor sollte willens und bereit sein, dem Patienten zuzuhören. Etliche Untersuchungen haben gezeigt, dass Patienten meist alle 15 bis 30 Sekunden von ihrem Arzt unterbrochen werden.
- Pluspunkte gewinnt ein Mediziner, wenn er so handelt, als habe er alle Zeit der Welt, auch wenn noch viele andere Kranke warten.
- Auf der Hut sollte ein Patient bei einem Arzt sein, der ihm Schuldgefühle macht durch Redensarten wie „Warum haben Sie so lange gewartet?" oder „Hätte ich Sie doch nur früher gesehen!"
- Gut beurteilt werden kann ein Arzt, wenn er nur sparsam Hilfsmittel einsetzt und zahllose Überweisungen zu Spezialisten vermeidet.
- Ein Zeichen erstklassigen ärztlichen Verhaltens ist es, Irrtümer und Fehler ohne jede Ausflüchte einzugestehen. Das ist der beste Weg, deren Wiederholung zu vermeiden.

DAS LEBEN IN DIE

Was eine Persönlichkeit prägt:

Wie sehr kann ein Mensch seine Biografie aktiv gestalten, sein Schicksal mitbestimmen? Wie verändert ihn das Leben? Wann verfügt er über welche besonderen Fähigkeiten? Ist es möglich, neue Pfade zu beschreiten und sich doch treu zu bleiben? Wie kann man erfolgreich altern? Welche Rolle spielt bei alldem die Umwelt, und welche Bedeutung haben Gene und Hormone?

Einfache Antworten auf diese Fragen gibt es nicht. Die Veränderbarkeit von Persönlichkeit ist für die Wissenschaft nur schwer fassbar und messbar. Dennoch haben Lebenslauf-Forscher und Psychobiologen dazu überraschende Erkenntnisse gewonnen, sogar Gesetzmäßigkeiten in Biografien aufgespürt.

So kommt es bei Menschen im Alter zwischen 40 und 65 Jahren oft zu einer wichtigen Weichenstellung: Während die einen eher stagnieren und sich nicht mehr verändern wollen, gehen andere den Weg der „Generativität", stellen ihre Erfahrung in den Dienst der kommenden Generationen, etwa als Mentor für jüngere Kollegen oder als Mitgestalter des öffentlichen Lebens.

Wann das Leben welche Chancen bietet und wie sie sich nutzen lassen – davon handelt das nächste GEO WISSEN.

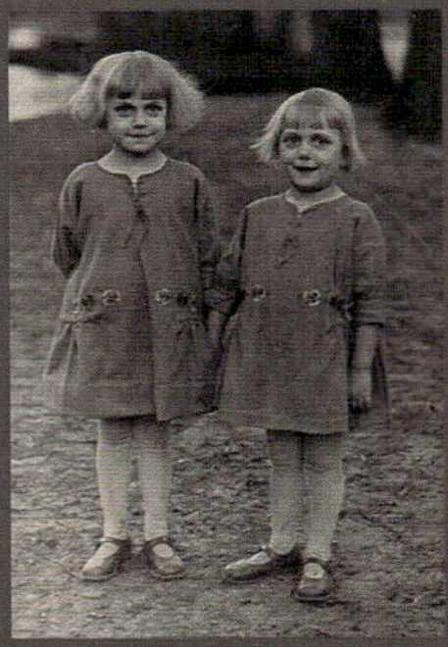
1926

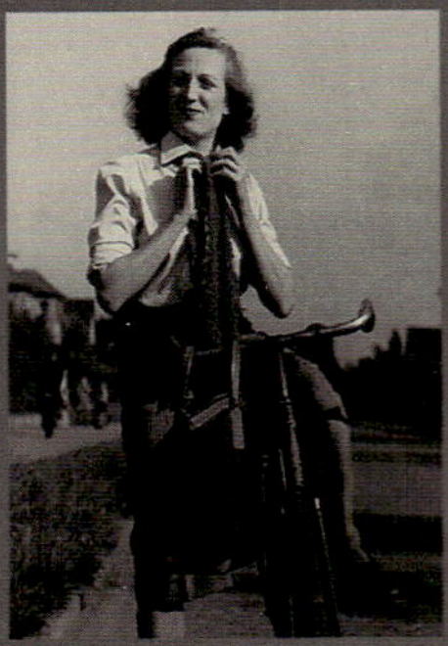
1940

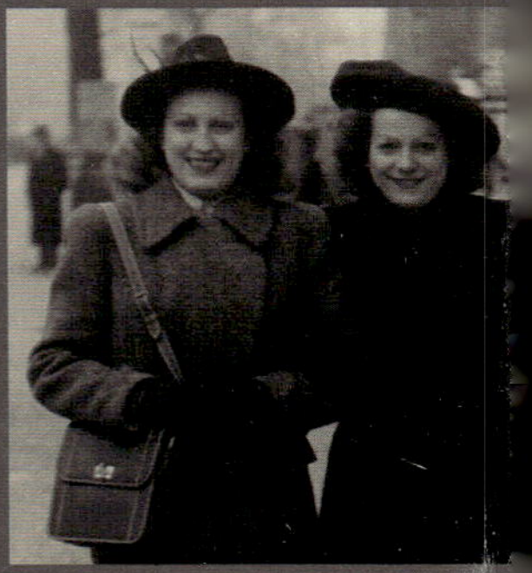
1946

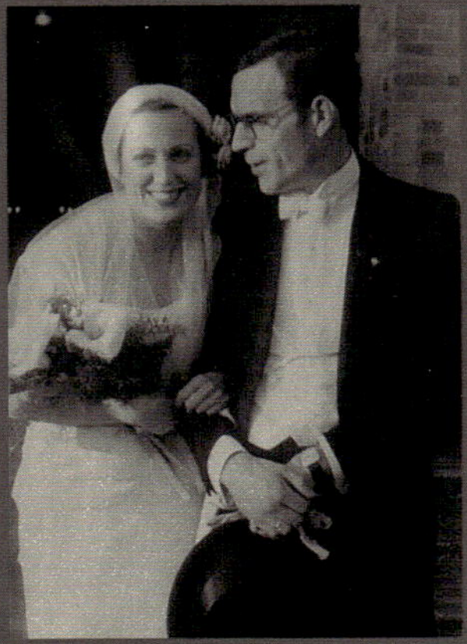
1950

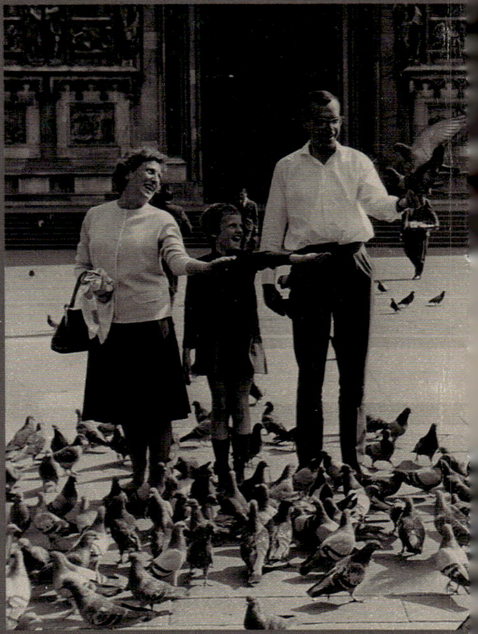
1958

EINE DEUTSCHE BIOGRAFIE

Jo Wuensch war zuerst erfolgreiche Theaterschauspielerin, dann Hausfrau und